Erika Mendoza

Duplexsonographie der oberflächlichen Beinvenen

Mit einem Geleitwort von W. Hach

Mit 313 überwiegend farbigen Abbildungen in 717 Einzeldarstellungen und 17 Tabellen

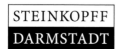

STEINKOPFF
DARMSTADT

Dr. med. ERIKA MENDOZA
Fachärztin für Allgemeinmedizin
Speckenstraße 10
31515 Wunstorf

ISBN 3-7985-1577-8 Steinkopff Verlag, Darmstadt

Bibliografische Information Der Deutschen Nationalbibliothek
Die Deutsche Nationalbibliothek verzeichnet diese Publikation in der Deutschen Nationalbibliografie;
detaillierte bibliografische Daten sind im Internet über http://dnb.d-nb.de abrufbar.

Steinkopff Verlag Darmstadt
ein Unternehmen von Springer Science+Business Media

www.steinkopff.springer.de

© Steinkopff Verlag Darmstadt 2007
    Printed in Germany

Redaktion: Sabine Ibkendanz   Herstellung: Klemens Schwind
Umschlaggestaltung: Erich Kirchner, Heidelberg
Satz: K + V Fotosatz GmbH, Beerfelden
Druck und Bindung: Universitätsdruckerei Stürtz, Würzburg

SPIN 11557333   85/7231-5 4 3 2 1 0 – Gedruckt auf säurefreiem Papier

Für REINHARD und CLARA
in Liebe und Dankbarkeit

Geleitwort

Für die Beurteilung der peripheren Venen und ihrer Krankheiten ist die Ultraschalldiagnostik heute unverzichtbar. Sie erfordert nicht nur profunde Kenntnisse der Methodik, sondern auch der Anatomie des Venensystems mit allen seinen Variationen, der Physiologie und der Pathophysiologie. Dabei ist sie von vornherein auf ein definiertes Ziel ausgerichtet: Auf die therapeutische Konsequenz.

Frau Dr. Mendoza befasst sich seit mehr als 10 Jahren intensiv mit der Phlebologie. Sie hat sich in der praktischen Arbeit mit dem Ultraschallgerät nicht nur eine große Routine erworben, sondern auch neue Erkenntnisse gefunden, die in einer Reihe von wissenschaftlichen Arbeiten veröffentlicht wurden. Vor allem aber hat sie mit ihrem „CHIVA-Handbuch" das Verständnis für neue Wege in der Behandlung von Venenkrankheiten geweckt.

Die subtile Beurteilung der extrafaszialen Venensysteme ist insbesondere für die Anwendung der CHIVA-Operation notwendig. Das vornehmlich in Frankreich, Spanien und in Italien ausgeübte Verfahren wurde von Frau Dr. Mendoza in Deutschland eingeführt und durch ihre Vorträge und Kurse bekannt gemacht. Dabei suchte die Autorin bei jeder Gelegenheit den freundschaftlichen Gedankenaustausch mit den Vertretern der klassischen Phlebologie, niemals die Konfrontation. Diese verbindliche Konzeption zieht sich wie ein roter Faden durch das vorliegende Buch.

Wer sich als Leser von der Faszination der Ultraschallbilder und ihrer Interpretation begeistern lässt, der darf mit einem großen persönlichen Gewinn rechnen. In jeder Zeile sind die Liebe und der Eifer zu spüren, mit denen sich Frau Dr. Mendoza ihrer Arbeit gewidmet hat.

Ich wünsche dem Buch eine schnelle Verbreitung – die Zufriedenheit des Lesers darf ihm gewiss sein.

Frankfurt am Main, im August 2006   WOLFGANG HACH

Vorwort

1997 beschlossen mein erster Ehemann, Dr. med. Hans-Arrien Berger und ich, das beschauliche Leben auf dem Land in Spanien aufzugeben und die CHIVA-Methode in Deutschland einzuführen. Kollegen, die zu Hospitationen kamen, machten uns schnell klar, dass zum Verständnis der CHIVA-Methode die Sonographie der oberflächlichen Beinvenen als Grundlage viel deutlicher vermittelt werden müsse. Noch vor dem Tod meines Mannes im Jahr 2000 stand der Entschluss fest, dass ein Buch zur Sonographie der oberflächlichen Beinvenen entstehen müsse und bereits 1999 haben wir das erste Inhaltsverzeichnis gemeinsam erstellt.

Als ich mich im Frühjahr 2005 gemeinsam mit dem Steinkopff Verlag entschloss, das Buch zu publizieren, schien dies nicht der beste Zeitpunkt zu sein, denn meine Tochter Clara war gerade 5 Monate alt; eigentlich hatte ich mich zurückgezogen, um meine Praxis zu betreiben und Mutter zu sein. Meinem Ehemann, Reinhard Zoske, gilt daher an allererster Stelle mein tiefer Dank, dass er ohne zu zögern die Last auf sich nahm, mich dabei zu unterstützen (ohne dabei zu wissen, worauf er sich wirklich einließ).

Das Buch soll keine theoretische Abhandlung mit Statistiken, sondern ein rein praktisch orientiertes Werk sein. Es vermittelt die Hintergründe, die für den Alltag eines in der Phlebologie tätigen Diagnostikers nötig sind und geht im Wesentlichen auf die Befunde ein, die in der Praxis vorgefunden werden. Vorkenntnisse in Ultraschall werden vorausgesetzt.

Ich konnte nur die Befunde beschreiben, die mir in den letzten 10 Jahren aufgefallen sind. Ich erhebe daher keinen Anspruch auf Vollständigkeit und bitte den Leser, wenn er Befunde vorfindet, die nicht im Buch beschrieben sind, diese zu dokumentieren und sie mir zuzuschicken. Sollten die Leser unsere Arbeit so honorieren, dass es zu einer Neuauflage kommt, würde ich diese neuen Befunde unter Nennung der Quelle gerne mit aufnehmen.

Danksagung

Dank gebührt vielen Menschen, die mir auf diesem Weg geholfen haben bzw. ohne die es dieses Buch niemals gegeben hätte:

Ohne meinen ersten Ehemann, Dr. med. Hans-Arrien Berger, hätte ich mich niemals intensiver mit Krampfadern beschäftigt. Viele Stunden der Überlegungen, der Diskussionen, Hospitationen bei Dr. Claude Franceschi und Prof. Paolo Zamboni haben unser Wissen vertieft und gleichzeitig unsere Neugierde verstärkt.

Die vielen Kritiker der CHIVA-Methode und meiner Äußerungen zur Sonoanatomie der Beinvenen haben meinen Stolz angestachelt und meinen Eifer, zu erforschen und zu belegen, dass es z.B. eine Fascia saphena gibt, die einen Einfluss auf die Varikose hat.

Kursteilnehmer haben mit Fragen und Rückmeldungen meinen Sinn für die Zusammenhänge geschärft, die von vielen vorausgesetzt werden, aber nicht jedem bekannt sind bzw. unterschiedlich interpretiert werden.

Mein tiefer Dank gilt aber vor allem den vielen Patienten, die mir die Behandlung ihrer Erkrankung anvertrauten und dadurch meinen Erfahrensschatz unendlich gesteigert haben. Ebenso meinem Praxisteam, das sich in allen Phasen der Studien und der Bucherstellung hinter mich gestellt hat.

Ich danke den Kollegen, in deren Praxen ich meinen Bildervorrat erweitern durfte, insbesondere Frau Dr. Berger, Hamburg und Herrn Dr. Raude, Berlin, ebenso den Kollegen, die mir Bilder für das Buch überließen, ohne Mitautoren zu sein, wie Herrn Dr. Faiez Baghdadi, Herrn Dr. Horst Gerlach, Herrn Dr. Bernhard Partsch, Herrn Prof. Schellong, und Herrn Dipl. Ing. Manfred Stirnal der Firma Stirnal Medizin-Elektrotechnik GmbH, Reinfeld.

Nicht selbstverständlich ist die Begeisterung der renommierten Kollegen, die ohne zu zögern einige Kapitel des Buches verfasst haben, ihnen danke ich besonders. Sie schöpfen ihr Wissen aus einem ganz anderen Erfahrensschatz als ich und haben dadurch das Buch sehr bereichert.

Herrn Prof. Wolfgang Hach danke ich für seinen Ansporn und sein Geleitwort. Ich sehe diese Unterstützung wahrlich nicht als selbstverständlich an, hat doch die Duplexsonographie die von ihm selbst besonders etablierte Phlebographie annähernd abgelöst.

Das kurzfristige Bereitstellen eines neuen Schallgerätes zum Speichern von Filmsequenzen war nur durch den begeisterten Einsatz von Herrn Markus Frings, „Ihr Spezialist für Ultraschall", Hernsbünde möglich!

Schließlich bin ich dem Steinkopff Verlag zu großem Dank verpflichtet. Ohne dessen Entscheidung, sich dem Projekt zu stellen, wäre es nicht zu diesem Buch gekommen. Herrn Dr. Thiekötter, Frau Ibkendanz, Frau Dr. Gasser in der Entscheidungsphase, Herrn Dranga, Herrn Schwind und besonders Herrn Frohmeyer in der Ausführungsphase, sowie auch Frau Funke für das gewissenhafte und respektvolle Lektorat gilt dieser Dank.

Ich wünsche nun dem Leser, dass er aus dem Buch für seine tägliche Arbeit Gewinn ziehen kann und dieselbe Freude an der Untersuchung der Venen findet, die sie mir bereitet.

Wunstorf, im August 2006   ERIKA MENDOZA

Inhaltsverzeichnis

Autorenverzeichnis

Dr. med. FRANZ-XAVER BREU
Facharzt f. Allgemeinmedizin,
Phlebologie, Lymphologie
Tegernseeer Str. 101
83700 Rottach-Egern

Prof. ALBERTO CAGGIATI
Universitá di Roma
Department of Anatomy
Via Borelli, 50
00161 Rome
Italy

Dr. med. CLAUDE FRANCESCHI
21, quai Alphonse Le Gallo
92000 Boulogne
France

Priv.-Doz. Dr. med. HANS-JOACHIM KRUSE
Facharzt f. Innere Medizin, Angiologie
Gefäßpraxis Zschopau
Gabelsbergerstraße 3
09405 Zschopau

Prof. Dr. med. MARKWARD MARSHALL
Facharzt f. Innere Medizin, Angiologie,
Phlebologie, Lymphologie, Arbeitsmedizin
Tegernseeer Str. 101
83700 Rottach-Egern

Dr. med. ERIKA MENDOZA
Fachärztin für Allgemeinmedizin
Speckenstr. 10
31515 Wunstorf

Priv.-Doz. Dr. med. THOMAS PROEBSTLE
Facharzt für Dermatologie
Hautklinik, Uni.-Klinikum Heidelberg
Voßstr. 2
69115 Heidelberg

Dr. med. STEFANO RICCI
Phlebologist
Ambulatorio Flebologico „Ricci"
Corso Trieste, 123
00198 Rome
Italy

Priv.-Doz. Dr. med. HANS-PETER WESKOTT
Facharzt f. Innere Medizin
Klinikum Siloah
Roesebeckstr. 15
30449 Hannover

1 Das Ultraschallgerät

1.1 Grundlagen zur Physik der Duplexsonographie

Die Physik der Sonographie wird ausführlich in Standardwerken der Sonographie und Duplexsonographie beschrieben [88]. Hier sollen lediglich die Grundlagen vorgestellt werden, die zum Verständnis von Bildaufbau und Geräteeinstellung unerlässlich sind.

1.1.1 Entstehung des Schallbildes

Für die Bildgeneration werden in der Ultraschalldiagnostik sende- und empfangsseitig drei Basisinformationen genutzt: *Frequenz, Phase* und *Amplitude* (*Druck*) der Schallwellen. Die Frequenz im diagnostischen Ultraschall liegt im Megaherzbereich (MHz) und ist durch die Wellenlänge (λ) definiert. Der Wechsel von Über- und Unterdruck bedingt die Phasizität (+ oder –). Die Ablenkung der Schalldruckwelle wird mit der Amplitude angegeben (Abb. 1.1).

Die *Amplitude* liefert die Information über die Reflektionseigenschaften von Gewebe: je höher die Signalstärke der reflektierten Echos, desto heller der korrespondierende Bildpunkt. Blut stellt sich bei relativ niedrigen Sendefrequenzen als reflexfrei (schwarz) dar. Je höher die Frequenz, desto eher werden größere Erythrozytenaggregate als strömende echogene Reflexe sichtbar, der so genannte Spontankontrast im Gefäß.

Die Sendefrequenz definiert im Wesentlichen die bildlichen Auflösungseigenschaften. Die räumliche *Auflösung* beschreibt die Fähigkeit, zwei benachbarte Bildpunkte optisch voneinander trennen zu können: unter axialer Auflösung versteht man die separate Darstellung zweier Reflektoren (Bildpunkte) in der Ausbreitungsrichtung der Schallwellen, unter lateraler Auflösung die getrennte Darstellung von Reflektoren senkrecht zu ihrer Laufrichtung.

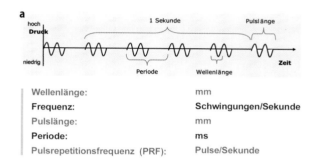

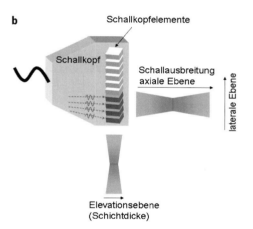

Abb. 1.1. a Wichtige Kenngrößen von Schallwellen. **b** Die Auflösung hängt auch von der Schichtdicke der Schallwellenfront ab. Sie wird neben den beiden Ebenen in der Längsachse des Schallkopfes (axial, lateral) auch durch die Breite der Schallkeule (kurze Achse des Schallkopfes, Elevationsebene) charakterisiert. Ihr Fokus wird meist durch eine starre akustische Linse in einer definierten Tiefe fixiert

Unter der so genannten *z-Ebene* (Elevationsebene) versteht man die Breite der Schallwellenfront, die senkrecht zur lateralen Auflösung steht (Abb. 1.1 b). Je höher die Sendefrequenz, desto kürzer die Wellenlänge, desto besser die Auflösungseigenschaften.

Allerdings ist mit einer höheren Sendefrequenz auch eine größere Schallabschwächung verbunden. Dies limitiert die Eindringtiefe, so-

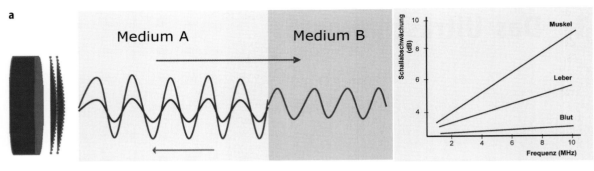

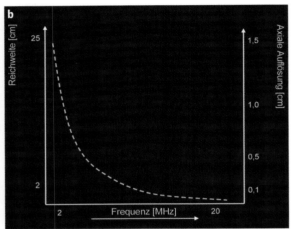

Abb. 1.2. a Schallenergieverlust durch Änderung der akustischen Gewebeeigenschaften (Medium A, B). Die rechte Graphik zeigt, dass der Schallverlust in Muskelgewebe deutlich höher ist als beispielsweise in der Leber oder im Blut. Blau ist die gesendete Schallwelle, rot die reflektierte dargestellt. **b** Schematische Darstellung der Abhängigkeit von Sendefrequenz, erreichbarer Eindringtiefe und Ortsauflösung

wohl für die B-Bild-Sonographie als auch insbesondere für die Dopplersonographie, da sie in der Regel mit höheren Frequenzen als die B-Bild-Sonographie arbeitet.

Je besser die Auflösung sein soll, desto höher muss die Sendefrequenz gewählt werden, desto geringer wird jedoch die erreichbare Eindringtiefe. Da in der Diagnostik peripherer Venen der Umfang der Extremitäten eine große Varianz aufweisen kann, ist es sinnvoll, *Schallköpfe* mit verschiedenen Frequenzen zu verwenden; meist werden Sendefrequenzen zwischen 5 und 12 MHz gewählt, wobei meist Sendefrequenzen von 5 bis 7,5 MHz eingesetzt werden.

Die *Bildauflösung* hängt neben der eingesetzten Frequenz auch von der Fokussierung der Schallwellen ab. Wie bei einer Taschenlampe ändert sich mit Verschiebung der Fokuszone auch die Bildhelligkeit in derselben. Wird die Zahl der Fokuspunkte erhöht, verringert sich die Bildfolgerate (Bildfrequenz = frame rate).

Schallwellen breiten sich durch Kompression und Dekompression der Moleküle im beschallten Medium aus. Da sich die *akustischen Gewebeeigenschaften* fortlaufend ändern, kommt es an den akustischen Grenzflächen zu einer Rück-

streuung von Schallwellen (Echos), die der weiter ziehenden Schallwellenfront Energie nimmt (Abb. 1.2 a). Damit verliert der Schall mit zunehmender Gewebspassage exponentiell an Intensität, was nur bis zu einem gewissen Grad durch empfangsseitige Verstärkung im Gerät ausgeglichen werden kann (Abb. 1.2 b).

Das so genannte *B-Bild* (B = brightness) ist die Darstellung der akustischen Grenzflächen im beschallten Gewebe: Flüssigkeit wird echoleer, also schwarz dargestellt, die verschiedenen Gewebe je nach Echodichte in unterschiedlichen Grautönen. Knochengewebe reflektiert die Schallwelle komplett, weshalb sich die Knochenkontur wie eine weiße Grenzschicht darstellt, hinter die keine Echos mehr dringen und alles ist schwarz.

Die zeitliche Änderung der Echos auf einer Scan-Linie kann im so genannten *M-Mode* (M = motion) dargestellt werden. Hierzu wird eine Bildteilung vorgenommen, bei der eine Hälfte für das B-Bild mit der Scan-Linie reserviert ist und in der zweiten Hälfte die kontinuierliche Registrierung der Änderung der Echoamplituden über die Zeit dargestellt wird. Dieser Modus ist bei bewegten Objekten sinnvoll, insbesondere bei der Untersuchung des Herzens (Klappen). Im Venensystem dient er z.B. der Dokumentation der Komprimierbarkeit eines Venensegmentes (s. Abb. 5.10).

▮ Artefakte im B-Bild

Je heller die Bildpunkte, desto höher die Echoamplitude des Gewebes und desto geringer die Energie, mit der das dahinter liegende Gewebe dargestellt werden kann. Bei kompletter Reflexion kommt es zu *Schallauslöschung* hinter Verkalkungen (Abb. 1.3 a) sowie zu *Schallabschwächung* hinter komplexen echodichten Strukturen (Abb. 1.3 b). Da in Flüssigkeiten fast keine Schallenergie verloren geht, ist distal von zystischen Räumen die Schallenergie relativ zur Umgebung höher; so erklärt sich der Effekt der relativen *Schallverstärkung* (Abb. 1.3 c und d).

An größeren Zysten oder Gefäßen kann es durch Brechung der Schallwellenfront an der lateralen Zysten- bzw. Gefäßbegrenzung distal der Gefäßränder zu einem Schallauslöschungsphänomen, dem *Beugeartefakt*, kommen. Durch wiederholte Spiegelungen innerhalb der Wandschichten der anterioren Gefäßwand wird die echogene Wand in das Lumen gespiegelt, was intraluminäre *Binnenechos* vortäuschen kann (Abb. 1.3 d).

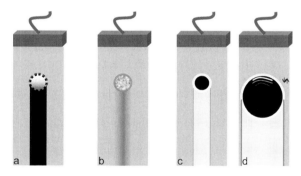

Abb. 1.3. Schema der wichtigsten Schallphänomene. **a** Schallschatten durch komplette Resorption der gesendeten Schallwelle, z.B. bei einer verkalkten Arterie. **b** Schallabschwächung durch Resorption eines großen Teils der gesendeten Schallwelle, z.B. bei einem sehr echodichten Gewebe, wie ein Lipom. **c** Schallverstärkung an kleiner Vene oder Zyste. **d** Schallverstärkung an großer Vene oder Zyste mit Schallauslöschung (Beugeartefakt) als graue vertikale Striche dargestellt und intraluminären Binnenechos (weiße Striche im oberen Anteil der Zyste)

1.1.2 Messung von Flussgeschwindigkeiten

Die Analyse von Frequenz und Phase ist Grundlage der *dopplersonographischen Analyse* von Blutflüssen. Um die erforderliche Signalstärke in der Dopplersonographie zu erreichen, werden für den gepulsten und Farbdoppler geringere Frequenzen als für die Generation des B-Bildes verwendet. So liegt bei einer B-Bild-Frequenz von 7,5 MHz die Frequenz für die farbkodierte Duplexsonographie (FKDS) meist bei 5 MHZ.

Die Detektion von Blutflüssen beruht auf der Nutzung des *Dopplerprinzips*: Schall wird von den sich bewegenden korpuskulären Bestandteilen des Blutes reflektiert. Wie auch die Frequenz der Sirene eines Polizeiwagens zunimmt wenn das Fahrzeug auf den Beobachter zufährt und abnimmt, wenn es sich wegbewegt, so ändert sich auch die Frequenz der Echos aus dem strömenden Blut – je nach Richtung und Geschwindigkeit. Je schneller das Blut fließt, desto höher wird der Unterschied zwischen der ausgesendeten und der empfangenen Frequenz sein.

Die Differenz zwischen Sende- und Empfangsfrequenz, der so genannte *Dopplershift*, zeigt also mit steigenden Werten eine zunehmende Geschwindigkeit an. Diese Frequenzsignale können vom Gerät analysiert und graphisch als Spektralkurve auf einer Zeitachse dargestellt werden (Abbildung 1.4). Ist der Winkel zwischen Schallachse und Gefäß bekannt, kann das Gerät hieraus die Geschwindigkeit berechnen.

Die Empfindlichkeit für die Detektion von Blutflüssen hängt von der eingestrahlten Energie, der Frequenz (je niedriger, desto größer die Penetration, desto schlechter die Auflösung), und vor allem dem *Winkel* zum Blutfluss ab (Abb. 1.4 a). Die Genauigkeit der Geschwindigkeitsbestimmung hängt entscheidend vom Einstrahlwinkel ab. Winkel über 60 Grad eignen sich nicht mehr zur Geschwindigkeitsbestimmung. Treffen die Schallwellen senkrecht auf den Blutstrom (Dopplerwinkel 90 Grad), kann das Gerät keine Bewegung wahrnehmen, es errechnet sich theoretisch keine Shiftfrequenz (Abb. 1.4 b). Je näher sich der Winkel 0 Grad nähert, desto zuverlässiger werden die Geschwindigkeitsmessungen.

Der Verlust an Schallenergie durch die Gewebepassage (Abb. 1.2 b) bestimmt unter anderem auch die *Sensitivität* bei der Erfassung langsamer und niedrig volumiger venöser Blutflüsse.

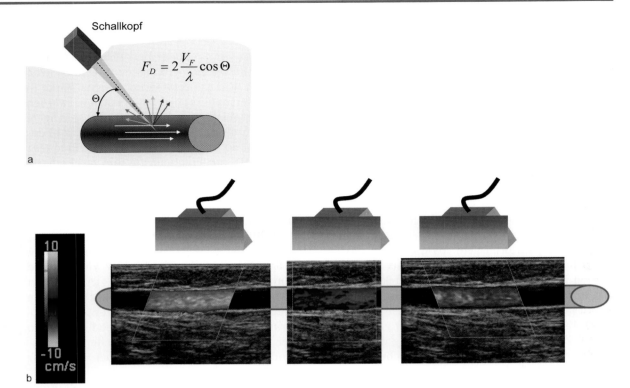

Abb. 1.4. a Dopplergleichung und Darstellung des Einstrahlwinkels bei der Dopplermessung. Der Dopplerwinkel Ω ist definiert durch die Achse zwischen Gefäßverlauf (bzw. Flussrichtung) und dem Einstrahlwinkel. Die Formel für den Frequenzschift F_D ist angegeben (Dopplergleichung). λ Wellenlänge, V_F Sendefrequenz. **b** Die Kodierung der Flussrichtung ist durch die Position des Schallkopfes und die Richtungswahl – erkennbar am Farbbalken definiert. Die zum oberen Bildrand zeigende Farbe kodiert den Fluss auf den Schallkopf zu (rot). Im Bildbeispiel wurde die Farbbox bei der Untersuchung der V. saphena magna am Oberschenkel im Längsschnitt nach links und rechts gekippt. Der linke Bildrand zeigt nach proximal. Die V. saphena magna ist refluxiv. Im Gefäß fließt das Blut jetzt von links nach rechts. Im linken Bild auf den Schallkopf zu (rot), im mittleren Bild „am Schallkopf vorbei" (blau und rot gehen ineinander über), im rechten Bild vom Schallkopf weg, (blau)

Eine Verbesserung der Sensitivität in größerer Tiefe lässt sich durch empfangsseitige Anhebung der Verstärkung (gain), Schallkopfwechsel zu einer niedrigeren Frequenz oder Wechsel zum Power-Doppler erreichen. Die höchste Sensitivität im Nachweis von Blutflüssen wird mit der Gabe von Ultraschallkontrastmittel erreicht.

1.1.3 Verschiedene Untersuchungstechniken

Werden kontinuierlich Dopplersignale gesendet und empfangen, kann das Gerät die Bewegungen korpuskulärer Blutbestandteile auf der Sendeachse detektieren und in Form der Frequenzanalyse graphisch darstellen. Eine Differenzierung der Tiefe, aus der das Signal stammt, ist bei kontinuierlichem Sende- und Empfangsbetrieb nicht möglich. Dieses *CW-Verfahren* (CW = continuous wave) wird in Stiftsonden oder Pocket-Dopplergeräten verwandt (Abb. 1.5).

Im Unterschied zum CW-Verfahren nutzt das *PW-Verfahren* (PW = pulsed wave) eine intermittierende Abgabe von Schallwellen; in der Zeit zwischen zwei Pulsabgaben werden die reflektierten Schallwellen empfangen und mit der sendeseitigen Frequenz verglichen. Werden die Signale nur in einem definierten Zeitfenster analysiert, so entspricht dieses Zeitintervall einer bestimmten Eindringtiefe bzw. einem Gefäßabschnitt. Dieses Zeitintervall kann vom Untersucher vorab definiert werden und entspricht dem Untersuchungsvolumen im Gefäß (sample volume). Auf dem B-Bild wird dieser Messbereich mit zwei parallelen Strichen auf der Scan-Linie dargestellt (Abb. 1.6)

In der *Farb-Duplexsonographie* wird für jeden Bildpunkt im vorgewählten Areal oder

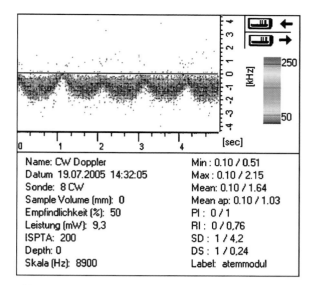

Abb. 1.5. Spektralkurve bei CW-Doppler: Messung in der V. femoralis communis beim liegenden Patienten, der Stift wird schräg gehalten, der Sondenkopf zeigt nach schräg oben. Kurve mit dem pulssynchronen Fluss in der tiefen Beinvene. Auf der [CD] ist der Sound zu dem Bild und ein weiteres Beispiel (Reflux in der V. saphena magna beim stehenden Patienten und Turbulenzen) zu finden (mit freundlicher Genehmigung von Manfred Stimal, Reinfeld)

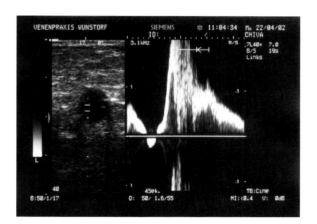

Abb. 1.6. PW-Duplex: Querschnitt durch den linken Oberschenkel, der Schallkopf ist leicht angewinkelt, die Hand ist tiefer als der Ansatzpunkt am Bein. Im Duplexverfahren wird das Monitorbild geteilt: Die linke Bildhälfte enthält die B-Bild Information (hier Querschnitt des echofreien Lumens der V. saphena magna, in der das Sample Volume liegt), in der rechten ist die Doppleranalyse (Spektralkurve) aufgezeichnet

Farbkasten mittels PW-Verfahren die Dopplershiftfrequenz gemessen. Die Farbkodierung definiert die Flussrichtung in Bezug auf die Schallkopfposition. Verabredungsgemäß stellt die rote Farbkodierung den Fluss auf den Schallkopf zu

dar, die blaue die entgegengesetzte Flussrichtung (Abb. 1.4b und 1.7). Die Farbzuordnung kann vom Untersucher geändert werden: die in der oberen Hälfte des Farbbalkens des Monitors angezeigte Farbe definiert immer die Flussrichtung auf den Schallkopf zu. Generell gilt: je heller die Farben, desto höher die Geschwindigkeit („je heller desto schneller").

Im so genannten *Power-Doppler-Modus* wird auf eine Geschwindigkeits- oder Richtungsdarstellung verzichtet. Stattdessen wird monochromatisch die Energie (power) der Dopplershiftfrequenzen dargestellt. Vorteil ist eine bessere Sensitivität in der Erfassung langsamer Geschwindigkeiten bei ungünstigem Einstrahlwinkel (Abb. 1.8 a). Einige Gerätehersteller kombinieren die Amplitudeninformation des Dopplersignals mit seiner Frequenz, um so den Vorteil der Richtungserkennung mit dem der hohen Empfindlichkeit des Power-Dopplers zu verbinden (Abb. 1.8 b).

1.1.4 Aliasing-Phänomen

Mit Ausnahme des CW-Dopplers, der kontinuierlich Schallwellen abgibt und empfängt, arbeiten alle anderen Dopplerverfahren (PW-Doppler, Farbdoppler) mit diskontinuierlicher Schallabgabe und -empfang. Um aus den reflektierten Schwingungsfragmenten die korrekte, zugehörige Wellenlänge rekonstruieren zu können, muss wenigstens ein Messpunkt eines jeden Wellenberges und Wellentales für die Sinusschwingung der Ausgangsfrequenz ermittelt worden sein. Um die Dopplershiftfrequenz korrekt angeben zu können, muss damit die Pulswiederholungsfrequenz (Pulsrepetitionsfrequenz = PRF) mindestens doppelt so hoch sein. Diese Grenze wird als *Nyquist-Frequenz* bezeichnet. Beträgt z. B. die PRF 11 kHz, dann sind die höchstens zu erwartenden Dopplershiftfrequenzen, die korrekt angegeben werden können, ±5,5 kHz. Da ein erneuter Puls erst abgegeben werden kann, wenn die Echos des letzten Pulses wieder angekommen sind, ist die detektierbare maximale Geschwindigkeit auch von der Eindringtiefe abhängig.

So bestimmen Sendefrequenz, Eindringtiefe und *Pulswiederholungsrate* die Möglichkeit, in bestimmten Geschwindigkeitsbereichen korrekte Messungen durchführen zu können. Bei langsamen Blutflüssen, wie im venösen Bereich üblich, muss eine niedrige PRF eingestellt werden,

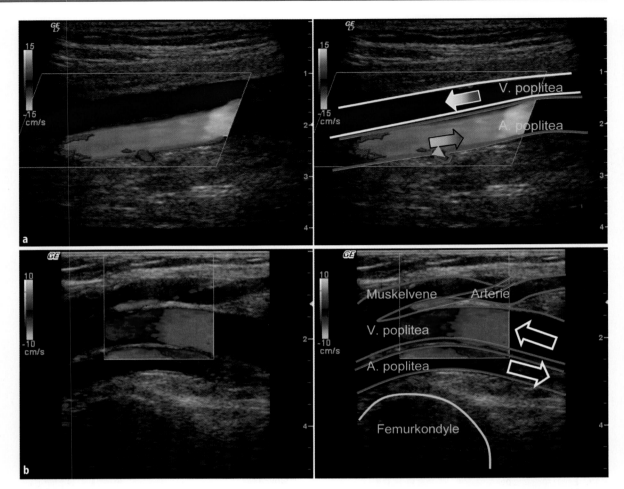

Abb. 1.7. Richtungsinformation: Der Farbbalken im linken oberen Bildrand definiert die Flusskodierung: rot ist der Fluss zum Schallkopf hin, blau die entgegengesetzte Flussrichtung. **a** Längsschnitt durch die linke Kniekehle mit A. und V. poplitea. Der venöse Fluss geht vom Schallkopf weg, ist daher blau kodiert, der arterielle Fluss kommt auf den Schallkopf zu, ist daher rot dargestellt. Der Abgang einer kleinen Arterie (hellblaue Pfeilspitze) verläuft vom Schallkopf weg und ist wieder blau kodiert. **b** Flussumschlag in einer Vene bei Krümmung des Gefäßes: Längsschnitt durch die Kniekehle, weiter distal als in **a**. A. und V. poplitea treten aus der Wade an die Oberfläche, kommen also „auf den Schallkopf zu" und verlaufen am Oberschenkel „vom Schallkopf weg" wieder in die Tiefe. In beiden Gefäßen findet daher im Ultraschall ein Farbumschlag statt: In der V. poplitea kommt das Blut aus der Wade auf den Schallkopf zu, um in den Oberschenkel vom Schallkopf weg zu fließen, in der A. poplitea kommt das Blut aus dem Oberschenkel auf den Schallkopf zu (rot), um vom Schallkopf weg in die Wade weiter zu fließen (blau). Typisch bei diesem Farbumschlag ist, dass zwischen beiden Farbbereichen ein kleiner schwarzer Streifen verläuft, in dem gar keine Geschwindigkeit gemessen werden kann, da das Blut hier parallel zum Schallkopf fließt oder der Filter langsame Flüsse ausblendet. Ebenso typisch für einen Farbumschlag (im Gegensatz zum Aliasing, s. Abb. 1.9 b) ist, dass die Farbe im Flussumkehrbereich dunkelblau und dunkelrot ist (langsamer Fluss), nicht gelb, weiß oder hellblau, wie bei schnellem Fluss zu erwarten ⓒⒹ

um keine langsamen Refluxphänomene zu übersehen. Im arteriellen Bereich ist die Flussgeschwindigkeit höher, bei Untersuchungen in höheren Geschwindigkeitsbereichen muss die PRF entsprechend angepasst werden.

Ein *Aliasing* kann bei der graphischen Darstellung des Dopplerspektrums leicht erkannt werden. Frequenzen über der Nyquist Frequenz, die beim Fluss auf den Schallkopf zu oberhalb der 0-Linie (baseline) abgebildet werden sollten, werden in *umgekehrter* Richtung aufgezeichnet (so genanntes „overfolding", „wrap around"). Dadurch werden Geschwindigkeiten im PW-Mode mit der gegensinnigen Richtungsanzeige dargestellt (Abb. 1.9 a), im Farbmodus wird die „falsche" Farbe angezeigt (Abb. 1.9 b). Dabei ist

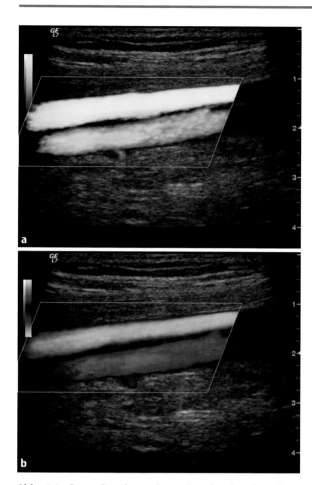

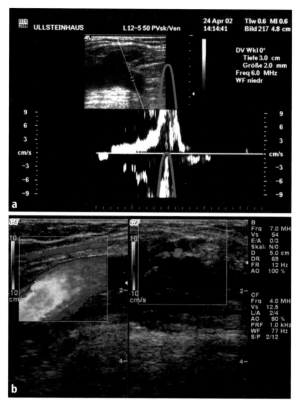

Abb. 1.9. Aliasing-Phänomen. **a** PW-Messung in der V. poplitea. Bei schnellem Fluss wird die Geschwindigkeit in der entgegengesetzten Richtung abgebildet. Der Fluss ist so schnell, dass er „aus dem Messfenster herausrutscht" und unten, im negativen Bereich, wieder erscheint (die „umgeschlagene Flusskurve" ist blau umrandet). **b** Farbkodierte Messung in der Kniekehle. Refluxive V. Giacomini (rot, im oberen Bildbereich), langsamer Reflux. Aliasing in der V. poplitea; typischerweise ist beim Farbumschlag ein weißer oder gelber Rand zwischen blau und rot zu sehen. Am Bildrand sind die technischen Bildparameter für das B-Bild und die Farbdarstellung aufgelistet

Abb. 1.8. Power-Doppler. **a** Power-Doppler derselben Kniekehle wie in Abb. 1.7a ohne Information zur Flussrichtung. **b** Bidirektionaler Power-Doppler: die erhöhte Empfindlichkeit des Power-Dopplers wird durch die Angabe der Flussrichtung ergänzt

typischerweise beim Farbumschlag ein weißer oder gelber Rand zwischen dem blauen und dem roten Areal zu sehen. Auch beim Aliasing können im Farbumschlag so genannte „schwarze Löcher" auftreten, wenn die erreichte Frequenz im Farbfilter liegt. Fließt das Blut tatsächlich in unterschiedliche Richtung, wird zwischen beiden Bereichen eine schwarze Linie liegen, in der kein Fluss messbar ist (Abb. 1.4b und 1.7b).

Ein einfaches *Denkmodell* für das Aliasing-Phänomen bietet der Sekundenzeiger einer Uhr: wirft man den Blick in Zeitintervallen von 15 Sekunden auf den Sekundenzeiger, so bewegt er sich in „korrekter" Uhrzeigerrichtung; verlängert man das Zeitintervall auf 30 Sekunden, ist eine Richtungsbestimmung nicht mehr möglich,

da der Zeiger zwischen den Ziffern 12 und 6 springt. Wird das Intervall auf über 30, z.B. auf 45 Sekunden ausgedehnt, läuft der Sekundenzeiger in die „falsche" Richtung gegen den Uhrzeigersinn. Die „Uhrzeigergeschwindigkeit" (entspricht der Dopplershiftfrequenz) liegt bei 1 Umdrehung je Minute. Erst wenn die „Hinguck-Frequenz" (Pulsrepetitionsfrequenz) größer ist als 2 pro Minute kann eine korrekte Auskunft über die Drehrichtung des Sekundenzeigers gegeben werden (Abb. 1.10).

Der Aliasing-Effekt ist auch aus Westernfilmen gut bekannt: Die Speichen der Wagenräder scheinen von einer bestimmten Geschwindigkeit

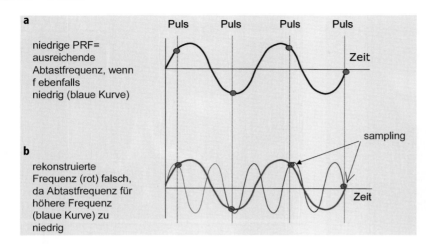

a

niedrige PRF=
ausreichende
Abtastfrequenz, wenn
f ebenfalls
niedrig (blaue Kurve)

b

rekonstruierte
Frequenz (rot) falsch,
da Abtastfrequenz für
höhere Frequenz
(blaue Kurve) zu
niedrig

Abb. 1.10. Aliasing-Phänomen. **a** Gerade noch ausreichende PRF, um mehr als 2 Punkte der Welle abtasten zu können. Die Kurve wird korrekt wiedergegeben. **b** Die Welle ist zu schnell für die PRF: von jedem Zyklus (Berg und Tal) werden weniger als 2 Punkte abgetastet (sampling), eine falsche Kurve wird wiedergegeben (rote Linie)

an, rückwärts zu laufen; dies liegt an der im Vergleich zur Radspeichenbewegung relativ zu langsamen Bildfrequenz der Kamera.

1.1.5 Blooming

Ein weiterer klinisch bedeutsamer Artefakt stellt das so genannte Blooming (to bloom = aufblühen) dar. Hierdurch kommt es zum *Überschreiben* nicht nur von Gefäßgrenzen, sondern auch von Venenklappen und kleineren Thromben. Dies unterstreicht den Wert der Kompressionssonographie bei der Thrombosediagnostik. Eine Reduktion des Blooming-Artefakts kann durch folgende Maßnahmen erreicht werden: Reduktion der Farbverstärkung (colour gain), Erhöhung der Dopplerfrequenz, Erhöhung der Linienzahl.

1.2 Wahl des Schallkopfes

Die Wahl des Schallkopfes bestimmt die Frequenz (damit Eindringtiefe und Auflösung) sowie die Geometrie des Ultraschallbildes. Je nach anatomischer Gegebenheit sollte die Wahl des Schallkopfes eine diagnostisch ausreichende Abbildungsqualität bei akzeptabler Bildwiederholungsrate und ein Höchstmaß an Empfindlichkeit für die Detektion langsamer Flüsse bieten.

Es werden drei verschiedene *Schallkopftypen* unterschieden:

▪ Der *lineare Schallkopf* zeichnet sich durch die lineare Anordnung der Kristalle aus, wodurch die Schallwellen parallel abgegeben werden (rechteckiges Bildformat). Dadurch bieten sie

die beste räumliche Auflösung; die Bildbreite wird jedoch durch die Länge des Schallkopfes limitiert. Lineare Schallköpfe sind besonders für die Darstellung von Geweben im Nahbereich der Sonde geeignet (Abb. 1.11a und b).

▪ Eine technische Variante beim Einsatz des linearen Schallkopfs ist die Einstellung *"virtual convex"*. Durch Ablenkung der äußeren Kristalle können diese Schallköpfe ein Trapezbild erzeugen, was einen etwa 20%-igen Bildzuwachs ermöglicht (Abb. 1.11b).

▪ Der *Sektorschallkopf* gibt bei kleiner Auflagefläche die Schallwellen radiär ab (Abb. 1.11c) und erreicht damit eine maximale Bildbreite in der Tiefe. Dem steht als größter Nachteil die mit zunehmender Eindringtiefe schlechter werdende räumliche Auflösung gegenüber. Er ist besonders geeignet für die kardiale Diagnostik.

▪ Der *konvexe Schallkopf* (curved array) entspricht einem "gebogenen" linearen Schallkopf (Abb. 1.11d). In den Abbildungseigenschaften stellt er einen Kompromiss zwischen linearem und Sektorschallkopf dar. Er ist besonders für den Ultraschall des Abdomens, aber auch für die Darstellung der tiefen Beinvenen geeignet.

Da venöse Flüsse sowohl im Nahbereich als auch in der Tiefe hinter dicken Muskelschichten ausreichend sicher nachgewiesen werden müssen, empfiehlt es sich, *mehrere breitbandige Schallköpfe* vorrätig zu haben, idealerweise einen hochfrequenten linearen Schallkopf für die oberflächlichen Gefäße (5–10 MHz) und einen niedrigfrequenten linearen oder konvexen Schallkopf für die tiefen Beinvenen (3,5–5 MHz).

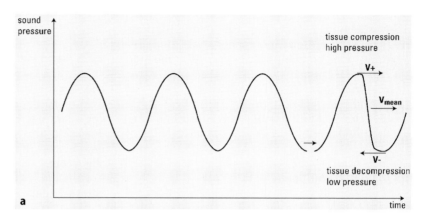

Abb. 1.11. Schallköpfe. **a** Linearer Schallkopf, **b** „virtueller" Konvex-Schallkopf, **c** Sektorschallkopf, **d** Konvex-Schallkopf

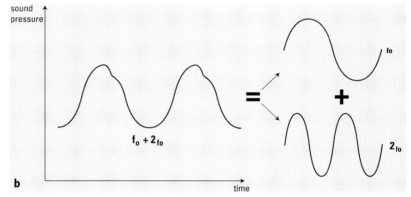

Abb. 1.12. a In komprimiertem Gewebe nimmt die Geschwindigkeit zu, in dekomprimiertem Gewebe ab.
V_+ Relative Geschwindigkeitszunahme, V_- relative Geschwingigkeitsabnahme, V_{mean} mittlere Geschwindigkeit. **b** Aus dem Gewebe reflektierte Schallwelle. Die Welle wird in Grundfrequenz (f_0) und erste harmonische Frequenz ($2f_0$) zerlegt

1.3 Neuere technische Entwicklungen

1.3.1 Tissue Harmonic Imaging

Da die Schallausbreitung in einem Medium über Kompression und Dekompression der Moleküle erfolgt, bewirkt diese Druckschwankung auch die Kompression und Dekompression des Gewebes. Da die Schallgeschwindigkeit jedoch von der Dichte des Gewebes abhängt, erfährt die Schallwelle so eine periodische Änderung der Schallgeschwindigkeit: die *Schallgeschwindigkeit* im komprimiertem Gewebe nimmt zu, in dekomprimiertem Gewebe ist sie entsprechend langsamer, während sie im Mittel gleich bleibt (Abb. 1.12).

Empfangsseitig lassen sich zwei Frequenzanteile aus einem Echo separieren: Die insonierte Grundfrequenz (f) und ihre zweite harmonische Frequenz ($2f_t$), die der *doppelten Grundfrequenz* entspricht (Abb. 1.12). Das Ausmaß von Kompression bzw. Dekompression hängt von den akustischen (mechanischen) Gewebeeigenschaften ab. Dank einer ausreichenden Bandbreite moderner Transducer lässt sich bei einer Sendefrequenz von beispielsweise 2 MHz (= fundamentale oder first harmonic) eine harmonische Frequenz von 4 MHz empfangen (second harmonic).

Die *harmonische Frequenz* entsteht demnach regelhaft bei jedem Ultraschallgerät und in allen soliden Gewebearten – jedoch nicht in Flüssigkeiten (Zysten, Gefäße). Die Energie der harmonischen Frequenzen ist immer niedriger als die der fundamentalen Frequenz. Während die ausgesandte Schallwelle zweimalig auf dem Hin- und Rückweg durch das Gewebe abgeschwächt wird, erfährt die harmonische Schallwelle diese Abschwächung jedoch nur für den einfachen Weg, da sie im Gewebe entsteht. Eine Bildauswertung, die empfangsseitig nur die harmonische Frequenz nutzt, wird daher als *Tissue Harmonic Imaging* (THI) bezeichnet.

Das Bild ist *kontrastreicher,* zystische Räume werden durch Eliminierung von Störechos klarer dargestellt.

1.3.2 Compound Scan

Diese Technik reduziert die Bildartefakte und dient damit der Verbesserung der B-Bild-Qualität. Jeder Bildpunkt im Schallfeld wird durch Beschallung aus *mehreren Winkeln* dargestellt. Die Technik ist auch mit den Firmenbezeichnungen wie „Cross Beam" oder „Sono CT" bekannt. Beim Abgleich der Echos für einen Bildpunkt werden diskrepante Informationen als Artefakte interpretiert, nur identische Informationen werden für die Bildgebung akzeptiert (Abb. 1.13). Häufige Rausch- oder Spiegelungsartefakte, wie in Abbildung 1.3 d skizziert, sollen damit reduziert werden. Der Nachteil der Technik liegt in der weitgehenden Eliminierung für die Diagnostik hilfreicher Artefakte wie Schallschatten hinter kleinen Verkalkungen.

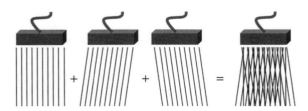

Abb. 1.13. So genanntes „Cross Beam" oder Compoundscan-Verfahren: aus drei bis neun Einzelbildern, die aus verschieden Winkeln erzeugt wurden, wird ein Bild nach Informationsabgleich zusammengesetzt

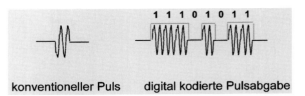

Abb. 1.14. Sendeseitige Frequenzkodierung: wird die Frequenzabgabe durch Pausen und ggf. phaseninvertierte Pulse kodiert, kann empfangsseitig diese Kodierung in den Echos wieder erkannt und so alle anderen Rauschsignale eliminiert werden

1.3.3 Sendeseitige Frequenzkodierung

Die Abgabe von kodierten Frequenzen dient der Optimierung der Bildqualität und soll *Artefakte* vor allem bei niedrig amplitudigen Signalen reduzieren. Im Coded Excitation Mode werden Frequenzen in verschlüsselter Form ins Gewebe abgegeben (digitale Frequenzkodierung). Zur Kodierung der Abgabefrequenz dienen der Wechsel der Polarität oder auch wechselnde Zeitabstände zwischen den Einzelpulsen. Von den reflektierten Echos werden nur diejenigen für den Bildaufbau ausgewertet, die dem spiegelbildlichen Abgabekode entsprechen: wie bei einem *Barcode* an der Kasse eines Supermarktes erkennt das Gerät anhand des dann umgekehrt eintreffenden Barcodes die Frequenz. Nur diese erkannten Echosignale haben die gesuchte Frequenz, alle Echos, die diese Verschlüsselung nicht aufweisen, werden als Artefakte erkannt und eliminiert (Abb. 1.14).

1.3.4 B-Flow

Zur bildlichen Real-time-Darstellung des fließenden Blutes standen bislang lediglich Verfahren zur Verfügung, denen der Dopplereffekt zugrunde liegt. Beide Verfahren stellen das fließende Blut nur indirekt dar: die durch Streuung detektierten Blutbestandteile werden erst durch akustische Phänomene, die bei ihrer Bewegung entstehen, mittels Ultraschall erfassbar.

Im Unterschied zu farbkodierter Dopplersonographie bzw. Amplituden-Doppler können mit dem seit Anfang 1999 verfügbaren B-Flow-Verfahren die reflektiven Blutbestandteile dargestellt werden. Im B-Flow-Verfahren werden die Echoamplituden von zwei kurz nacheinander ausgesandten Schallpulsen rechnerisch von-

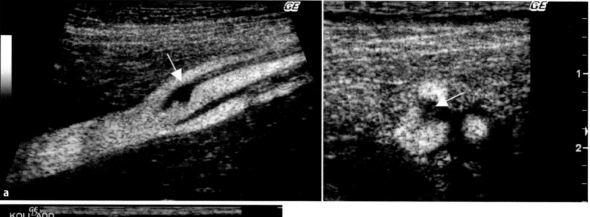

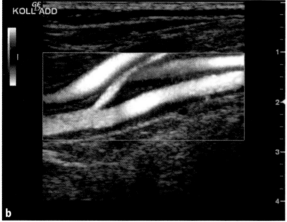

Abb. 1.15. B-Flow. **a** links: Längsschnitt durch die Kniekehle, Bild der die Poplitealvene speisenden Unterschenkelvenen; rechts: Querschnitt durch die Kniekehle. Sowohl im Längs- als auch im Querschnittsbild wird eine kleine thrombusbedingte Aussparung an der Gefäßwand dargestellt (Pfeile), die im Farbdoppler durch Farbüberschreibung nicht gesehen werden konnte. **b** B-Flow mit addierter Farbkodierung nach Flussrichtung, in diesem Fall invertiert: rot vom Schallkopf weg und blau auf den Schallkopf zu

einander subtrahiert. Stationäre Echos können so von sich bewegenden Echos diskriminiert werden.

Vergleichbar mit dem Power-Doppler stellt auch das B-Flow-Verfahren die Amplitude der sich bewegenden Reflektoren dar und ist somit nicht in der Lage, Geschwindigkeiten oder eine Flussrichtung anzugeben. Das fließende Blut wird als hellgraue, sich bewegende Reflektorenwolke dargestellt. Vorteile sind die relative *Winkelunabhängigkeit* und die fehlende Überschreibung von Gefäßgrenzen oder kleinere Thromben, das so genannte „Blooming", das bei farb-duplex-sonographischen Darstellungen auftritt (Abb. 1.15).

1.3.5 Panoramabild-Verfahren

Bei dieser Technik, bekannt auch als Extended Field of View, Logiq View® und SieScape®, wird der Schallkopf in seiner Längsachse mit kon-

stanter Geschwindigkeit über eine längere Strecke geführt. Die neue Bildinformation wird zu den bereits entstandenen Bildlinien addiert, so dass *Übersichtsaufnahmen* entstehen, auch Panoramaaufnahmen genannt (Abb. 1.16). Vorteil dieser Technik ist der besser dokumentierte Überblick einer anatomischen Region.

1.3.6 Dreidimensionale Bildgenerierung

Wird der Schallkopf im Querschnitt mit gleichmäßiger Geschwindigkeit über ein Gewebeareal geführt, können aus diesen gespeicherten Bildern frei gewählte Schichten, auch weitere, in Echtzeit nicht mögliche Schnittebenen betrachtet werden. Eine Schnittebene parallel zur Hautoberfläche wird als *C-Ebene* bezeichnet. Weichteilödem, Narben und ihre Beziehung zu Nachbarstrukturen können so anschaulicher dargestellt werden (Abb. 1.17).

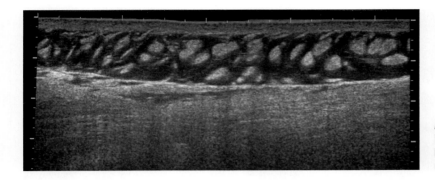

Abb. 1.16. Panoramabildverfahren: Längsschnitt durch den Oberschenkel bei Lymphödem, Panoramaaufnahme über eine Länge von 22 cm

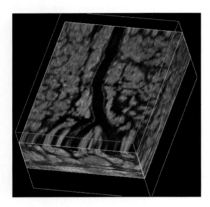

Abb. 1.17. Dreidimensionale Darstellung eines Lymphödems mit einer durchziehenden Vene in der C-Ebene parallel zur Haut

1.3.7 Ultraschall mit Kontrastmittel

Luft reflektiert Schall sehr viel stärker als Gewebe oder Flüssigkeit. Das Prinzip der Kontrastmittel in der Sonographie beruht auf der Interaktion von Schall und Luftbläschen (Abb. 1.18a). *Ultraschallkontrastmittel* bestehen aus kleinsten Luft-, oder Gasbläschen (etwa ein Drittel der Erythrozytengröße), weshalb sie das Kapillarbett der Organe passieren können und für das Gewebe ungefährlich sind. Damit die Bläschen in der Blutstrombahn nicht zusammenfließen und stabil bleiben, sind sie mit einer flexiblen Hülle umgeben.

Sie dienen als Reflektoren für die Schallwellen und sind als solche deutlich stärker als die Reflektoren in Blut oder Gewebe. Um die sehr fragilen Bläschen nicht zu zerstören, wird der Schall nur mit sehr geringem Energieniveau abgegeben.

Kontrastmittel werden peripher venös injiziert und können über mehrere Minuten diagnostisch genutzt werden. Vorraussetzung ist ein spezifischer Sendemodus des Ultraschallgerätes (Pulsinversionstechnik). Ultraschallkontrastmittel sollen die Echosignalstärke in Organen, aber auch das durchströmte Lumen von zentralen und peripheren Gefäßen erhöhen. Der momentan größte klinische Wert liegt in der verbesserten Flussdarstellung in tief liegenden Venen (Thromboseausschluss), sowie in der Differenzierung zwischen Gerinnungs- und Tumorthromben (Abb. 1.18b und c).

1.4 Wahl von Gerät und Schallsonden

Die Auswahl des Ultraschallgerätes stellt eine wichtige Entscheidung bei der Planung einer Niederlassung oder einer Erweiterung des Angebots um die Diagnostik der Beinvenen dar. Meist ist ein Gerät bereits vorhanden und es stellt sich lediglich die Frage nach einem passenden Schallkopf (s. u.). Alle bei den gängigen Firmen angebotenen Geräte mit Duplexsonographie sind für den Einsatz im venösen Bereich geeignet und heute erschwinglich geworden. Wünscht man bessere *Auflösung* und höhere Bildqualität, verdoppelt sich die notwendige Investition nahezu. So genannte High-end-Geräte, deren Auflösung noch besser ist und die o.g. neue Bildverfahren anbieten, sind in der Praxis nicht notwendig – sie sind Krankenhäusern und spezialisierten Ambulanzen vorbehalten.

Beim B-Bild des Schallgerätes ist auf eine gute Auflösung im *Nahbereich* zu achten. Bereits ein bis zwei Millimeter unter der Haut sollte man ohne Schwierigkeiten Strukturen voneinander unterscheiden können. Das Gerät muss eine ausreichende Auflösung im B-Bild haben, so dass auch gesunde Perforansvenen, wie z.B. die

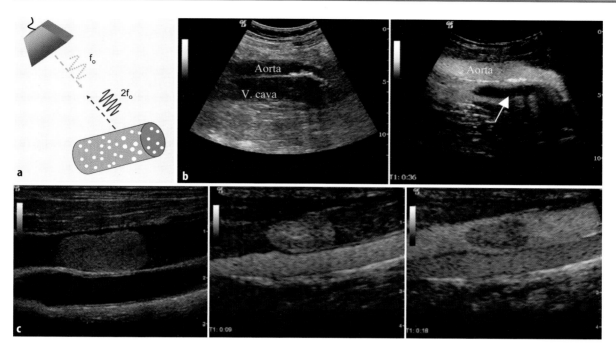

Abb. 1.18. Kontrastmittelsonographie. **a** Prinzip der kontrastverstärkten Sonographie: Einstrahlung einer niedrig energetischen Schallwelle (f_0), die die Bläschen in eine Resonanzschwingung versetzt. Diese erzeugt harmonische Frequenzen, von denen die zweite harmonische Frequenz ($2 f_0$) für die Bildgebung genutzt wird. Wegen der niedrigen Schallleistung sind die Gewebeinformationen aus dem B-Bild eliminiert. **b** Vena-cava-inferior-Thrombus in der B-Bild-Sonographie nicht darstellbar (links), nach US-Kontrastmittelgabe (rechts) als umspülter, nicht Kontrastmittel aufnehmender Thrombus (Pfeil) erkennbar. **c** Thrombus in der V. jugularis interna (links), daneben A. carotis communis (Mitte). Nach i.v.-Bolusgabe des US-Kontrastmittels (Sonovue) A kommt es mit der Kontrastierung der Carotis nach 9 s zu einer fast vollständigen Signalverstärkung des Thrombus (arterielle intratumorale Gefäße), nach 17 s füllt das Kontrastmittel die V. jugularis interna; aus dem Tumorzapfen ist das Kontrastmittel fast wieder ausgewaschen (Tumorzapfen aus einer Schilddrüsenmetastase eines Nierenzellkarzinoms)

Dodd-Perforansvene am Oberschenkel, sichtbar werden.

Es gibt heute nur noch wenige *Duplexgeräte*, die ohne Farbdoppleroption angeboten werden. Sollte man jedoch den Kauf eines gebrauchten Schwarz-weiß-Gerätes erwägen, ist diese Variante nicht von vornherein zu verwerfen. Allerdings ist der Zeitaufwand für eine Untersuchung höher als mit einem Gerät, das die Möglichkeit zu farbkodiertem Duplex hat. Außerdem können insbesondere die Perforantesdiagnostik sowie die Untersuchung der Venensternseitenäste in der Leiste unter dem Mangel an Farbkodierung leiden. Immer wieder werden Geräte nur mit farbkodiertem Duplexverfahren angeboten. Bei der Untersuchung der Venen ist jedoch die Möglichkeit des PW-Modus unerlässlich. Diese Geräte sind daher für die Venendiagnostik nicht geeignet.

Die Registrierung im *PW-Verfahren* kann sowohl bei eingefrorenem, als auch unter laufendem B-Bild erfolgen. Vorteil der Registrierung unter eingefrorenem B-Bild ist die bessere zeitliche Auflösung des Frequenzspektrums. Vorteil des aktiven B-Bildes ist die kontinuierliche Kontrolle der Lage des sample volumes durch den Untersucher.

Ideal ist es, wenn im Gerät auch eine *CW-Sonde* mit 8 MHz eingebaut werden kann. Ansonsten ist es sehr wichtig, einen Dopplerstift zusätzlich zum Schallgerät bereit zu halten, da einige sehr oberflächliche Seitenäste besser mit dieser Methode zu untersuchen sind. Zur Diagnostik der oberflächlichen Beinvenen sollte die Ultraschallfrequenz bei 7–10 MHz im B-Bild liegen.

Im Farbmodus darf der Bildaufbau im B-Bild nicht zu langsam werden, wenn eine *Farb-Fenster-Größe* eingestellt ist, die ca. 1,5×2 cm Fläche umfasst. Ganz wichtig ist, dass untersuchungsbedingte Bewegungen herausgefiltert werden können, so dass nicht jedes Gleiten des Schall-

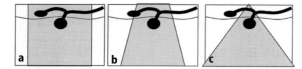

Abb. 1.19. Darstellung einer subkutan gelegenen Vene mit einem Seitenast. Das B-Bild wird grau schraffiert, schwarz schematisch die Venen dargestellt. **a** Linearer Schallkopf – er zeigt am besten beide Venen, **b** Curved-array-Schallkopf – ein Großteil der linken Vene ist nicht zu sehen, **c** Sektor-Schallkopf – die linke Vene kann nicht adäquat dargestellt werden [56]

kopfes auf der Haut mit einem Farbenmeer im Farbfenster einhergeht. Ideal ist es, wenn man während der Untersuchung im Farbmodus an der Vene entlang fahren kann und nur in der Vene, nicht im umgebenden Gewebe, der Fluss sichtbar ist. Allerdings wird das meist nur auf Kosten der langsamen Flüsse durch zu hohes Einstellen des Filters geschehen können.

Eine *7,5-MHz-Schallsonde* ist für die Untersuchung der oberflächlichen Beinvenen unverzichtbar. Heute kann man die Frequenzen für die Schallsonde ändern, der Bereich sollte auf jeden Fall 6–8 MHz umfassen, und zwar möglichst als zentralen Wert, in dem die beste Auflösung der Sonde liegt. Ideal ist eine lineare Sonde, da der Nahbereich oft untersucht werden muss. Bei Curved-array- oder konvexen Sonden können das Unterhautfettgewebe und die darin verlaufenden Venen entweder gar nicht, verzerrt oder zu wenig eingesehen werden (Abb. 1.19 a–c).

Zusätzlich ist die *3,5-MHz-Sonde* für die tiefen Beinvenen erforderlich. Die Wahl eines 5-MHz-Schallkopfes als Kompromiss für beide Sonden erachtet die Autorin als nicht empfehlenswert. Sie wird weder der tiefen Beinvenendiagnostik bei adipösen Patienten, noch der Feindiagnostik der subkutanen Seitenäste gerecht.

Eine *10-MHz-Schallsonde* ist zur Diagnostik der Varikose entbehrlich. Die Gefäße, zu deren Veranschaulichung diese Sonde benötigt wird, weil sie im 7,5-MHz-Bereich nicht darstellbar sind, sind so klein, dass sie bei der Diagnostik nicht beachtet werden müssen.

Vor dem Kauf eines Gerätes muss geklärt werden, ob die zuständige Kassenärztliche Vereinigung das Gerät zur *Abrechnung* der Duplexsonographie anerkennt.

1.5 Wahl des Untersuchungsmodus

Die *gängigsten Untersuchungsmodi* in der Diagnostik der oberflächlichen Beinvenen mit Ultraschall sind das B-Bild, der Schwarz-weiß- und der Farb-Duplex. Die anderen beschriebenen Möglichkeiten der High-end-Geräte sind für die übliche Diagnostik der oberflächlichen Beinvenen nicht nötig. Zur Unterscheidung eines ganz langsamen Flusses können B-Flow- oder Power-Duplex-Mode zwar hilfreich sein, in der PW-Einstellung müssten diese Flüsse jedoch in den oberflächlich gelegenen Strukturen auch erkennbar sein. Der Vorteil von B-Flow- und Power-Duplex liegt eher in der Erkennung langsamer Flüsse in oberflächenfernen Gefäßen.

Die *Morphologie* der Venen und deren Komprimierbarkeit wird im B-Bild untersucht, die *Blutflüsse* in Farbkodierung (Überblick) oder im PW-Modus (einzelne Gefäße).

Die *Farbkodierung* erlaubt einen schnellen und guten Überblick über Venenverlauf, Blutfluss und Richtung desselben. Besonders bei der Untersuchung der tiefen Unterschenkelvenen ist die Farbe hilfreich. Bei Untersuchung der Venen muss das Aliasing-Phänomen bei der Anwendung von Provokationsmanövern und bei Vorliegen von schnellen Refluxen hingenommen werden, um auch langsame Reflux messen zu können, wenn man nicht ständig die PRF ändern möchte.

Leider sind der Farbkodierung Grenzen gesetzt und es kommt zu falsch negativen Ergebnissen. Schnell kann ein zu hoch eingestellter Filter, der Bewegungsartefakte in der Umgebung der Venen ausschalten soll, langsame Blutflüsse maskieren (s. Kapitel 1.6). Bei Turbulenzen und Aliasing in den Perforansvenen kann es in der Farbdarstellung schwierig werden, eine eindeutige Flussrichtung festzustellen. Für die semiquantitative Erfassung und Dokumentation der Rückflussmenge in einer Vene vor einem chirurgischen Eingriff ist die Farbe völlig ungeeignet, es sei denn man würde eine Bildsequenz speichern. So ist auch die Unterscheidung zwischen drainierten und nicht drainierten Systemen im Farb-Duplex nicht möglich (s. Kapitel 3.2.3).

In Abbildung 1.20 ist die Flusskurve in Abhängigkeit von den *Flussbedingungen* in der Vene in Farbe und PW-Duplex schematisch dargestellt. Besonders im letzten Fall (nicht drainiertes System, Abb. 1.20 d) ist es entscheidend, den PW-Mode zu wählen: die Untersuchung

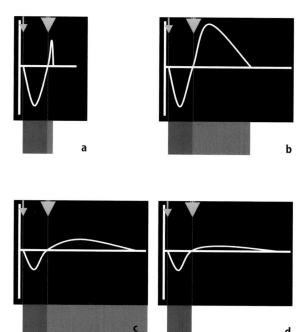

Abb. 1.20. Schematische Darstellung der Flusskurve in einer oberflächlichen Beinvene, oben mit schwarz unterlegt der PW-Duplex, unten in Farbe die Darstellung im Farbmodus. Der erste, dünne Pfeil und die gestrichelte Linie entsprechen dem Moment, in dem die Zehen angehoben werden. Der zweite, kräftigere Pfeil dem Moment der Zehenentspannung. **a** Fluss in einer gesunden Vene: orthograd bei „Zehen heben", retrograd bis Klappenschluss. **b** Fluss bei einer gut drainierten Krampfader: die Refluxkurve steigt steil an und endet relativ schnell. **c** Fluss in einer Krampfader: orthograd bei „Zehen heben", nicht sehr schneller, lang anhaltender Reflux; das System ist nicht gut drainiert. **d** Fluss in einer nicht drainierten Krampfader: orthograd bei „Zehe heben", sehr langsamer Rückfluss, der im Farbmodus nicht mehr wahrgenommen wird [56]

bliebe sonst ohne Befund, da die Venen in diesen Fällen oft nicht sehr gedehnt erscheinen und daher weder äußerlich noch im B-Bild morphologisch besonders auffällig sein müssen.

1.6 Optimierung der Geräteeinstellung

Neue Geräte bieten werksseitig eine Auswahl verschiedener *Standardeinstellungen* (so genannte „presets"), in denen für das oberflächliche Venensystem die für das Gerät ideale Auswahl an Eindringtiefe, „Gain" (Signalverstär-

kung sowohl im B-Bild als auch für die Duplexeinstellung), Kontrast, PRF, Filter und Größe der Messfenster für den Blutfluss vorprogrammiert sind. Darüber hinaus lassen sich diese Profile nach dem persönlichen Geschmack auch noch verändern und abspeichern.

Jeder Parameter hat eine optimale Einstellung, in der Regel erfordert ein „Mehr" an einer ausgewählten Eigenschaft jedoch auch mehr Arbeitsspeicher, der hinter dem Aufbau des Bildes steckt. Unterm Strich kann dieser Umstand den Bildaufbau so verlangsamen, dass eine Echtzeitsonographie nicht mehr möglich ist. So ist die optimale Gesamteinstellung immer ein *Kompromiss* zwischen allen wählbaren Parametern und der Leistung des Gerätes.

Für die Untersuchung der Venen ist es wichtig, dass diese im *B-Bild* schwarz dargestellt sind und die Faszien im Unterhautfettgewebe sich weiß von der Umgebung abheben. Bei hoch auflösenden Geräten kann man in der Vene die Erythrozyten erkennen, so dass das Lumen nicht komplett schwarz ist, sondern bewegte helle kleinste Elemente enthalten wird. Die Grauskala (gain) kann über Schieberegler am Gerät für einzelne Bereiche und für das Gesamtbild über den B-Bild-Knopf geregelt werden.

Die *Eindringtiefe* des Schallpulses muss manchmal je nach Untersuchungshöhe (Oberschenkel, Unterschenkel) und Dicke der Fettschicht des Patienten verändert werden. Ideal ist es, wenn am Oberschenkel die V. saphena magna im mittleren Bildfeld liegt. Am Unterschenkel reichen meist 3–4 cm Eindringtiefe.

Der *Fokus* ist der Bereich, der besonders gut aufgelöst wird. Je enger der Fokusbereich eingestellt wird, desto mehr Rechenkapazität hat das Schallgerät für andere Aufgaben übrig. Er sollte möglichst auf die Lage der zu untersuchenden Vene abgestimmt werden, eventuell etwas tiefer, damit Perforansvenen besonders gut erkannt werden.

Das *Messfenster* im PW-Duplex wird dem Durchmesser der Vene angepasst und soll nicht größer als die Vene sein, da ansonsten viele Artefakte aufgezeichnet werden. Sie kann bei refluxiv gedehnten Venen auch durchaus kleiner als der Durchmesser sein und muss nicht immer nachjustiert werden.

Das *Farbfenster* darf nicht zu groß gewählt werden, da sonst die Farberkennung verlangsamt wird. Ein Fenster, in dem im Bereich der Leiste die tiefe Beinvene und der sapheno-femorale Übergang in Farbe dargestellt werden kann,

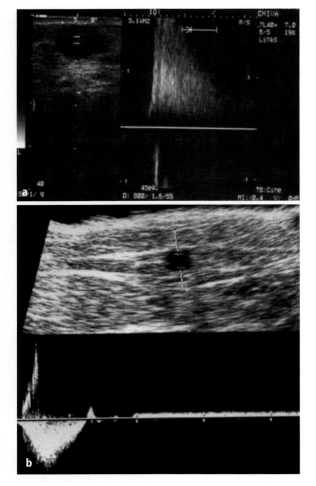

Abb. 1.21. a PW-Bild mit Querschnitt durch den Oberschenkel. Messung in einer refluxiven Vene, rechts die dazugehörige Flusskurve mit hoch eingestelltem Filter, die daran zu erkennen ist, dass rund um die Nulllinie kein Signal dargestellt wird. **b** Sehr langsamer Fluss in der V. saphena magna. Bei einer geringfügig höheren Filtereinstellung wäre dieser Fluss nicht mehr zu erkennen

ist ausreichend. Je kleiner das Fenster, desto schneller kann der Computer das Bild aufbauen.

Da die Flussgeschwindigkeit in den Venen deutlich langsamer ist als in den Arterien, muss die *PRF* (Puls-Repetitions-Frequenz) entsprechend tief eingestellt sein. Sie ist in der Regel am Rand des Bildes neben der Farbskala zu sehen und wird dort indirekt als Flussgeschwindigkeit angegeben, die bei dieser PRF messbar ist (für Venen sind zwischen 5 und 15 cm/s optimal).

Der *Filter* ist ein wichtiges Instrument, um Artefakte aus der Venenwand und dem Gewebe von der Flusskurve zu unterscheiden. Durch den Filter werden die ganz langsamen Flussgeschwindigkeiten einfach aus der Auswertung herausgenommen. Eine gute Programmierung des Filters für das Arbeiten im Farb-Duplex ist besonders schwer: das System erkennt die Bewegung des Schallkopfes entlang des Beines als „Fluss", da sich die anvisierten Strukturen zum Schallkopf verändern. Fährt man im Farbmodus an der Vene entlang, wird das umliegende Gewebe farbig flimmern. Durch den Filter kann man diese Farbsignale ausblenden. Bei einer zu hohen Filtereinstellung kann dies langsame Flüsse jedoch einfach „wegfiltern" (Abb. 1.21).

2 Anatomie des oberflächlichen Venensystems

2.1 Allgemeine Aspekte, Nomenklatur

Das *Venensystem* dient dem Abtransport des Blutes aus dem Gewebe und ist daher analog zu den Arterien, jedoch in umgekehrte Richtung aufgebaut. Die Venen haben ihren morphologischen Ursprung im Kapillarsystem, aus dem sich die Venen zu immer größeren Gefäßen zusammenschließen. In Abhängigkeit von ihrem Kaliber werden sie venöser Anteil der Kapillare, Venolen, Seitenastvenen und Stammvenen genannt.

Das *Venensystem des Beines* hat funktionell zwei unterschiedliche Anteile: das oberflächliche Venensystem, das unter der Haut verläuft und den Abtransport des Blutes aus dem Unterhautfettgewebe übernimmt, und das tiefe Venensystem, das für Muskeln und Knochen verantwortlich ist. Beide Venensysteme werden durch die Fascia muscularis anatomisch voneinander getrennt: alle Venen zwischen Muskel und Haut werden dem oberflächlichen Venensystem zugeordnet, alle Venen innerhalb der Muskeln dem tiefen.

So wie das Arteriensystem in seinem Aufbau einem Baum ähnelt, aus dessen Stamm (Arterien) sich Äste (Arteriolen) bis ins kleinste Blatt (arterieller Anteil der Kapillare) verzweigen, entspricht zwar der Verlauf des Bluts in den Venen genau der umgekehrten Richtung, man kann jedoch nicht unbedingt von einem Baum sprechen. Alle Segmente sind sehr stark untereinander *vernetzt*: die Venolen, die Seitenäste und die Stammvenen gehen wiederum diverse Verbindungen zwischen dem oberflächlichen und dem tiefen Venensystem ein.

Für das *oberflächliche Venensystem* gestaltet sich dies folgendermaßen: Das Blut aus Kapillaren und Venolen wird gesammelt und in kräftigere Sammelgefäße, die frei im Unterhautfettgewebe laufen, zusammengeführt. Sie heißen Seitenäste, Bogenvenen oder nach der neuen internationalen Terminologie akzessorische Saphenastämme. Diese führen ihr Blut wiederum in die Stammvenen des oberflächlichen Venensystems, V. saphena magna und parva oder direkt über Verbindungsvenen (Perforansvenen) in das tiefe Venensystem. Auch die Stammvenen (V. saphena magna und parva) führen ihr Blut über diverse Perforansvenen oder über ihre Mündung (V. saphena magna in der Leiste, V. saphena parva im Bereich der Kniekehle) dem tiefen Venensystem zu. Über das tiefe Venensystem verlässt das Blut das Bein.

Der Bereich der Venolen und der kleineren Seitenäste bildet ein *Versorgungsnetz* unter der Haut. Die Zusammenhänge zwischen diesen kleineren Seitenästen sind derart variabel, dass sie in einer anatomischen Übersicht nicht systematisiert werden können. Sie sind im gesunden Zustand für das Auge (durch die Haut) selten sichtbar und im Ultraschall nur mit hoch auflösenden Schallköpfen darstellbar. Erst wenn sie pathologisch gefüllt sind, kann man sie durch die Haut sehen.

Die Besonderheit der Venen im Bein im Vergleich zu denen im restlichen Organismus liegt darin, dass sie das Blut gegen die Schwerkraft zum Herzen transportieren und beim aufrechten Menschen dabei einen Höhenunterschied von bis zu 1,50 Metern überwinden müssen. Dazu sind die kaliberstärkeren Venen des Beines mit *Klappen* ausgestattet. Es handelt sich um bindegewebige Segel, die an der Venenwand verankert sind und so aussehen, wie ein Schwalbennest (Abb. 2.1).

Die hier verwendete *Nomenklatur* entspricht der in Deutschland üblichen und weicht von der international vorgeschlagenen [14] ab, um den Text für den Leser durch geläufige Begriffe besser verständlich zu machen. Als Stammvenen werden die V. saphena magna und parva bezeichnet. Die Autorin weist darauf hin, dass im internationalen Sprachgebrauch die wesentlichen Unterschiede zu unserer Nomenklatur in

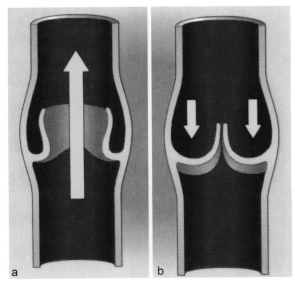

Abb. 2.1. Schematische Darstellung der Venenklappen im Venensystem des Beines. **a** Klappe bei aufwärts gerichtetem Fluss, Klappe offen, **b** Klappe bei Rückfluss: das Blut strömt in die „Schwalbennester" hinein (kleine Pfeile) und verschließt die Klappe

der Bezeichnung der akzessorischen Venen liegen. Die V. saphena accessoria lateralis sowie die vordere Bogenvene heißen dort V. saphena magna accessoria anterior und die V. saphena accessoria medialis sowie die hintere Bogenvene V. saphena magna accessoria posterior.

In diesem Kapitel wird die allgemeine Anatomie des oberflächlichen Venensystems beschrieben [2, 5, 16, 20, 25, 27, 32, 36, 48, 49, 53, 55, 61]. Auf anatomische Varianten, die in der Diagnostik relevant sind, wird an der Stelle des Buches eingegangen, an der die sonographische Diagnostik dieser Varianten beschrieben wird, um Doppelungen zu vermeiden. Das tiefe Venensystem inklusive seiner Anatomie wird in Kapitel 14 behandelt.

2.2 Faszienlogen der Stammvenen

Klassischerweise werden die Venen der Beine in ein oberflächliches und ein tiefes Venensystem eingeteilt. Das tiefe Venensystem wird als *subfaszial* beschrieben und das oberflächliche als *epifaszial*, die Perforansvenen als *transfaszial*. Dabei wird die Muskelfaszie, Fascia lata (tiefe Faszie) als Grenzmarke angesehen. Nach dieser

Beschreibung werden alle Venen, die zwischen Muskelfaszie und Dermis liegen ohne weitere Unterscheidung als oberflächlich eingeteilt und zwar die Saphenastämme genau so wie alle ihre Seitenäste. Es wird meist nicht näher auf die Ebene im subkutanen Fettgewebe eingegangen, in der diese Venen verlaufen. Dies würde bedeuten, dass die Saphenastämme sowie die längs und schräg verlaufenden Seitenäste, völlig willkürlich im Fettgewebe eingebettet sind, was jedoch nicht zutrifft.

2.2.1 Membranschicht

Das subkutane Gewebe wird von einem Bindegewebsskelett durchzogen, dessen Lücken von Fettzellen gefüllt werden (Abb. 2.2). Im Ultraschall wird das Bindegewebe als weiße, echogene Schichten sichtbar, die unregelmäßig und in den unterschiedlichsten Mustern im grauen Fettgewebe verlaufen (Abb. 2.3 a). Im tieferen Bereich des subkutanen Gewebes verdichten sich die Bindegewebsfasern zu einer Membran, die in den meisten Bereichen des Beines direkt auf der Muskelfaszie aufliegt. Diese Verdichtung des Bindegewebes wird *Membranschicht* oder auch Pseudofaszie genannt. Die Membranschicht kann nicht als Duplikation der Muskelfaszie angesehen werden, wie in alten Anatomiebüchern beschrieben [86], da ihr jeweiliger embryologischer Ursprung und die fötale Entwicklungsgeschichte unterschiedlich sind: die Muskelfaszie entspringt dem Mesoderm, die Membranschicht dem Ektoderm [78].

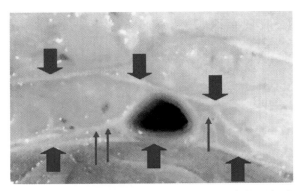

Abb. 2.2. Anatomisches Präparat eines Querschnitts durch den Oberschenkel: Bindegewebsschichten und Fettpolster rund um die V. saphena magna (mit freundlicher Genehmigung von Dr. med. A. Caggiati, Rom)

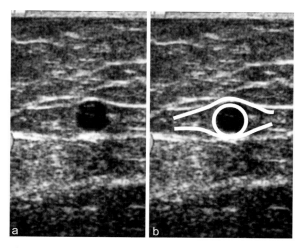

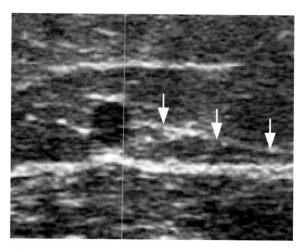

Abb. 2.3. a Ultraschallschnittbild durch den Oberschenkel mit Darstellung der V. saphena magna. **b** Eingeblendetes „Saphenaauge": das Oberlid ist die Fascia saphena, das Unterlid die Muskelfaszie, die Iris die V. saphena magna. In beiden Bildern ist in der oberen Bildhälfte die Struktur des laxen subkutanen Bindegewebes als weißes Muster im grauen Fettgewebe zu sehen

Abb. 2.4. Ultraschallschnittbild durch den Oberschenkel mit Darstellung der V. saphena magna. Faszienloge bei adipöser Patientin mit Fetteinlagerung auch in der Faszienloge, die Pfeile zeigen auf das Ligamentum saphenum

Muskelfaszie und Membranschicht bilden demnach eine strukturelle Einheit als die Bindegewebsschicht, die den Muskel vom subkutanen Fettgewebe trennt. An einigen Stellen des Beines liegen die beiden Faszien jedoch nicht direkt aufeinander, sondern trennen sich, um einen Tunnel für Venen und ihre begleitenden Arterien, Nerven und Lymphgefäße zu bilden. Dieser Tunnel heißt *Faszienloge* der Vv. saphena magna oder parva. In der Faszienloge findet man mehr oder weniger Fettgewebe als Polsterung der Vene (Abb. 2.3 und 2.4). Entlang folgender Bereiche des Beines finden wir eine Faszienloge:

- ▮ Saphenastämme (V. saphena magna und V. saphena parva)
- ▮ venöser Bogen am Fußrücken, der V. saphena magna und V. saphena parva miteinander verbindet
- ▮ proximaler Anteil der V. saphena accessoria lateralis
- ▮ proximaler Anteil der V. saphena accessoria medialis, manchmal sogar entlang ihres gesamten Verlaufs bis zu ihrem Zusammenfluss mit der Mündung der V. saphena parva
- ▮ Im Bereich des Trochanter major (nur aus Gründen der Vollständigkeit erwähnt). Hier findet man keine Vene als Leitstruktur in der Loge, sie ist nur mit Fettgewebe gefüllt und hat ihre Relevanz in der kosmetischen Chi-

rurgie bei der Fettabsaugung. Auf diese Loge werden wir nicht weiter eingehen.

Im Ultraschall ist die Membranschicht entlang der Stammvenen sehr gut als weiße Schicht vom hypoechogen umgebenden Fettgewebe sowie von der Muskelfaszie abzugrenzen. Durch die Duplexsonographie ist die Fascia saphena und ihre Wichtigkeit für Diagnostik und Therapie neu entdeckt worden. Das charakteristische sonographische Bild der Saphena zwischen den beiden Faszien prägte den Begriff *Saphenaauge* [4] (Abb. 2.3 b).

2.2.2 Loge der Venae saphenae (saphenous compartment)

Die Saphenastämme liegen direkt auf der Muskelfaszie auf. Entlang ihres Verlaufs löst sich die Membranschicht von der Muskelfaszie und bildet eine Art Dach über der Vene. Die beiden Faszien (Membranschicht und Muskelfaszie) treffen sich seitlich der Venen (jeweils medial und lateral derselben) und begrenzen so einen Raum, der als „saphenous compartment" bezeichnet wird [9–13, 17]. In Beinen mit einer normalen Fettschicht ist diese *Saphenaloge* nicht sehr gedehnt und kaum mit Fettgewebe gefüllt (Abb. 2.3). Die Vv. saphenae sind also eng von beiden Faszien eingeschlossen. Im Gegensatz dazu ist bei Beinen, die lypödematös geschwollen sind, die Saphenaloge im Ultraschall scheinbar vergrößert, gedehnt (Abb. 2.4). Das Fettgewebe trennt in diesen Fällen die Vene von ihrer Faszienumhüllung.

Die Membranschicht im Verlauf der Venae saphenae wurde *Fascia saphena* genannt und als solche in die Nomenclatura anatomica aufgenommen.

2.2.3 Verankerung der Saphenastämme

Im Ultraschallquerschnitt sind zwei echogene Schichten sichtbar, die von der Adventitia der V. saphena ausgehen und relativ parallel zu Membranschicht und Muskelfaszie verlaufen, um schließlich mit ihnen zu verschmelzen (weiße Pfeile in Abb. 2.4). Die anatomische Untersuchung bestätigte dies: sie bestehen aus zwei Bindegewebsschichten, welche die Adventitia der Saphenastämme mit Membranschicht und Muskelfaszie verbinden (grüne Pfeile in Abb. 2.2). Im Ultraschall sind sie bei der V. saphena magna leichter im Bereich des Oberschenkels darzustellen, bei der V. saphena parva im Bereich der oberen Wade. Sie wurden von Caggiati „*saphenous ligament*" oder „Ligamentum saphenum" genannt [17].

Sowohl die Umhüllung durch die Saphenaloge zwischen Muskelfaszie und Membranschicht, als auch die Aufhängung der Saphenastämme durch das Ligamentum saphenum scheinen dafür verantwortlich zu sein, dass die *Stammvenen* sich auch dann, wenn sie refluxiv und gedehnt sind, *nicht schlängeln*, wie es ihre refluxiven Seitenäste tun.

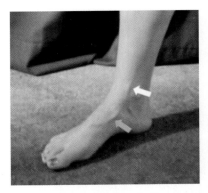

Abb. 2.5. Der venöse dorsale Bogen am rechten Fuß im medialen Bereich (blauer Pfeil) und sein Übergang in die V. saphena magna, die vor dem Knöchel in dieser Lokalisation auch beim Gesunden zu sehen ist (weißer Pfeil)

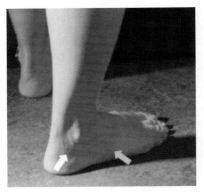

Abb. 2.6. Der venöse dorsale Bogen am rechten Fuß im lateralen Bereich (blauer Pfeil) und sein Übergang in die V. saphena parva, die hinter dem Außenknöchel in dieser Lokalisation auch beim Gesunden zu sehen ist (weißer Pfeil)

cken münden auch die Vv. marginales, die an der Fußinnen- und -außenseite die ventralen mit den dorsalen Fußvenen verbinden.

2.3 Venen am Fuß

Je Zehe gibt es vier Venen, zwei dorsale und zwei ventrale, die zu den Metatarsalvenen zusammenfließen. Diese wiederum münden in den dorsalen venösen Bogen. Die mediale Verlängerung dieses *dorsalen venösen Bogens* bildet den Ursprung der V. saphena magna (Abb. 2.5), die laterale Verlängerung den Ursprung der Vena saphena parva (Abb. 2.6). Über diesen Bogen sind beide Venen hämodynamisch miteinander verbunden. In den venösen Bogen am Fußrü-

2.4 Vena saphena magna

2.4.1 Verlauf

Die V. saphena magna ist die *längste Vene* des Körpers. Sie entsteht aus der Vereinigung der Venen des Fußrückens im medialen Bereich des dorsalen venösen Fußbogens und verläuft am Knöchel ziemlich konstant auf der Vorderseite des Malleolus medialis, wo sie auch beim Venengesunden im Stehen zu sehen oder zu tasten ist (Abb. 2.5).

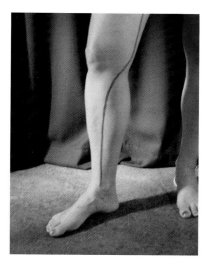

Abb. 2.7. Verlauf der V. saphena magna an Unterschenkel und Knie des rechten Beines

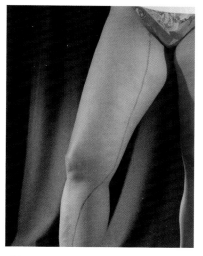

Abb. 2.8. Verlauf der V. saphena magna am Oberschenkel des rechten Beines

Sie zieht medial der Tibiakante zum Knie, läuft zunächst am *Unterschenkel* minimal nach dorsal, circa eine Hand breit unterhalb des Knies macht sie jedoch einen deutlichen Bogen, um im Bereich des Kniegelenks medial bis dorsal des medialen Femurcondylus zu verlaufen (Abb. 2.7).

Auf ihrem Weg entlang des *Oberschenkels* verläuft sie wieder leicht nach ventral, so dass sie im Leistenbereich im inneren Drittel in die tiefe Beinvene einmündet (Abb. 2.8 und 2.9). In ihrem gesamten Verlauf liegt sie auf der Muskelfaszie oder Fascia lata auf. Sie wird von der Fascia saphena überspannt (s. Kapitel 2.4.2).

Am oberen Ende der V. saphena magna mündet diese in die V. femoralis communis. Dafür vollzieht sie einen Bogen in die Tiefe, der ihr den Namen „*Krosse*" nach dem französischen Wort Crosse für Bischofsstab beschert hat. Diese Verbindung liegt entweder in der Leistenbeuge oder 1–2 cm darüber, immer distal des Leistenbandes (Abb. 2.10).

Im angelsächsischen Sprachgebrauch wird von sapheno-femoral junction (*saphenofemoraler Übergang*) gesprochen, um die Mündung der V. saphena magna in die V. femoralis communis zu definieren. Wie in den Abbildungen 2.10 und 2.11 ersichtlich, ist die Krümmung der V. saphena magna, die Krosse, eher eine Region der Vene, als ein konkreter Punkt. Im weiteren Verlauf wird das Wort Krosse für den Bereich der V. saphena magna, in den die Venen des Venensterns münden, verwendet. Die Einmündungsstelle der

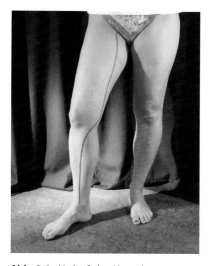

Abb. 2.9. Verlauf der V. saphena magna am gesamten rechten Bein

V. saphena magna in die V. femoralis communis, die zwischen dem Venenstern und der tiefen Beinvene liegt, wird wie oben erwähnt saphenofemoraler Übergang genannt.

Die V. femoralis communis verläuft als tiefe Vene innerhalb der Fascia lata, die V. saphena magna außerhalb. Die Fascia lata hat daher eine Öffnung, den *Hiatus saphenus* oder Foramen ovale, durch den die V. saphena magna zieht, unmittelbar bevor sie in die tiefe Beinvene einmündet. Dieser Hiatus saphenus erlaubt bei der chirurgischen Freilegung der Krosse die Einmündung der V. saphena magna in die tiefe

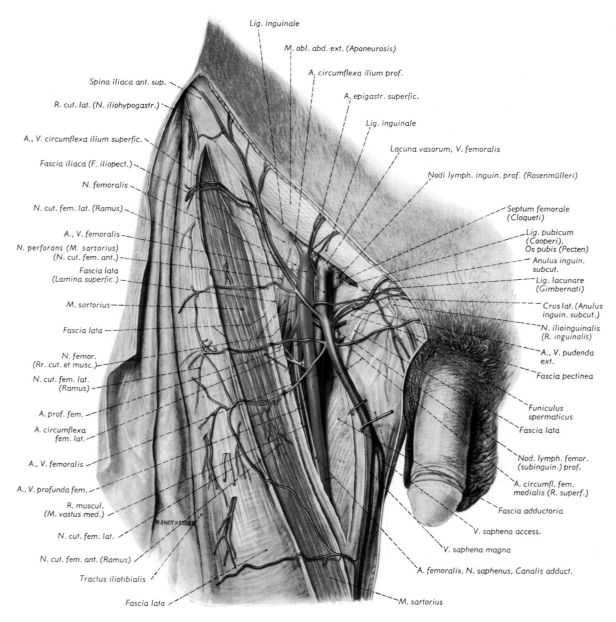

Abb. 2.10. Schematisches Bild der Krosse in der Leiste mit Leistenband. Aus: E. Pernkopf: Atlas der topographischen und angewandten Anatomie des Menschen [27], mit freundlicher Genehmigung von Urban & Schwarzenberg, München, Wien, Baltimore

Beinvene von der Einmündung anderer Seitenäste in die V. saphena magna zu unterscheiden (Abb. 2.10 und 2.11).

Im Bereich der Krosse mündet eine unterschiedliche Zahl an Venen, die den so genannten *Venenstern* bilden. Es handelt sich um die Vv. pudenda, epigastrica, circumflexa ilium superficialis, saphena accessoria lateralis und saphena accessoria medialis im Uhrzeigersinn, beginnend von medial der V. saphena magna (Abb. 2.10 und 2.11). Vorhandensein und Form der Mündung sind sehr variabel und werden in Kapitel 7.1 näher beschrieben.

Im Krossenbereich kreuzt die A. pudenda externa superficialis sehr häufig die V. saphena magna von lateral nach medial (Abb. 2.11).

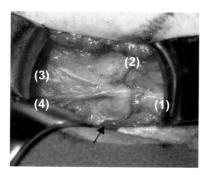

Abb. 2.11. Intraoperatives Bild der Krosse: Freigelegte Krosse der V. saphena magna am linken Bein (rechts = distal). Die V. saphena magna (1) tritt durch den Hiatus saphenus (schwarzer Pfeil), die Lücke in der Faszie, in die Tiefe, um dort in die V. femoralis communis zu münden. Im Bereich der Krosse münden die V. saphena accessoria lateralis, deren Verlauf auch auf der Haut schwarz markiert ist. Von proximal kommend münden die Vv. circumflexa ilium superficialis (3), sowie epigastrica superficialis (4). Im Bereich der Krosse kreuzt die A. pudenda externa superficialis (*) die V. saphena magna

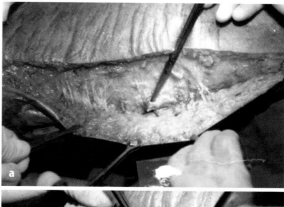

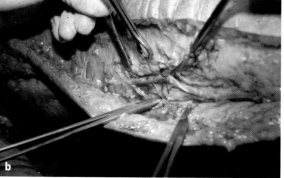

Abb. 2.13. Situs an der Oberschenkelinnenseite eines anatomischen Präparates. **a** Innenseite des linken Oberschenkels, Haut und Fettschicht wurden längs inzidiert und stumpf von der Fascia saphena abpräpariert. Die Fascia saphena ist an einer Stelle eröffnet, dort wird die V. saphena magna mit einem Haken angehoben. **b** Die Fascia saphena wurde im mittleren Bereich abpräpariert, die V. saphena magna kommt zum Vorschein. Im linken Bildbereich verschwindet die V. saphena magna unter der noch nicht eröffneten Fascia saphena (mit freundlicher Genehmigung von Dr. med. A. Caggiati, Rom)

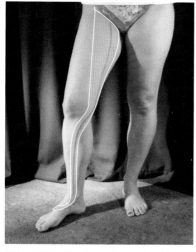

Abb. 2.12. Die Faszienloge der V. saphena magna. Angezeichneter Verlauf der V. saphena magna an der Beininnenseite. In grün schraffiert ist der Bereich der Saphenaloge darauf projiziert: Vom Fußrücken kommend, am Unterschenkel sehr schmal breitet sich die Loge am Oberschenkel zunehmend auf und endet am Leistenband, mit dem beide Faszien (Muskelfaszie, Fascia saphena) sich verbinden

2.4.2 Faszienloge der Vena saphena magna

Die Membranschicht überdeckt die V. saphena magna entlang ihres gesamten Verlaufs, so dass vom Knöchel bis zur Leiste ein Tunnel entsteht, die *Saphenaloge* (saphenous compartment) [59a]. Am distalen Unterschenkel ist die V. saphena magna eng mit beiden Faszien verbunden, so dass die Loge hier nur einen schmalen Tunnel bildet. Zum Knie hin weitet sie sich, und am Oberschenkel wird der Bereich, an dem die Membranschicht von der Muskelfaszie getrennt ist, immer breiter (Abb. 2.12 sowie Abb. 7.32 und 7.41). Bei normalem Fettgehalt besteht immer Kontakt zwischen beiden Schichten und der V. saphena magna, lediglich seitlich entsteht mehr Platz: das Auge „öffnet" sich nicht weiter, aber der Abstand zwischen den Augenwinkeln wird größer. Er vergrößert sich bis zum Leistenband, an dem beide Schichten (Membranschicht und Muskelfaszie) enden und die Loge nach oben hin verschließen.

Im Bereich des *Kniegelenks* ist die Membranschicht häufig nicht exakt darzustellen, vielmehr sieht sie im Ultraschall mehrschichtig, an einigen Stellen offen und aufgelockert aus. Möglicherweise liegt dies an der hohen Beanspruchung der Membran durch die Beweglichkeit des Kniegelenks.

Die Darstellung der Fascia saphena an einem anatomischen Präparat ist in Abbildung 2.13 zu sehen.

2.4.3 Doppelung der Vena saphena magna

Man kann aus dem Beschriebenen und auch aus der Histologie der Venen in der Saphenaloge im Vergleich zu den Seitenästen (s. Kapitel

Tabelle 2.1. Einteilung der sonographisch sichtbaren Verläufe der V. saphena magna und ihrer wichtigsten Seitenäste am Oberschenkel nach Caggiati und Ricci nach Untersuchung von 676 Beinen [72]

Typ	Beschreibung	%
A	nur eine longitudinale Vene sichtbar, sie läuft in der Saphenaloge	52
B	zwei longitudinale Venen sichtbar, beide in der Saphenaloge (wirkliche Doppelung)	1
C	zwei longitudinale Venen sichtbar, eine davon in der Loge, eine parallel dazu, proximal/subkutan in die Vena saphena magna einmündend	26
D	zwei longitudinale Venen, eine davon in der klassischen Saphenaloge, die andere weiter ventral am Oberschenkel, auch in einem eigenen Faszienauge. Es stellen sich hier zwei Saphenaaugen nebeneinander dar	10
E	aplastisches Segment der V. saphena magna. Eine kräftige Vene im Unterhautfettgewebe, die die Fascia saphena an irgendeiner Stelle des Oberschenkels durchstößt und dann den Verlauf der Vena saphena magna nach proximal nimmt	11

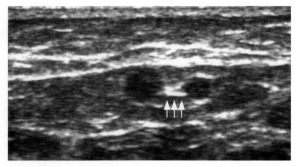

Abb. 2.14. Ultraschallschnittbild durch den Oberschenkel mit Darstellung einer gedoppelten V. saphena magna. Beide Saphenastämme sind durch das Lig. saphenum miteinander verbunden (Pfeile). Man beachte, dass hier das „Auge" sehr weit ist, die „Augenwinkel" sind nicht in einem Bild darzustellen, da der Querschnitt relativ weit oben am Oberschenkel liegt

2.6) schließen, dass nur die Venen, die in der Saphenaloge verlaufen tatsächlich der V. saphena magna entsprechen. Eine Doppelung der V. saphena magna liegt also lediglich dann vor, wenn *beide* Gefäße *in der Loge* verlaufen (Abb. 2.14). Unter diesen Kriterien ist eine Doppelung der V. saphena magna nur bei 1% der Patienten zu finden (Tabelle 2.1), im Gegensatz zu den bisher veröffentlichten, deutlich höheren Zahlen zu Doppelungen (bis zu 27%) [36, 48, 61].

KASUISTIK

Die epifaszialen, längs verlaufenden Seitenäste können durch die Sonographie eindeutig von den Stammvenen unterschieden werden. In 26% der Beine fanden Caggiati und Ricci [72] diese Bogenvenen (Vv. saphenae accessoriae superficiales), sie verlaufen parallel zum Saphenastamm, jedoch im subkutanen Fettgewebe (Abb. 2.15). Hierbei handelt es sich nicht um eine Doppelung der V. saphena magna. Sicherlich wurde diese Konstellation vor der duplex-sonographischen Erkenntnis der Unterscheidung zwischen V. saphena magna und Bogenvene anhand der Fascia saphena als Doppelung der V. saphena magna gewertet. Summiert man die 1% tatsächlicher Doppe-

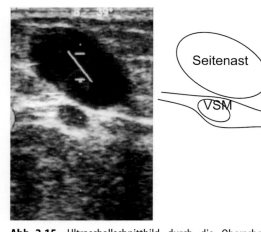

Abb. 2.15. Ultraschallschnittbild durch die Oberschenkelinnenseite: Stamm der V. saphena magna und epifaszialer Seitenast, die parallel zueinander verlaufen. Das Samplevolume liegt im epifaszialen (refluxiven) Seitenast

lung in der Faszienloge und die 26% des parallelen Verlaufs von V. saphena magna und V. saphena accessoria superficialis, ergeben sich ziemlich genau die in der Literatur als Doppelung angegebenen 27%.

2.4.4 Hypoplasie und Aplasie der Vena saphena magna

Im Bereich der Leiste und des proximalen Oberschenkels befindet sich die V. saphena magna ziemlich konstant in der Faszienloge. Zwischen Mitte des Oberschenkels und dem Knie ist bei 15% der Beine (12% der Venengesunden und 24% der Patienten mit Reflux) keine Vene im Saphenaauge zu sehen. Man spricht hier von einer *segmentalen Aplasie* der V. saphena magna, da diese histologisch als Rudiment angelegt und immer im Saphenaauge zu finden ist [11, 16, 18, 59 a]. In Beinen mit einer segmentalen Aplasie der V. saphena magna ist immer parallel zum leeren Saphena-Auge im Unterhautfettgewebe eine kräftige Bogenvene sichtbar, die den distalen Anteil der V. saphena magna mit dem proximalen verbindet und so einen Fluss durch die Vene gewährleistet. Da diese Bogenvene funktionell die V. saphena magna ersetzt, wurde sie auch als funktionelle V. saphena magna bezeichnet [56].

KASUISTIK

Caggiati und Ricci fanden in derselben Erhebung [72], dass bei 16% der untersuchten 676 Beine streckenweise keine V. saphena magna in der Faszienloge verlief. Regelhaft fanden sie dann ein Gefäß, das parallel zum erwarteten Verlauf der V. saphena magna im subkutanen Fettgewebe verlief. Bei Untersuchungen an Leichenbeinen konnte Caggiati nachweisen, dass in diesen Fällen in der Faszienloge ein histologisch nachweisbares Rudiment der V. saphena magna mit ihren Wandeigenschaften vorliegt (s. Kapitel 2.6).

In einer weiteren Erhebung [18] fanden sie bei 20% der Beine streckenweise eine Kaliberreduktion von über 30% des Durchmessers der V. saphena magna. Sie mutmaßten eine Beteiligung dieser Varianten (Aplasie, Hypoplasie) an der Genese der Varikose, da es schien, als ob sie häufiger in Beinen mit refluxiver V. saphena magna anzutreffen waren als in venengesunden Beinen.

Spätere Untersuchungen von Mendoza und Mahdy haben gezeigt, dass die Hypoplasie (definiert als Kaliberreduktion der V. saphena magna auf unter 3 mm) keinen statistischen Zusammenhang zum Auftreten von Varizen zeigt, sehr wohl aber die segmentäre Aplasie. Sie fanden, dass bei 15% von Patienten und Probanden die V. saphena magna zwischen dem Knie und Mitte des Oberschenkels sonographisch nicht in der Faszienloge aufzufinden war. Im sonographischen Bild hat man den Eindruck, dass proximal und distal dieses aplastischen Segments die V. saphena magna durch die Faszie stößt und eine Strecke lang extrafaszial verläuft (Abb. 2.16 und 2.17). Unterschied man nach venengesunden Probanden und Patienten mit refluxiver V. saphena magna, fanden sich bei Venengesunden lediglich bei 12% der Beine ein aplastisches Seg-

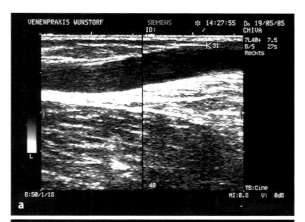

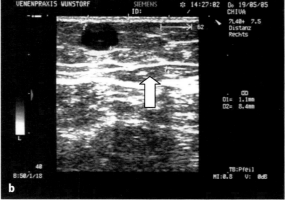

Abb. 2.16. a Längsschnitt an der Oberschenkelinnenseite: Übergang von V. saphena magna zu einem Seitenast bei einem aplastischen Segment der V. saphena magna. **b** Querschnitt distal des Überganges: der Seitenast verläuft im subkutanen Fettgewebe, das Saphenaauge ist leer (Pfeil)

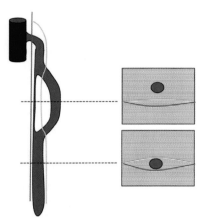

Abb. 2.17. Schematische Darstellung einer V. saphena magna mit aplastischem Segment und extrafaszialem Seitenast. Blau ist die V. saphena magna dargestellt, dunkelblau die V. femoralis communis, gelb die Fascia saphena, rot die Fascia muscularis. Rechts im Bild schematische Darstellung des B-Bildes im Ultraschell mit „leerem Faszienauge" auf Höhe des aplastischen Segmentes

ment. Beine mit refluxiver V. saphena magna hingegen hatten in 24% der Fälle ein aplastisches Segment. Der Unterschied war statistisch hochsignifikant. Demnach hat die segmentale Aplasie der V. saphena magna einen Zusammenhang mit der venösen Insuffizienz, nicht so die Hypoplasie [16].

Am Unterschenkel war eine derartige Einteilung der Venenverläufe schwerer, da weniger Fettgewebe sowie mehrere Seitenäste vorliegen. Sonographisch verschwindet hier die V. saphena magna selbst manchmal ganz. In diesem Bereich traten keine wahren Doppelungen auf [72].

2.4.5 Seitenäste der Vena saphena magna

Die V. saphena magna hat nicht sehr viele beschriebene und sonographisch darstellbare *Seitenäste*, obwohl bei einer pathologischen Vene oft im chirurgischen Feld mehr Seitenäste darstellbar sind, als sonographisch (und auch phlebographisch!) feststellbar. Von der Chirurgie zur Entnahme der Venen als Bypass-Material ist auch bekannt, dass eine gesunde V. saphena magna kaum Seitenäste hat, die in sie einmünden [11].

Ziemlich konstant sind die im deutschen Sprachgebrauch als *Bogenvenen* benannten Venen im Bereich des Unterschenkels – vordere

und hintere Bogenvene – und als V. saphena accessoria lateralis und Vena saphena accessoria medialis bekannte Seitenäste am Oberschenkel vorhanden.

Die *vordere Bogenvene* des Unterschenkels verläuft vom lateralen Bereich des Fußes über den Außenknöchel an der lateralen Tibiakante entlang nach proximal und kreuzt die Tibia auf unterschiedlichen Höhen zwischen der Hälfte und dem oberen Drittel. Sie mündet im oberen Drittel der Wade in die V. saphena magna. Gelegentlich liegen zwei vordere Bogenvenen an der Wade vor (Abb. 2.18).

Die *hintere Bogenvene* nimmt ihren Ursprung im Bereich dorsal des Malleolus medialis und verläuft ziemlich geradlinig in der so genannten Linton-Linie an der Beininnenseite nach proximal, um unterhalb des medialen Femurcondylus in die V. saphena magna zu stoßen. Auf der Linton-Linie liegen die meisten in der Pathologie relevanten Perforansvenen der Wade (Abb. 2.19 und Kapitel 2.4.7).

Von der V. saphena parva kommend trifft eine V. *communicans* (Verbindung zwischen V. saphena parva und V. saphena magna) im Mündungsbereich der hinteren Bogenvene auf die V. saphena magna (Abb. 2.19.). Ihr Zusammenfluss mit der V. saphena magna ist sehr variabel und kann ebenso gut über die hintere Bogenvene (in diesem Fall mündet sie in den proximalen An-

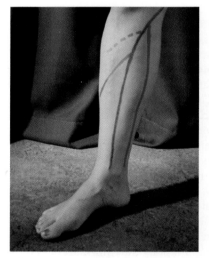

Abb. 2.18. Bogenvenen an der Wade: Ansicht der Innenseite der rechten Wade. Grün ist der Verlauf der V. saphena magna gekennzeichnet, von lateral kommt die vordere Bogenvene in rot. Gestrichelt ist ein häufiger alternativer und/oder ergänzender Verlauf der Bogenvene, medial ist die hintere Bogenvene entlang der Linton-Linie markiert

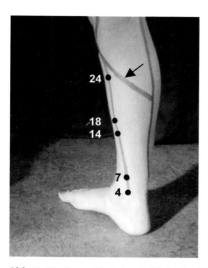

Abb. 2.19. Dorso-Medialer Anblick der Wade: V. communicans zwischen V. saphena parva und V. saphena magna an der Wade (Pfeil). Vom Innenknöchel zieht die hintere Bogenvene zur V. saphena magna. Die schwarzen Punkte stellen die Lokalisation der Pferforansvenen dar. Die Zahlen neben den Perforansvenen bezeichnen ihren Abstand in cm zum Boden beim stehenden Patienten (variiert in Abhängigkeit von der Körpergröße).

  4 – auch Kuster-Perforans genannt
  7 – auch Cockett 1 genannt (C1)
 14 – auch Cockett 2 genannt (C2)
 18 – auch Cockett 3 genannt (C3)
 24 – auch Sherman-Perforans genannt

teil der hinteren Bogenvene) oder erst oberhalb des Kniegelenks direkt in die V. saphena magna erfolgen.

Im mittleren Bereich des *Oberschenkels* münden zusätzlich zwei bis drei Seitenäste, die in ihrer Lokalisation sehr unterschiedlich sind. In der unteren Hälfte des Oberschenkels treffen je ein Ast von ventral und einer von dorsal, die häufig bei venöser Pathologie refluxiv und gedehnt erscheinen. Ebenso kann im mittleren Drittel ein Gefäß von lateral münden, das die V. saphena magna mit der V. saphena accessoria lateralis verbindet. Die nähere anatomische Beschreibung dieser ausgesprochen variablen Seitenäste ist müßig: sind sie suffizient, werden sie kaum zu sehen sein. Sind sie pathologisch, werden sie sehr stark auffallen, weil sie gedehnt sind (s. Kapitel 7.4).

2.4.6 Vena saphena accessoria lateralis und medialis

Im proximalen Anteil der V. saphena magna münden fast regelhaft zwei Seitenäste – die V. saphena accessoria lateralis und die V. saphena accessoria medialis (Abb. 2.20).

Die *V. saphena accessoria lateralis* ist eine Gefäßachse, die von der Wadenaußenseite dorsal des Kniegelenks nach proximal zieht und entlang des Oberschenkels nach medial wandert, um in der Leiste in die V. saphena magna zu münden. Die V. saphena accessoria lateralis mündet fast immer als Venensternseitenast direkt in die Krosse, selten fließt sie im proximalen Oberschenkel in die V. saphena magna oder auch direkt in die tiefe Beinvene in der Leistenbeuge, unabhängig von der V. saphena magna.

In ihrem *proximalen Anteil* verläuft sie in der Loge der V. saphena magna, von dieser oft durch eine weitere Bindegewebsschicht getrennt (s. Kapitel 10.2). Ihr Verlauf entlang des Oberschenkels ist sonographisch bei gesunder V. saphena accessoria lateralis nur von der Leiste bis zum Austritt aus der Faszie (Abb. 2.21) oder kurz distal davon darstellbar. Ist die Vene refluxiv, wird sie direkt unter der Haut mehr oder weniger gedehnt sichtbar sein, oft liegen streckenweise auch mehrere refluxive Anteile vor, die sich weiter distal erneut treffen. Die exakte

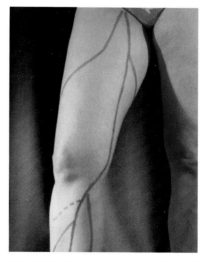

Abb. 2.20. V. saphena accessoria lateralis und V. saphena accessoria medialis. Häufigstes Mündungsbild: Die V. saphena accessoria lateralis mündet direkt in die Krosse, als Seitenast des Venensterns. Die V. saphena accessoria medialis mündet weiter distal in die V. saphena magna

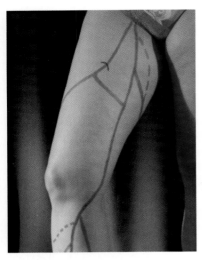

Abb. 2.21. V. saphena accessoria lateralis und V. saphena accessoria medialis – weitere Mündungsformen, Verbindungen zur V. saphena magna. Gestrichelt ist der alternative Verlauf der V. saphena accessoria medialis mit der Mündungsvariante direkt in den Venenstern markiert. Im Verlauf der V. saphena magna kennzeichnet ein schwarzer Strich, wo die V. saphena accessoria lateralis die Faszienloge der V. saphena magna verlässt und epifaszial wird. Distal davon verläuft häufig eine Verbindungsvene zwischen der V. saphena accessoria lateralis und der V. saphena magna

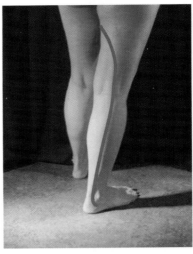

Abb. 2.22. Dorsaler Anblick der Giacomini-Anastomose auf der Beinrückseite: Verlauf der Verbindung zwischen der V. saphena parva (grün, von der Wade kommend) und der V. saphena magna (proximaler Anteil der Anastomose s. Abb. 2.21)

anatomische Beschreibung dieser Vene ist, wie bei den Seitenästen des Oberschenkels, müßig, da sie Bestandteil eines Venennetzes ist. Ist die V. saphena accessoria lateralis refluxiv, kann man sie nicht übersehen.

Im mittleren Drittel des Oberschenkels kann man oft eine *Querverbindung* zwischen V. saphena accessoria lateralis und V. saphena magna finden. Bei Insuffizienz einer der beiden Gefäße kann diese Verbindung die andere Vene refluxiv füllen.

Die *V. saphena accessoria medialis* zieht von der Beinrückseite, meist von der kranialen Verlängerung der V. saphena parva um die Oberschenkelinnenseite zur V. saphena magna, in die sie meist circa 5–10 cm distal der Leiste *mündet*. Diese Form der Mündung wird auch Mündung vom femoralen Typ genannt (Abb. 2.20 und 2.21). Wie die V. saphena accessoria lateralis verläuft auch die V. saphena accessoria medialis in ihrem proximalen Anteil zwischen der Fascia lata, auf welcher beide aufliegen und der Fascia saphena, die sie nach oberflächlich hin bedeckt, in der Loge der V. saphena magna. In einigen Fällen ist der gesamte Verlauf der V. saphena accessoria medialis interfaszial.

Die V. saphena accessoria medialis bildet in vielen Fällen eine *Verbindung zwischen der V. saphena parva und der V. saphena magna* (Abb. 2.22), der hämodynamisch eine gewisse Wichtigkeit zukommt. In unterschiedlichen Lehrbüchern wird dieser Verlauf sehr verschieden genannt. Aus der Erfahrung der Duplexsonographie können folgende drei Varianten beschrieben werden:

▮ Die V. saphena accessoria medialis kann von der V. saphena magna aus an der Beininnenseite verfolgt werden, bis sie um den Oberschenkel nach dorsal zieht und dort die *Faszie verlässt*, um frei im Unterhautfettgewebe zu verlaufen. Sie teilt sich in ein paar kleinere Gefäße auf, die nicht weiter verfolgt werden können.

▮ Die V. saphena accessoria medialis *verbindet* als subfasziale Struktur die V. saphena magna mit der V. saphena parva. Sonographisch kann man sie von der V. saphena parva aus nach kranial sehr gut – und zwar unter der Muskelfaszie! – erkennen. Sie verläuft bis zum mittleren Drittel des Oberschenkels ziemlich genau in der Mitte der Oberschenkelrückseite, tritt dann durch die Muskelfaszie hindurch, verläuft unter der Membranschicht nach medial um das Bein herum und mündet meist unterhalb der Leiste in die V. saphena magna.

▮ Die V. saphena accessoria medialis *verbindet* als *extrafasziale* Struktur die V. saphena magna mit der V. saphena parva. Ihr proximaler Verlauf ist wie die erste beschriebene Variante, nur wird einer der subkutanen Äste an der Oberschenkelrückseite als kräftiger Ast sichtbar sein. Er kann im Bereich der Kniekehle auf die V. saphena parva treffen oder die dorsale Muskelfaszie an der distalen Oberschenkelrückseite durchstoßen, um mit der kranialen Verlängerung der V. saphena parva zusammenzufließen.

Ein direkter, sono- oder phlebographisch nachvollziehbarer Verlauf der Verbindung zwischen V. saphena parva und V. saphena magna, der wie in Variante 2 und 3 sub- oder epifaszial verläuft, wird *V. femoropoplitea* genannt, obwohl deren physiologische Flussrichtung aufwärts ist, und sie daher eher V. popliteofemoralis genannt werden müsste. Oft wird diese venöse Verbindung auch V. Giacomini oder Giacomini-Anastomose genannt, auch wenn andere Autoren diese Bezeichnung für eine extrafasziale Verbindung zwischen der kranialen Verlängerung der V. saphena parva und dem mittleren bis unteren Drittel der V. saphena magna reservieren.

Welche Bezeichnung auch immer gewählt wird, dieser Verbindung zwischen V. saphena magna und V. saphena parva kommt in der Pathologie der Venen eine große Bedeutung zu.

2.4.7 Perforansvenen der Vena saphena magna

Perforansvenen sind Venen, die das oberflächliche mit dem tiefen Venensystem verbinden. Die V. saphena magna hat nicht nur den saphenofemoralen Übergang als Verbindung mit der tiefen Beinvene an ihrem proximalen Ende, sondern noch eine Reihe an Perforansvenen in ihrem Verlauf.

Sie werden in *direkte* und *indirekte Perforansvenen* unterteilt:

▮ *direkt* werden die Perforansvenen benannt, die das oberflächliche Venensystem (meist die Stammvenen oder deren wichtigsten Seitenäste) direkt mit dem tiefen Venensystem verbinden.

▮ als *indirekt* werden die Perforansvenen bezeichnet, die die Stammvene zunächst mit Muskelvenen verbinden, die erst im weiteren Verlauf in die tiefen Venen einmünden. Am häufigsten sind als Muskelvenen die Gastrocnemius- und Soleusvenen betroffen.

Die meisten Perforansvenen münden nach ihrem Fasziendurchtritt nicht direkt in die Saphenastämme, sondern in ihre Seitenäste. Am häufigsten mündet die Dodd-Perforansvene am Oberschenkel und die Boyd-Perforansvene unterhalb des Kniegelenks direkt in die V. saphena magna.

▮ Perforansvenen der Vena saphena magna von proximal nach distal

In seltenen Fällen ist in der Leistenregion eine Verbindung zwischen der V. saphena magna und der *V. profunda femoris* darstellbar; sie fällt sonographisch nur dann auf, wenn sie refluxiv ist, was nach Erfahrung der Autorin bei circa zwei von tausend Patienten auftritt. Sie mündet etwa 5 cm distal des saphenofemoralen Übergangs von dorsal in die V. saphena magna ein.

Im Bereich des *Oberschenkels* befinden sich direkte Perforansvenen, die die V. saphena magna mit der V. femoralis superficialis verbinden. Gelegentlich liegt eine Vene im oberen Drittel, am häufigsten im mittleren Drittel des Oberschenkels, manchmal auch etwas tiefer vor (Abb. 2.23). In der venösen Pathologie spielt die mittlere Perforansvene des Oberschenkels eine größere Rolle als die erste. Beide wurden von

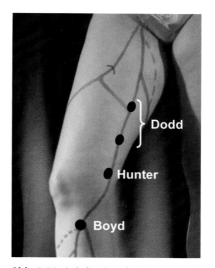

Abb. 2.23. Lokalisation der Hunter- und der Dodd-Perforansvenen an der Oberschenkelinnenseite auf dem Verlauf der V. saphena magna. Lokalisation der Boyd-Perforansvene unterhalb des Kniegelenks auf der V. saphena magna

Dodd beschrieben und heißen daher *Dodd*-Perforansvenen.

Im Adduktorenkanal, im distalen Drittel des Oberschenkels, findet sich selten noch eine weitere Perforansvene. Es handelt sich um die *Hunter*-Perforans. An dieser Stelle zeigt die V. saphena magna oft eine Aufdehnung, die von außen tastbar ist und leicht mit einer Faszienlücke, wie bei einer gedehnten Perforans, zu verwechseln ist (s. Kapitel 7.4).

Die *Nomenklatur* zu den Dodd- und Hunter-Perforansvenen wird in Deutschland nicht immer korrekt angewendet. Alternativ zur hier beschriebenen Bezeichnung wird in einigen deutschen phlebologischen Texten die proximale Perforans Hunter- und die distale Vene Dodd-Perforansvene genannt. In Dodds eigenem Buch [25] beschreibt er eine Perforansvene in der Lokalisation des Hunter-Kanals (Adduktorenkanal) und nennt diese Hunter. Der vorliegende Text wird sich an die von Dodd beschriebene Nomenklatur halten. Um im Hinblick auf die Therapie der Perforansvenen keine Verwechslung zu riskieren ist es empfehlenswert, im Rahmen der präoperativen Diagnostik die Vene unmittelbar auf der Haut aufzuzeichnen oder die Entfernung vom Kniegelenkspalt abzumessen (s. Kapitel 12).

Unmittelbar unterhalb des Kniegelenks findet man ziemlich konstant die so genannte Boyd-Perforansvene. Sie verbindet die V. saphena magna mit den Vv. tibiales posteriores als direkte Perforansvene. Die Boyd-Perforansvene mündet in der Regel in die tiefe Venenwand der V. saphena magna (Abb. 2.23 und 2.24).

∎ Paratibiale Perforansvenen der V. saphena magna.
Obwohl in vielen anatomischen und phlebologischen Publikationen auf der V. saphena magna im Bereich der distalen Wade selber keine Perforansvenen angegeben werden, so ist doch häufig sowohl bei Patienten als auch Gesunden zu beobachten, dass es ebenfalls eine inkonstante Zahl an Verbindungen der V. saphena magna mit den Vv. tibiales posteriores gibt. Sie entspringen der V. saphena magna, umranden den M. tibialis anterior, indem sie nach lateral bis an die Tibiakante und entlang dieser in die Tiefe verlaufen, wo sie die Gruppe der Vv. tibiales posteriores treffen. Der Verlauf dieser Perforansvenen ist S-förmig (Abb. 2.24 und 9.1).

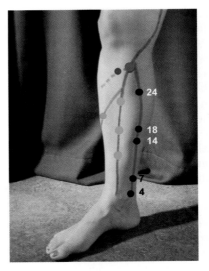

Abb. 2.24. Lokalisation der Perforansvenen auf der Vorder- und Innenseite der Wade. blau: Perforantes der vorderen Bogenvene, hellblau: Abgang an der Bogenvene lateral der Tibiakante und Drainage in die Vv. tibiales anteriores, dunkelblau: Abgang an der Bogenvene medial der Tibiakante und Drainage in die Vv. tibiales posteriores, grün: Perforantes der V. saphena magna, dunkelgrün: Boyd-Perforansvene, hellgrün: paratibiale Perforansvenen mit Drainage in die Vv. tibiales posteriores, schwarz: Perforantes der hinteren Bogenvene (Zuordnung s. Abb. 2.19)

∎ Paratibiale Perforansvenen der vorderen Bogenvene.
Im oberen Drittel der Wade können Perforansvenen mit ähnlichem Verlauf wie die paratibialen Perforansvenen der distalen V. saphena magna vom proximalen Anteil der vorderen Bogenvene ausgehen (Abb. 2.24). Die vordere Bogenvene hat in ihrem weiteren Verlauf, nachdem sie die Tibiakante gekreuzt hat, Verbindung über unbenannte Perforansvenen zu den Vv. tibiales anteriores.

∎ Perforansvenen der hinteren Bogenvene.
Die bekanntesten Perforansvenen der Wade liegen auf der hinteren Bogenvene, auf der Linton-Linie, ihnen kommt in der Pathologie der Venen eine große Bedeutung zu. Sie werden zur besseren Unterscheidung auch mit der Zentimeterangabe ihres Abstandes zum Fußboden beim stehenden Patienten angegeben, obwohl diese Angaben natürlich in Abhängigkeit von der Körpergröße sehr stark variieren können (Abb. 2.19 und 2.24).

Distal der Aufzweigung von V. saphena magna und hinterer Bogenvene befindet sich die *Sherman-Perforansvene*, ungefähr in einer Entfernung von 24 cm vom Boden. Bei jeweils 18, 14 und 7 cm sind die drei *Cockett-Perforansvenen* anzutreffen, die von unten nach oben C1, C2 und C3 benannt werden. Genau hinter dem Innenknöchel am distalen Ende der hinteren Bogenvene befindet sich die *Kuster-Perforans* mit der Angabe „4 cm".

2.4.8 Begleitstrukturen der Vena saphena magna

Die Begleitstrukturen der V. saphena magna verlaufen zusammen mit der Vene in der Faszienloge der V. saphena magna. Entlang des Oberschenkels begleiten die Rami cutanei anteriores des *N. femoralis* die V. saphena magna, ohne unmittelbar an ihr anzuliegen. In diesem Bereich ist die Faszienloge geräumig.

Im Bereich des Kniegelenks wird die V. saphena magna vom Seitenast der *A. genicularis descendens* begleitet. Diese Arterie kann im Fall eines thrombotischen Verschlusses der A. femoralis im Adduktorenkanal eine wichtige Kollateralfunktion übernehmen.

Am Unterschenkel läuft der *N. saphenus* dicht neben der Vene, da die Faszienloge besonders im mittleren und distalen Drittel des Unterschenkels sehr eng ist. Daher kann bei der Chirurgie der V. saphena magna dieser Nerv verletzt werden. Der N. saphenus ist für die sensitive Versorgung der distalen Wadeninnenseite und der Fußinnenseite verantwortlich.

Auf ihrer gesamten Länge ist die V. saphena magna umgeben von *Lymphgefäßen*, die den Fußrücken und den vorderen und medialen Anteil von Unterschenkel und Oberschenkel drainieren. Sie enden in der oberflächlichen Gruppe der Leistenlymphknoten, die sich ebenfalls in der Loge der V. saphena magna befinden, im Bereich des Hiatus saphenus (Abb. 2.10).

2.4.9 Topographische Anatomie der Vena saphena magna

In der Leistenbeuge liegen A. und V. femoralis communis in einer Mulde, die nach dorsal vom M. iliopsoas und nach ventral aus den Adduktoren (Mm. adductores brevis, longus, minimus und magnus) gebildet wird (Abb. 2.25). Die Fascia lata umgibt die Muskeln des gesamten Oberschenkels straff. In der Leiste zeigt sie eine Öffnung, den Hiatus saphenus, durch die die V. sa-

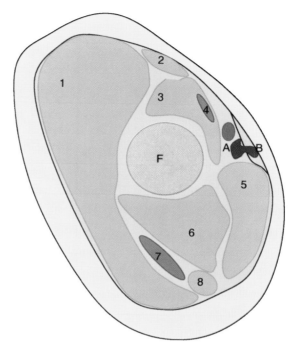

Abb. 2.25. Querschnitt durch den Oberschenkel von medial distal nach lateral proximal, parallel zum Leistenband. *F* Collum femoris, *A* A. und V. femoralis communis, *B* saphenofemoraler Übergang, *1* Mm. glutei, *2* M. sartorius, *3* M. iliopsoas mit, *4* N. femoralis, *5* Mm. adductores magnus, brevis, longus und minimus, *6* M. quadratus femoris, M. obturatorius externus und internus, Mm. gemelli, *7* N. ischiadicus, *8* Mm. semimembranosus, semitendinosus und biceps femoris. Violett: Faszia lata

phena magna, die oberflächlich auf der Fascia lata verläuft, in die V. femoralis communis mündet. Sie wird überdeckt von der Fascia cribosa, die mit dem proximalen Ende der Fascia saphena verschmilzt.

Im weiteren Verlauf entlang des Oberschenkels liegt die V. saphena magna zunächst auf den Adduktoren, später auf dem M. sartorius (Abb. 2.26), der sie in der Mitte des Oberschenkels von A. und V. femoralis superficialis trennt. Die V. saphena magna begleitet den Muskel bis unterhalb des Kniegelenks, wo dieser am Tibiakopf endet.

Unterhalb des Kniegelenks verläuft die V. saphena magna zwischen dem M. popliteus und dem medialen Gastrocnemiuskopf (Abb. 2.27), sie zieht zwischen der Tibiakante und dem M. soleus (Abb. 2.28) bis zum Knöchel, wo sie medioventral der Tibia liegt (Abb. 2.29).

Bei den Abbildungen 2.25 bis 2.29 handelt es sich um Schnitte durch das rechte Bein (von oben

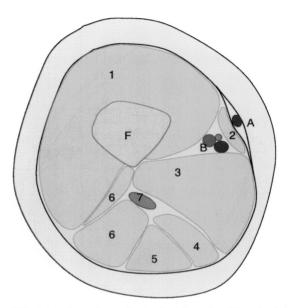

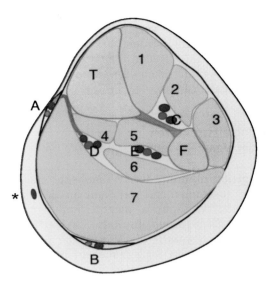

Abb. 2.26. Querschnitt durch die Mitte des Oberschenkels. *F* Femur, *A* V. saphena magna, *B* A. und V. femoralis communis mit N. saphenus, *1* M. quadriceps femoris, *2* M. sartorius, *3* Mm. adductores longus et magnus sowie gracilis, *4* M. semimembranosus, *5* M. semitendinosus, *6* M. biceps femoris (Caput longus et brevis), *7* N. ischiadicus

Abb. 2.28. Querschnitt durch das proximale Drittel des rechten Unterschenkels. *T* Tibia, *F* Fibula, verbunden durch die Membrana interossea, *A* V. saphena magna und N. saphenus, *B* V. saphena parva und N. suralis, * hintere Bogenvene, ** paratibiale Perforansvene, *C* A. und Vv. tibiales anteriores, *D* A. und Vv. tibiales posteriores, *E* A. und Vv. fibulares, *1* M. tibialis anterior, *2* M. extensor digitorum longus, *3* M. peronaeus longus und brevis, *4* M. flexor digitorum longus, *5* M. tibialis posterior, *6* M. flexor hallucis longus, *7* M. soleus

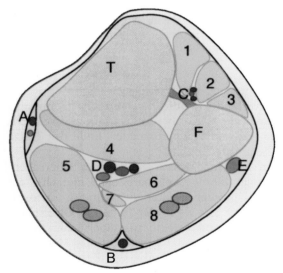

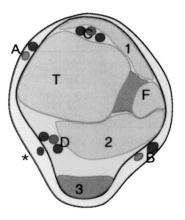

Abb. 2.27. Querschnitt durch das proximale Drittel des rechten Unterschenkels. *T* Tibia, *F* Fibula, verbunden durch die Membrana interossea, *A* V. saphena magna und N. saphenus, *B* V. saphena parva, *hellblau* Muskelvenen (sehr variabel angelegt), *C* A. und Vv. tibiales anteriores, *D* Truncus tibiofibularis mit N. tibialis, *E* N. peronaeus communis, *1* M. tibialis anterior, *2* M. extensor digitorum longus, *3* M. peronaeus longus, *4* M. popliteus, *5* M. gastrocnemius medialis, *6* M. soleus, *7* M. plantaris, *8* M. gastrocnemius lateralis

Abb. 2.29. Querschnitt durch das distale Drittel des rechten Unterschenkels. *T* Tibia, *F* Fibula, verbunden durch die Membrana interossea, *A* V. saphena magna und N. saphenus, *B* V. saphena parva und N. suralis * hintere Bogenvene, *C* A. und Vv. tibiales anteriores, *D* A. und Vv. tibiales posteriores, *E* A. und Vv. fibulares, *1* Muskelsennengruppe aus M. tibialis anterior und den Fußextensoren, *2* Muskelsehnengruppe aus den Mm. peronaei und den Fußflexoren, *3* Achillessehne

betrachtet). Dargestellt werden insbesondere jene Strukturen, die im Ultraschall sichtbar sind (grau: Knochen und Sehnen; blau: Venen; rot: Arterien; grün: Nerven; orange: Muskelgewebe).

2.5 Vena saphena parva

2.5.1 Verlauf

Die V. saphena parva entsteht aus dem lateralen venösen Fußbogen und wird dorsal des Außenknöchels als eigenständiges Gefäß sichtbar. Hier ist sie häufig beim Gesunden im Stehen zu tasten. In ihrem Verlauf nach proximal zieht sie lateral der Achillessehne und läuft oberhalb der distalen Kante des M. soleus in die Mittellinie der Wadenrückseite und weiter proximal zwischen den beiden Gastrocnemiusbäuchen bis zur Fossa poplitea, in der sie bei typischem Verlauf in die V. poplitea mündet (Abb. 2.30).

Höhe und Verlauf der Verbindung zwischen der V. saphena parva und dem tiefen Venensystem bzw. *Mündung* oder Krosse der V. saphena parva sind sehr variabel. Aus der Erfahrung der Autorin ergeben sich sonographisch sieben verschiedene Konstellationen in der Fossa poplitea, die in Abbildung 2.31 dargestellt sind.

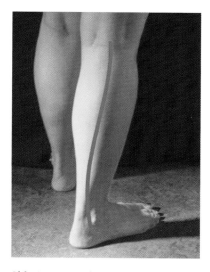

Abb. 2.30. Ansicht der Beinrückseite Der Verlauf der V. saphena parva ist auf der Haut eingezeichnet

KASUISTIK

Kosinski hatte bereits 1926 [47] eine Einteilung der *Mündungsformen* der V. saphena parva veröffentlicht (Tabelle 2.2). Caggiati untersuchte 2001 [12] die Mündungsformen der V. saphena parva bei 300 Beinen unter Duplexsonographie und teilte sie in 3 Gruppen ein (Tabelle 2.3). In vielen Bereichen stimmen beide Autoren überein, wie an den Häufigkeiten in der jeweils rechten Tabellenspalte ersichtlich. Anders als Caggiati konnte auch die Autorin die erste von Kosinski beschriebene Variante der ausschließlichen Mündung über eine V. communicans in die V. saphena magna (Abb. 2.19, Pfeil und Abb. 2.31 g) bei einer sehr geringen Zahl der bisher untersuchten Patienten nachvollziehen.

Die verschiedenen Mündungshöhen hat Caggiati wie folgt aufgeteilt:
- 1% *distal* der Fossa poplitea
- 7% in der Fossa poplitea, *distal der Kniefalte* (Abb. 2.31 a und c)
- 54% in der Fossa poplitea, *proximal der Kniefalte* (Abb. 2.31 a und c)
- 14% proximal des oberen Randes der Fossa poplitea in die tiefen Beinvenen der *Oberschenkelrückseite* (Abb. 2.31 d)
- 24% im proximalen Anteil des Oberschenkels über die *V. femoropoplitea* (Abb. 2.31 e und f)

Eine proximale Verlängerung der V. saphena parva in eine V. femoropoplitea, unabhängig davon, ob es eine Verbindung zur V. poplitea in der Fossa poplitea gab oder nicht, fand Caggiati in 65% der Beine (Abb. 2.31 c, e und f).

2.5.2 Faszienloge der Vena saphena parva

Ebenso wie die V. saphena magna verläuft die V. saphena parva vom Außenknöchel bis zur Kniekehle in einer *Faszienloge*, die die Vene umhüllt (Abb. 2.32). Im distalen Bereich, wo die V. saphena parva auf dem M. soleus verläuft, sieht der Querschnitt durch Faszie und V. saphena parva wie ein Halbmond aus; sowohl die Muskelfaszie als auch die Fascia saphena sind konkav zum Bein hin (Abb. 2.28 und 2.33).

Im weiteren Verlauf tritt die V. saphena parva in den Sulcus zwischen den beiden Gastrocnemiusköpfen ein. Die Fascia saphena ist hier kräftiger als im distalen Bereich. Der Quer-

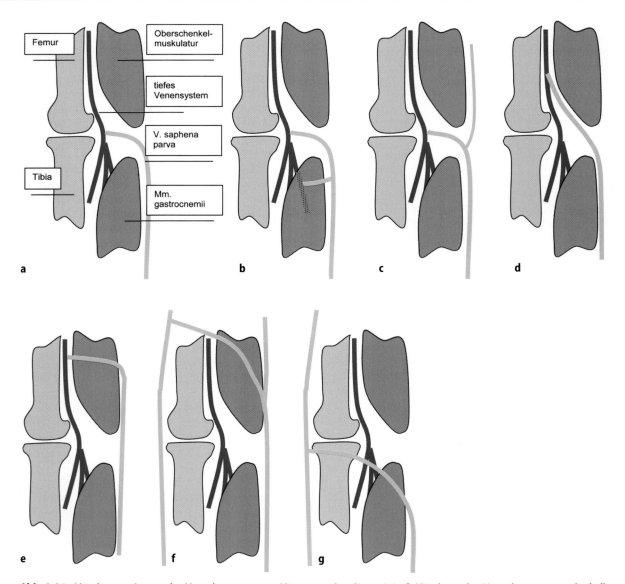

Abb. 2.31. Mündungsvarianten der V. saphena parva. **a** Mündung der V. saphena parva in der Fossa poplitea. **b** Mündung der V. saphena parva in der Fossa poplitea mit zusätzlicher Verbindung zur tiefen Beinvene über Gastrocnemiusvenen; der proximale Anteil der V. saphena parva ist dann oft sehr dünn. **c** Mündung der V. saphena parva in der Fossa poplitea mit zusätzlichem Übergang in die V. femoropoplitea oder Giacomini. **d** Mündung der V. saphena parva oberhalb der Fossa poplitea, ohne die Muskelfaszie zu durchstoßen. **e** Mündung der V. saphena parva oberhalb der Fossa poplitea; sie duchstößt dazu die Muskelfaszie und die Muskeln der Oberschenkelrückseite. **f** Übergang der V. saphena parva in die V. Giacomini oder femoropoplitea mit Drainage in die V. saphena magna oder Glutealvenen

schnitt ist dreieckig, die Spitze des Dreiecks weist nach innen (Abb. 2.27 und 2.34). Im Bereich der *Fossa poplitea* zieht die Muskelfaszie mit den Gastrocnemiusköpfen in die Tiefe. Die Fascia saphena überspannt die Fossa poplitea, die Saphenaloge öffnet sich sozusagen dem tiefen Kompartiment: durch das Zurückweichen der Muskelfaszie der Wade auf den Gastrocne-

miusköpfen und der Muskelfaszie des dorsalen Oberschenkels auf den Muskeln des Pes anserinus im medialen Bereich und des M. biceps femoris im lateralen Bereich findet man keine Faszie mehr zwischen der proximalen V. saphena parva und der V. poplitea (Abb. 2.35).

Die Loge der V. saphena parva ist hier besonders breit (Abb. 2.32). Bei einer hohen Mün-

Tabelle 2.2. Einteilung der Mündungsvarianten der V. saphena parva nach Kosinski [47] und Caggiati [12]

Typ	Beschreibung	Kosinski %	Caggiati %
∎ **normale Mündung**	Mündung in der Fossa poplitea, ein paar cm oberhalb des Kniegelenkspalts	57,3	62
Varianten:	direkte Einmündung ohne weitere Seitenäste	42,0	
	Vor der Einmüdung in die Fossa poplitea gibt die V. saphena parva einen Seitenast ab, der die V. saphena parva nach kranial verlängert (V. femoropoplitea)	15,3	
∎ **hohe Mündung**	V. saphena parva mündet oberhalb der Fossa poplitea	33,0	(38)
Varianten:	V. saphena parva zieht durch die Fossa poplitea hindurch und mündet im distalen Drittel des Oberschenkels in die tiefen Beinvenen	13,7	14
	V. saphena parva zieht durch die Fossa poplitea hindurch und mündet im proximalen Drittel des Oberschenkels in die V. saphena magna ohne weitere Seitenäste	12,9	⎫ 19
	V. saphena parva mündet im distalen Drittel des Oberschenkels und gibt vorher einen Seitenast ab, der als V. femoropoplitea zur V. saphena magna zieht	6,4	⎭
∎ **tiefe Mündung**	V. saphena parva mündet distal der Fossa poplitea	9,7	
Varianten:	V. saphena parva mündet in die V. saphena magna auf Höhe des Kniegelenkspalts	8,1	
	V. saphena parava mündet über eine Verbindung zu Muskelvenen in der Mitte der Wade	1,6	(1)

Tabelle 2.3. Einteilung der Mündungsvarianten der V. saphena parva nach Caggiati [12] und Kosinski [47] (vgl. Tabelle 2.2)

Typ	Abb. 2.31	Beschreibung	Caggiati %	Kosinski %
A	a–c	Mündung in der Fossa poplitea in die V. poplitea oder in eine V. gastrocnemia und über sie in die V. poplitea	62,0	57,3
Varianten		– Mündung in der Fossa poplitea oberhalb der Kniefalte	54,0	
		– Mündung in der Fossa poplitea unterhalb der Kniefalte	7,0	
	(b)	– Hauptanteil der Drainage über May-Perforans; nur eine feine, kaum sichtbare V. saphena parva zieht bis zur Mündung in der Fossa poplitea	1,0	
B	d	V. saphena parva mündet oberhalb der Fossa poplitea in einer tiefen Beinvene (V. profunda femoris, V. articularis superior oder eine persistierende V. ischiadica), sie verläuft proximal der Fossa poplitea unter der Muskelfaszie	14,0	13,7
C	e, f	V. saphena parva mündet nicht in der Fossa poplitea, sondern geht über in die V. femoropoplitea	24,0	
Varianten	f	– Mündung in die V. saphena magna über die Giacomini-Anastomose (ventrale Variante)	19,0	12,9 +6,4
	e	– Mündung in die V. profunda femoris über eine Perforansvene	5,0	(6,4)
	f	– V. femoropoplitea kann an der gesamten Beinrückseite verfolgt werden bis in die Glutealfalte; hier mündet sie in die V. glutea inferior (dorsale Variante)	0,6	

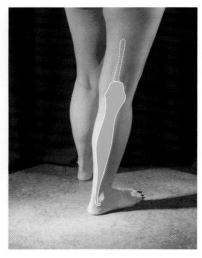

Abb. 2.32. Ansicht des Beins von hinten – die Loge der V. saphena parva ist grün; die gelegentlich vorhandene proximale Verlängerung ist mit gestricheltem Rand dargestellt

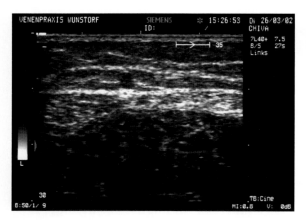

Abb. 2.33. Ultraschallschnittbild durch das mittlere Drittel der Wade. Faszienloge der V. saphena parva mit Ligamentum saphenum

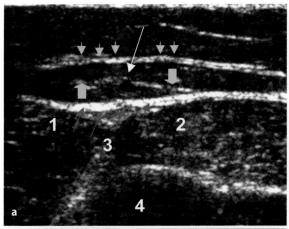

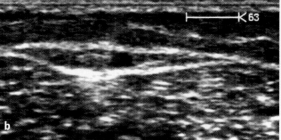

Abb. 2.34. a Ultraschallschnittbild durch das obere Drittel der Wade bei einem adipösen Bein. Dadurch sind in der Faszienloge Fett und die Strukturen besser sichtbar. *1* M. gastrocnemius medialis, *2* M. gastrocnemius lateralis, *3* Faszie zwischen den beiden Gastrocnemiusbäuchen, *4* M. soleus, weißer Pfeil = V. saphena parva, kleine gelbe Pfeile = Fascia saphena, breite gelbe Pfeile = Ligamentum saphenum, rote Pfeile = Fascia muscularis. **b** Ultraschallschnittbild durch das obere Drittel der Wade bei einem normalen Bein. Die Fascia saphena und die Muskelfaszie liegen direkt an der V. saphena parva an, das Ligamentum saphenum ist nur angedeutet sichtbar

dung der V. saphena parva an der Oberschenkelrückseite (Abb. 2.31 e) zieht die Faszienloge im dorsalen Bereich weiter nach proximal über die Fossa poplitea hinaus.

Im Bereich von Kniekehle und oberen zwei Drittel der Wade ist die Fascia saphena so kräftig, dass sie für die Muskelfaszie gehalten wurde. So wird oft beschrieben, dass die V. saphena parva am distalen Drittel des Unterschenkels die *Muskelfaszie* durchstößt, um bis zum Knöchel extrafaszial zu verlaufen. Anatomische und histologische Präparate (Abb. 2.36) sowie die systematische Untersuchung des Verlaufs der V. saphena parva im Ultraschall durch die

Autorin an über 1000 Patienten konnten dies nicht bestätigen. Die V. saphena parva verläuft vom Knöchel bis zur Kniekehle *auf* der Muskelfaszie und *unter* der Fascia saphena, die im fußnahen Drittel nicht so kräftig ist wie in Kniegelenksnähe.

Eine *Doppelung* findet man bei der V. saphena parva mit 4% häufiger als bei der V. saphena magna [12]. Die Doppelungen treten hauptsächlich im mittleren Drittel auf. Wie bei der V. saphena magna kann man nur dann von einer Doppelung sprechen, wenn beide Äste durch ein Bindegewebsband über die gesamte Länge der Doppelung miteinander verbunden sind (Abb. 2.37).

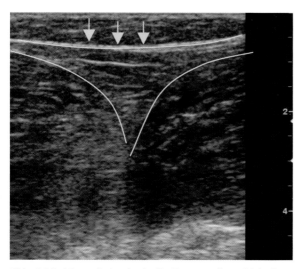

Abb. 2.35. Längsschnitt durch die Fossa poplitea, leicht lateral zur Mündung der V. saphena parva in die V. poplitea. Die Muskelbäuche des M. gastrocnemius lateralis im distalen Bereich (rechte Bildhälfte) und des M. biceps femoris im proximalen Bereich (linke Bildhälfte) treffen sich in der Tiefe, ihre Faszien verlaufen direkt auf dem Muskel. Die Loge der V. saphena parva ist hier sehr breit, ihre oberflächliche Faszie ist im Bild sehr gut zu sehen (Pfeile); sie grenzt die Fossa poplitea zum Unterhautfettgewebe ab; Muskelfaszien und oberflächliche Faszie sind nachgezeichnet

Die V. saphena parva zeigt nur bei 1% der Beine eine Kaliberreduktion im Sinne einer *Hypoplasie*, und zwar immer in ihrer terminalen Strecke. In diesen Fällen drainiert die V. saphena parva im oberen Drittel ihres Verlaufs ihr Blut über eine Perforansvene in eine Muskelvene (Gastrocnemius- oder Soleusvene) und ist im weiteren Verlauf bis hin zur Krosse deutlich kaliberreduziert (Abb. 2.31 b). Eine *Aplasie* wurde bei der V. saphena parva nicht beschrieben.

Die seltenen Fälle einer Mündung der V. saphena parva über eine V. communicans in die V. saphena magna an der Wade könnten eine Aplasie der V. saphena parva im proximalen Anteil als Ursache haben. Histologisch wurde dieser extrem seltene Befund jedoch noch nicht aufgearbeitet, weshalb nicht bekannt ist, ob hier ein Rudiment der V. saphena parva zu finden wäre.

2.5.3 Giacomini-Anastomose

In 65% der Fälle findet sich eine *kraniale Verlängerung* der V. saphena parva. Sie wird unterschiedlich benannt: V. Giacomini oder V. femo-

ropoplitea. Sie verläuft unterhalb der Muskelfaszie an der Oberschenkelrückseite bis zu dem Punkt, an dem die Muskelbäuche des M. semitendinosus mit dem Caput longum des M. biceps femoris in der Mittellinie oberflächlich unter der Haut zusammentreffen.

An dieser Stelle mündet sie entweder über eine Perforans in die tiefe Beinvene (Hach-Perforansvene) oder sie durchstößt die Muskelfaszie, um unter der Membranschicht oder frei im subkutanen Fettgewebe weiter nach proximal zu verlaufen. Sie kann entweder in seltenen Fällen in der Glutealfalte in eine persistierende *V. ischiadica* münden oder nach Durchtritt durch die Muskelfaszie nach medial und ventral ziehen um die Oberschenkelinnenseite herum, um dann in die V. saphena magna zu münden (s. Kapitel 2.4.6).

2.5.4 Seitenäste

Die Seitenäste der V. saphena parva sind sehr variabel, eine Systematisierung erscheint nicht sinnvoll. Wie bei den Seitenästen der V. saphena magna gilt: sind die Seitenäste pathologisch verändert, wird man sie auf jeden Fall sehen.

Wichtig in ihrer hämodynamischen Funktion sind diejenigen Seitenäste, die die V. saphena parva mit der V. saphena magna verbinden: die *Vv. communicantes*. Im Bereich der mittleren Wade zieht häufig so ein Ast von der V. saphena parva nach proximal zur V. saphena magna (Abb. 2.19, Pfeil). Diese Verbindung kann aber auch horizontal oder zu einem weiter tiefer gelegenen Punkt der V. saphena magna verlaufen.

Zusätzlich zieht ein Ast von der dorsalen Wand der *hinteren Bogenvene* knapp unterhalb des Innenknöchels zur V. saphena parva. Er kreuzt entweder die Achillessehne, um lateral davon in die V. saphena parva zu münden oder er trifft die V. saphena parva auf der Achillessehne. Bei refluxiver V. saphena parva können beide Äste gleich stark ausgeprägt sein.

2.5.5 Perforansvenen der Vena saphena parva

Die V. saphena parva hat vier ziemlich konstante Verbindungen zum tiefen Venensystem (Abb. 2.38):
▌ *May-Perforansvene*: in der Mitte der Wade, an dem so genannten Gastrocnemiuspunkt verbindet sie die V. saphena parva mit den

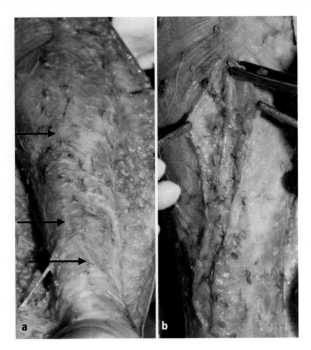

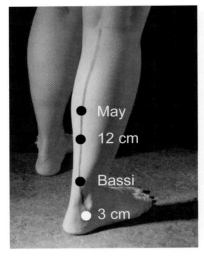

Abb. 2.38. Lokalisation der May-Perforansvene an der Beinrückseite

Abb. 2.36. Anatomisches Präparat der Beinrückseite. **a** Haut wurde eröffnet, das Unterhautfettgewebe stumpf von der Membranschicht abpräpariert. Man sieht die V. saphena parva zum Teil durch die Fascia saphena durchschimmern (Pfeile), **b** Fascia saphena wurde im mittleren Anteil eröffnet, die V. saphena parva kommt zum Vorschein (mit freundlicher Genehmigung von Dr. med. A. Caggiati, Rom)

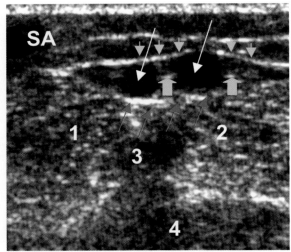

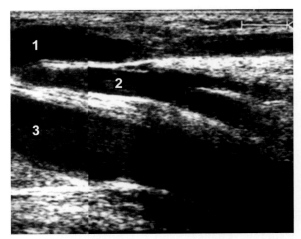

Abb. 2.39. Ultraschallschnittbild durch den distalen Bereich der Fossa poplitea (längs): Verbindung zwischen V. saphena parva (1) und Muskelvene (2); links vom Bildrand mündet die V. saphena parva in die V. poplitea (3)

Abb. 2.37. Ultraschallschnittbild durch die Wadenrückseite mit gedoppelter V. saphena parva. (Erläuterung s. Abb. 2.34a) SA Seitenast

Muskelvenen der Mm. gastrocnemii und soleus. Sie kann direkt von der Rückseite der V. saphena parva oder von einem Seitenast (meist mit medialem Verlauf) abgehen. Sie ist beim stehenden Menschen circa 15 cm vom Boden entfernt.

▌ *12-cm-Perforator:* diese Perforansvene verbindet die V. saphena parva mit den Vv. fibulares.

▌ *Bassi-Perforans:* wie der 12-cm-Perforator verbindet die Bassi-Perforansvene die V. saphena parva mit den Vv. fibulares auf einer Höhe von 8 cm.

▌ Unterhalb des Außenknöchels besteht eine direkte Verbindung zwischen V. saphena parva und den Vv. fibulares auf einer Höhe von 3 cm.

Zusätzlich gibt es unzählige, nicht systematisierbare Verbindungsmöglichkeiten zwischen der V. saphena parva und/oder ihren Seitenästen mit *Muskelvenen*.

Im Bereich der *Kniekehle* kann die V. saphena parva Verbindung zu den Muskelvenen der Mm. gastrocnemii aufnehmen, die an dieser Lokalisation auch leicht mit der V. saphena parva zu verwechseln sind (Abb. 2.39 und Kapitel 8.5).

2.5.6 Begleitstrukturen der Vena saphena parva

Oberhalb der Fossa poplitea teilt sich der N. ischiadicus in den *N. peronaeus communis* und den N. tibialis. Der N. peronaeus communis zieht entlang des M. biceps femoris nach lateral und unmittelbar hinter dem Fibulakopf nach distal. Bei hoher, lateraler Mündung der V. saphena parva in die V. femoralis communis liegt die V. saphena parva sehr nah an diesem Nerven. Bei Schädigung desselben tritt die wohl häufigste als auch ernste neurologische Komplikation der Chirurgie der Varizen auf: die Fußheberlähmung.

Der zweite Ast des N. ischiadicus, der *N. tibialis*, zieht in der Tiefe der Fossa poplitea mit Arterie und Vene nach distal, um unter den Gastrocnemiusköpfen die Fossa poplitea zu verlassen (s. Kapitel 17.6).

Ein Ast des N. tibialis, der *N. cutaneus surae medialis* zieht mit der V. saphena parva nach distal, um im unteren Drittel mit dem Ramus communicans peronaeus zusammen den *N. suralis* zu bilden. Dieser ist für die sensitive Versorgung der Rückseite der distalen Wade und der Fußaußenseite zuständig.

Wie bei der V. saphena magna wird die V. saphena parva von *Lymphbahnen* begleitet. In der Loge der V. saphena parva finden sich jedoch keine Lymphknoten.

2.5.7 Topographische Anatomie der Vena saphena parva

Die V. saphena parva verläuft im proximalen Anteil im Sulcus zwischen dem medialen und dem lateralen Gastrocnemiuskopf (s. Abb. 2.27), später auf dem M. soleus (s. Abb. 2.28). Im Bereich des Knöchels zieht sie lateral der Achillessehne nach ventral (s. Abb. 2.29).

2.6 Histologie der Saphenastämme und der epifaszialen Äste

Die Wände der größeren Venen haben grundsätzlich denselben Aufbau wie die Arterien [15]: sie bestehen aus drei Schichten, von innen nach außen Intima, Media und Adventitia. Die Intima wird auf der Blutseite von Endothel überzogen, denjenigen Zellen, die in direktem Kontakt mit dem Blut stehen. Von der Intima gehen in den tiefen Beinvenen und den Saphenastämmen die Klappensegel aus, die ebenfalls mit Endothel überzogen sind.

Innerhalb der Venen des oberflächlichen Venensystems des Beines kann man histologisch Saphenastämme und Seitenäste unterscheiden.

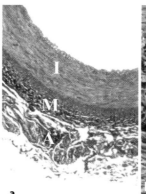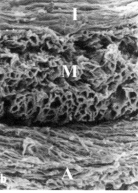

Abb. 2.40. Histologie der juvenilen V. saphena magna. **a** Lichtmikroskopie eines Querschnitts (Hematoxillin-Eosin, 10-fache Vergrößerung), **b** Elektronenmikroskopie eines Längsschnitts. Oben im Bild jeweils die Intima (J) zum Lumen des Gefäßes hin mit einer Endothelschicht überzogen, im mittleren Anteil die Media (M) mit zirkulären Muskelfasern, unten im Bild die Adventitia (A) (mit freundlicher Genehmigung von Dr. med. A. Caggiati, Rom)

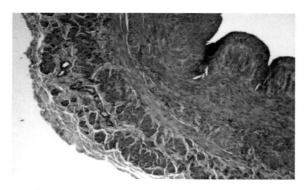

Abb. 2.41. Lichtmikroskopie eines Querschnitts durch die senile V. saphena magna (Masson-Färbung, 10-fache Vergrößerung). Starke Hyperthrophie der Intima, die wellenförmig aufgetrieben ist. Bedeutend stärkere Muskelstränge in der Adventitia im Vergleich zur juvenilen V. saphena magna (vgl. Abb. 2.40) (mit freundlicher Genehmigung von Dr. med. A. Caggiati, Rom)

2.6.1 Saphenastämme

Die Saphenastämme enthalten Muskelzellen in allen drei Wandschichten (in der Intima und Adventitia longitudinal verteilt, in der Media zirkulär) (Abb. 2.40). Ihre Wanddicke nimmt von kaudal nach kranial ab, was auf einen höheren Kollagenanteil sowie eine höhere Anzahl an

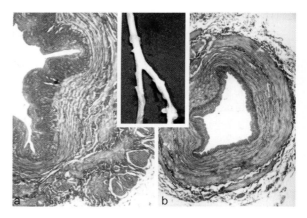

Abb. 2.42. Histologie der V. saphena magna (**a**) und eines Seitenastes (**b**) auf derselben Höhe des Beines (Hämatoxyllin-Eosin, 10-fache Vergrößerung). Mittig ist das venöse Präparat dargestellt. Es ist eindeutig, dass die Wanddicke der V. saphena magna bedeutend größer ist als die des Seitenastes (mit freundlicher Genehmigung von Dr. med. A. Caggiati, Rom)

Muskelzellen in allen drei Schichten im fußnahen Bereich zurückzuführen ist.

Im Laufe des Lebens nimmt die *Wanddicke* der Saphenastämme zu. Im Alter finden sich mehr Muskelzellen und Kollagen in den Venen, die elastischen Fasern nehmen dagegen ab.

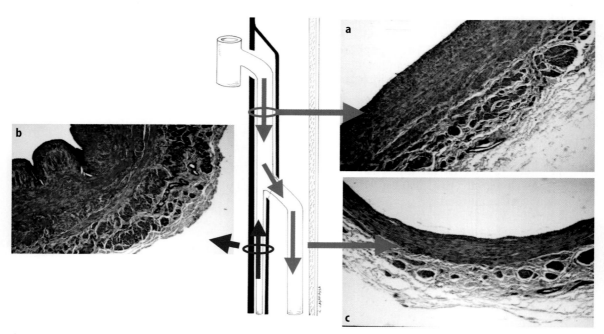

Abb. 2.43. Histologie einer refluxiven V. saphena magna (**a**) im Vergleich zu einem gesunden Segment der V. saphena magna im selben Bein (**b**) (vgl. Abb. 2.41) und einem refluxiven Seitenast (**c**) (Masson-Färbung, 10-fache Vergrößerung) (mit freundlicher Genehmigung von Dr. med. A. Caggiati, Rom)

Auch die Längsmuskulatur der Adventitia nimmt zu (Abb. 2.41).

Die Adventitia der Saphenastämme enthält ganz kleine Versorgungsgefäße, so genannte Vasa vasorum und Nervenendigungen des sympathischen Systems.

2.6.2 Seitenäste

▌ Seitenäste mit 2 bis 3 mm Durchmesser

Intima und Adventitia der kaliberstärkeren epifaszialen Seitenäste haben kaum longitudinale Muskelzellen. Unter dem Endothel findet sich nur eine dünne Kollagenschicht, in der Media eine dünne fibromuskuläre Schicht. Die Wanddicke verändert sich nicht von kaudal nach kranial. Die Wanddicke der Seitenäste ist signifikant dünner als die der gleichkalibrigen Saphenastämme, die auf derselben Höhe des Beines entnommen wurden (Abb. 2.42 und 2.43).

▌ Seitenäste mit 1 mm Durchmesser oder weniger

Intima und Adventitia weisen keine Muskelzellen auf. In der Media findet sich lediglich eine dünne Muskelschicht.

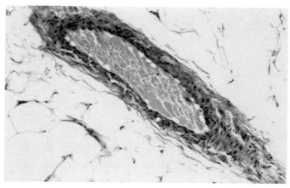

Abb. 2.44. Histologie des Rudiments der V. saphena magna bei streckenweiser Aplasie in einem „leeren Faszienauge" (Hämatoxyllin-Eosin, 10-fache Vergrößerung) (mit freundlicher

2.6.3 „Leeres" Saphenaauge

In einem sonographisch als leer imponierenden Saphenaauge (s. Abb. 2.16 b) ist immer ein histologisches Rudiment eines Saphenastammes mit Muskelzellen in allen drei Wandschichten, in der Regel aber ohne Lumen zu finden (Abb. 2.44). Ob diese Vene zunächst angelegt war und später athrophiert ist oder aber ob sie von vorne herein aplastisch war, müssen weitere Studien ergeben.

Nicht nur der Verlauf der Venen in der Saphenaloge, sondern auch ihre Histologie unterscheidet die Saphenastämme von ihren Seitenästen [11, 15].

3 Physiologie des oberflächlichen Venensystems

3.1 Anatomisch-physiologische Grundlagen

Das oberflächliche Venensystem des Beines unterscheidet sich nicht nur durch anatomische Grenzlinien (Muskelfaszie) vom tiefen Venensystem: oberflächliche Beinvenen haben *Muskelzellen* in der Venenwand, im Gegensatz zu den Venen des tiefen Venensystems. Das ermöglicht diesen Venen in gewissem Maß eine aktive Anpassung ihres Durchmessers, z. B. als Reaktion auf Kälte und Wärme, auf externe Aggressionen (Fassen mit der Pinzette), Angst und Medikamente. So verursachen Kälte und Ergotamine eine Venenkontraktion, Wärme und blutdrucksenkende Mittel eine Dehnung.

Die Hämodynamik der Beinvenen ist im Stehen und Liegen unterschiedlich. *Im Liegen* fließt das Blut kontinuierlich langsam herzwärts, als Motor hierzu dient das durch die Arterien in das Bein gelangende Blut, das durch die Kapillare geflossen ist und hier seine Pulsatilität verloren hat, die so genannte vis a tergo. Zusätzlich wirkt die Atmung als Saugeffekt für den Blutfluss in den Beinen: während der Exspiration verringert sich der Druck im Abdomen, was ein Nachströmen des Blutes aus dem Bein erleichtert, während der Inspiration erhöht sich der Druck im Bauchraum, dadurch entsteht ein Abflusshindernis (s. auch Kapitel 6.3.1).

Nach dem Aufrichten füllen sich die Muskelvenen der Wade zunächst mit je circa 350 ml Blutreserve [25]. Daher fließt zunächst kein Blut aus dem Bein. Bei unbewegtem Stehen verließe das Blut irgendwann auch durch die vis a tergo das Bein, normalerweise wird der Blutfluss jedoch durch das Betätigen der *Muskelpumpe* aktiviert. Das Zusammenspiel aus Wadenmuskelpumpe und Klappen verursacht während der muskulären Kontraktion einen Blutfluss zum Herzen hin. Durch die Öffnungsrichtung in den Venenklappen wird das Blut in eine Richtung gezwungen, es kann weder fußwärts noch in die oberflächlichen Venen fließen. Nach der Muskelentspannung kann das nach oben gepumpte Blut nicht mehr zurückfließen, da die Venenklappen schließen, es liegt ein Unterdruck im tiefen Venensystem vor, der das Blut aus den oberflächlichen Venen sowie den Muskelvenen ansaugt.

Diese Pumpaktion wurde oft mit der des Herzens verglichen, daher spricht man bei der Muskelkontraktion auch von *muskulärer Systole*, bei der Entspannung von muskulärer *Diastole*. Die muskuläre Systole pumpt das tiefe Venensystem leer, die Diastole erlaubt die Entleerung des oberflächlichen Venensystems.

3.1.1 Strömungsverhalten von Flüssigkeiten in Röhren

Die Gesetzmäßigkeiten für das Fließverhalten von Blut wird aus der Physik der Flüssigkeiten in Röhren abgeleitet, auch wenn Blutgefäße keine idealen Röhren sind, da ihre Wand verformbar und der Blutfluss nicht kontinuierlich demselben Druck ausgesetzt ist.

Der Fluss durch ein gerades Rohr hängt von zwei Größen ab:
- dem Druckunterschied zwischen Ende und Anfang des Rohrs,
- dem Widerstand, den das Rohr dem Fluss entgegenbringt, der durch die Viskosität der Flüssigkeit, die Wandbeschaffenheit und auch durch den Durchmesser des Rohrs beeinflusst wird.

Ist das Rohr glatt berandet, wird die Flüssigkeit innerhalb gewisser Geschwindigkeiten „geordnet" fließen: die Schicht, die direkt an der Wand anliegt, fließt reibungsabhängig sehr langsam, die nächste Schicht gleitet auf dieser und ist schneller bis zur Mitte des Gefäßes, wo die Geschwindigkeit am höchsten sein wird (Abb. 3.1). Dies bezeichnet man als *laminaren Fluss*.

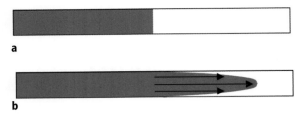

a

b

Abb. 3.1. Schematische Darstellung des laminaren Flusses: **a** Röhre mit zwei unterschiedlichen Flüssigkeiten; zunächst kein Fluss; **b** die rote Flüssigkeit beginnt zu fließen (Erläuterung s. Text)

Sobald Krümmungen im Rohr auftreten, Hindernisse an der Wand (wie Venenklappen) vorliegen, der Durchmesser des Rohres oder die Geschwindigkeit sehr hoch sind, treten *Turbulenzen* auf. Das Blut fließt nicht mehr parallel zur Wand, sondern in alle Richtungen, auch auf die Wand zu. Dadurch werden Reibung und Widerstand an der Wand deutlich erhöht, die Geschwindigkeit nimmt ab, der Druck auf die Wand zu [37, 80].

3.1.2 Druckverhältnisse in den Venen

Im Gegensatz zu idealen Röhren sind Venen dehnbar. Sie passen ihren Durchmesser Volumen und Druck an. Diese Anpassungsfähigkeit wird *Compliance* genannt. Wäre die Venenwand starr, würde der intravasale Druck direkt proportional mit dem Anstieg des Volumens steigen. Venen haben jedoch die Fähigkeit, gewisse Mengen Blut aufzunehmen, ohne dass der intravasale Druck steigt. Die Compliance der Venen ist sehr viel höher als die der Arterien, daher dienen die Venen auch als ideales Blutreservoir für den Körper. 70–85% des gesamten Körperblutes befinden sich in postkapillaren Venen, also auch in den tiefen und oberflächlichen Beinvenen [25, 43].

Der *Druckunterschied* von Anfang zu Ende des Venensystems des Beines ist meist vorgegeben. Im rechten Vorhof ist bei einem herzgesunden Menschen der Druck gleich 0 mmHg. Nach 30 Sekunden unbewegten Stehens liegt im Fußbereich, unabhängig davon, ob das Venensystem gesund oder pathologisch ist, in den tiefen wie in den oberflächlichen Venen ein Druck von 90–100 mmHg vor, bedingt durch den hydrostatischen Druck der Wassersäule vom rechten Vorhof zum Fuß. So ist ein Druckunterschied geschaffen, der einen Fluss gegen die Schwerkraft zulässt.

Bei einer *Muskelkontraktion* der Wade (muskuläre Systole) steigt der Druck im tiefen Venensystem bis zu 235 mmHg an, bis zu 115 mmHg werden am Oberschenkel gemessen. Der ansteigende Druckunterschied befördert das Blut aus dem tiefen Venensystem zum Herzen. Nach der Muskelkontraktion verhindern die Klappen einen Rückfluss des zuvor entleerten Volumens. Die während der Diastole geschlossenen Klappen teilen die Drucksäule; es entsteht ein sehr geringer Druck von bis zu 25 mmHg im tiefen Venensystem. Dadurch entsteht erneut ein Druckunterschied zwischen tiefem und oberflächlichem Venensystem, der ermöglicht, dass sich das oberflächliche Venensystem während der muskulären Diastole in das tiefe entleert.

Die häufig beschriebene *venöse Hypertonie* liegt nur bei dekompensierten Rezirkulationen in der muskulären Systole vor (s. Kapitel 4.1.1). Der Volumenüberschuss im oberflächlichen Venensystem bei Varikose wird von Venenwanddehnung und -schlängelung aufgefangen, ohne dass stark erhöhte Drucke im oberflächlichen Venensystem gemessen werden. Bei unbewegtem Stehen kann der Druck im tiefen wie im oberflächlichen Venensystem nicht höher sein als der der Wassersäule, wie in jedem System kommunizierender Röhren. Tritt der Zustand ein, dass die Perforansvenen während der muskulären Systole nicht mehr verschlussfähig sind, wird während der muskulären Kontraktion über sie Blut in das oberflächliche Venensystem austreten und zwar unter dem oben beschriebenen Druck von 235 mmHg. Erst dann kann man von einer venösen Hypertonie im oberflächlichen Venensystem sprechen.

Auch die *Strömungsform* hat Einfluss auf den Druck, den die Venenwand zu ertragen hat, sowie auf die Wandbeschaffenheit. Sehr anschaulich kann dies nach einer Venenentnahme im Bein zur Verwendung als arterieller Bypass beispielsweise in der Herzchirurgie beobachtet werden: läge die Dehnung der Venen am erhöhten Druck im oberflächlichen Venensystem, würde jede oberflächliche Vene, die als Bypass eingesetzt wird, sofort varikös werden. Sie baut jedoch ihre Venenwand um und behält ein konstantes Kaliber, da im arteriellen System ein laminarer Fluss vorliegt [66, 93].

3.2 Rezirkulationskreis

Im *gesunden Venensystem* des Beines fließt das Blut von oberflächlich nach tief, von Seitenast in Stammvene oder tiefes Venensystem, von Stammvene in tiefes Venensystem (Abb. 3.2). Insgesamt fließt das Blut dabei von distal nach proximal und verlässt das Bein über die tiefen Venen. Wie in Abbildung 3.2 zu sehen, fließt das Blut im Stehen jedoch zwischen einer Perforansvene und der nächst höher gelegenen Klappe im Venenstamm in der muskulären Diastole kurzfristig retrograd. Bei einem Venengesunden ist das Blut, das pro Zeiteinheit im oberflächlichen Venensystem (sowohl in den Stammvenen als auch in den Seitenästen) fließt, sehr wenig. Das venöse Reservoir des Beines sind die tiefen Bein- mit den Muskelvenen; hier ist das meiste Blut enthalten.

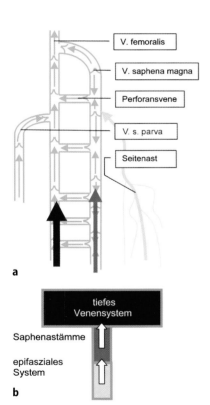

Abb. 3.2. a Schematische Darstellung des Blutflusses beim Venengesunden im Stehen; **b** schematische Darstellung des Gesamtblutvolumens in den Venen des Beines beim Gesunden. Die Pfeile verdeutlichen, dass das Blut im Bein von oberflächlich nach tief fließt und das Bein auch über das tiefe Venensystem verlässt [56]

Eine *Rezirkulation* im Sinne einer Varize kann nur dann vorliegen, wenn zwei Bedingungen erfüllt sind:

▌ Die oben beschriebene Flussrichtung von oberflächlich nach tief muss sich umkehren, so dass Blut von der tiefen Beinvene in die oberflächlichen Venen oder aus der Stammvene in die Seitenäste fließt. Dieser Punkt heißt *Insuffizienzpunkt*. Das Blut verlagert sich also aus einem Gefäßsystem in ein anderes, dafür nicht vorgesehenes und überdehnt es dadurch.

▌ An einem weiter distal gelegenen Punkt muss dieses Blutvolumen wieder in die tiefen Beinvenen gelangen, sonst gäbe es keinen Kreislauf, und das Blut würde stehen bleiben und gerinnen. Dieser *Wiedereintritt* erfolgt durch Perforans- oder gesunde Stammvenen. Sie sind sekundär gedehnt, weil sie dasselbe überschüssige Blutvolumen wie die oberflächlichen pathologisch gefüllten und gedehnten Venen führen. Sie sind dennoch nicht zwingend primär insuffizient.

Bei einer *Stammveneninsuffizienz* ohne Beteiligung der Seitenäste finden wir eine Rezirkulation, die sich lediglich zwischen tiefem Venensystem und Stammvene abspielt (Abb. 3.3 a). Die Stammvene führt Blut aus dem tiefen Venensystem, ihr Volumen ist daher überlastet (Abb. 3.3 b). Trotz ihrer Überlastung drainiert die Stammvene noch die Seitenäste: das Blut aus den Seitenästen fließt über die refluxive Stammvene dem tiefen Venensystem zu. Letztendlich fließt das Blut irgendwann über die tiefe Beinvene aus dem Bein, wenn auch ineffektiver als beim Gesunden.

Bei einer *komplexeren Varikose* mit Beteiligung der epifaszialen Seitenäste führen die Varizen bei einigen Patienten sicherlich ein Blutvolumen, das größer ist als das Volumen, das in derselben Zeiteinheit das Bein verlässt (Abb. 3.4). Und dennoch gilt auch hier: das Blut kann (ein gesundes tiefes Venensystem stets vorausgesetzt) das Bein nur über die tiefen Beinvenen verlassen: insgesamt wird der Blutfluss irgendwann über eine Perforansvene in das tiefe Venensystem fließen. Die rezirkulationsbedingte Überlastung des tiefen Venensystems ergibt die sekundäre Leitveneninsuffizienz als logische Konsequenz, denn das Blutvolumen, das im oberflächlichen Venensystem retrograd fließt, muss zusätzlich zum normalerweise im tiefen Venensystem vorhandenen Blut transportiert

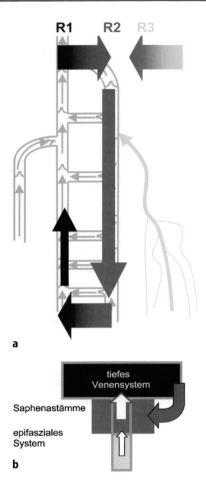

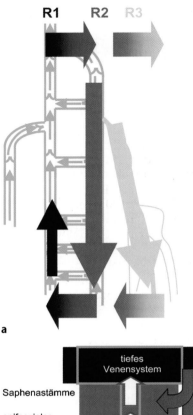

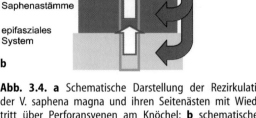

Abb. 3.3. a Blutfluss bei Reflux lediglich in der V. saphena magna (Rezirkulation aus dem tiefen Venensystem in die V. saphena magna und wieder zurück in die tiefe Beinvene); **b** Schematische Darstellung des Gesamtblutvolumens in den Venen des Beines bei der in **a** skizzierten Rezirkulation. Grün konturiert ist die Darstellung des Volumens beim Gesunden (vgl. Abb. 3.2 b) [56]

Abb. 3.4. a Schematische Darstellung der Rezirkulation in der V. saphena magna und ihren Seitenästen mit Wiedereintritt über Perforansvenen am Knöchel; **b** schematische Darstellung der Blutvolumina in den drei Venensystemen: epifasziales und Stammvenensystem sind komplett überlastet, dennoch wird das Blut das Bein nur über die tiefen Beinvenen verlassen [56]

werden (in Abb. 3.4 b als Verbreiterung des dunkelblauen Kastens dargestellt).

Als Wiedereintritt für die Rezirkulation sind nur die *Perforansvenen* zu zählen, die durch das retrograd fließende Blutvolumen sekundär gedehnt sind. Nicht gedehnte Perforansvenen sind zwar vorhanden, jedoch nicht an der Rezirkulation beteiligt. Dies kann man sehr gut dokumentieren, indem man den Fluss in einer Varize misst, ohne die Perforansvene zu komprimieren, und danach unter Kompression der Wiedereintrittsperforansvene. Im ersten Fall wird die typische Refluxkurve abgeleitet, im zweiten Fall

fließt während der muskulären Diastole kein Blut retrograd.

3.2.1 Analyse der Flusskurve im PW-Modus

Im B-Bild mit Farb-Duplexsonographie ist das Erfassen der Flussrichtung sehr bequem. Jedoch reicht diese Information oft nicht aus (s. Abb. 1.20) oder es gehen ohne *Kurvenanalyse* wichtige Informationen verloren. Bei der Untersuchung einer Veneninsuffizienz empfiehlt es sich, mindestens an einer Stelle die PW-Kurve zu dokumentieren, da es die einfachste Möglichkeit ist, die Diagnose zu belegen.

Dabei handelt es sich, im Gegensatz zur Untersuchung von Arterien, lediglich um eine *semiquantitative Auswertung*. Die Flüsse in ein und derselben Vene am selben Patienten während derselben Untersuchung können unterschiedlich sein, so dass es nicht zweckdienlich ist, Flussgeschwindigkeit und Blutmenge als absolute Werte zu erfassen. Sie sind davon abhängig, wie lange der Patient schon steht, wie viel Zeit seit dem letzten Provokationsmanöver verstrichen ist, ob der Patient Probleme mit der Orthostase hat und wie viel Muskelkraft für das Provokationsmanöver aufgebracht wurde.

Der PW-Duplex misst die Geschwindigkeiten der Erythrozyten pro Zeiteinheit im Messfenster. Die PW-Kurve bildet diese *Geschwindigkeiten* als weiße Punkte in der Zeitachse ab. Sind die Geschwindigkeiten der einzelnen Erythrozyten ähnlich (eher laminarer Fluss), wird sich eine Kurve mit einer weißen Kontur und einer schwarzen Fläche unter der Kurve ergeben. Werden unterschiedliche Geschwindigkeiten gemessen (eher turbulenter Fluss), wird die gesamte Kurve weiß ausgefüllt sein. Folgende Informationen sind relevant (Abb. 3.5):

▮ *Geschwindigkeit* des Rückflusses (Höhe der Kurve)
▮ *Dauer* des Rückflusses (Länge der Kurve)
▮ *Geschwindigkeitsverlauf* in der Kurve (Kontur der Kurve)
▮ *Fläche* unter der Flusskurve beim Reflux im Vergleich zur Fläche unter der Flusskurve beim orthograden Fluss: Schätzung der Blutmenge, die beim Provokationsmanöver im untersuchten Gefäß zum Herzen gepumpt wurde im Vergleich zur Blutmenge, die anschließend im selben Gefäß wieder fußwärts fließt
▮ *Füllung* der Fläche unter der Flusskurve (laminarer oder turbulenter Fluss)

Besonders wichtig ist die Analyse der Flusskurve in folgenden Venen: Venensternseitenäste (s. Kapitel 7.3.6), Zufluss in die V. saphena magna aus gesunden Seitenästen oder über Perforansvenen (s. Kapitel 7.5.2), Untersuchung von Perforansvenen (s. Kapitel 9.3).

In der Regel ist eine *hohe Geschwindigkeit* im Reflux mit einem steilen Anstieg und einer kurzen Refluxzeit vergesellschaftet (Abb. 3.5 a u. b).

Dies ist typisch bei großkalibrigen Veneninsuffizienzen aus großlumigen Insuffizienzpunkten (meistens aus der Mündung der Stammvene), die eine schnelle Füllung des insuffizienten Gefäßes aus einem großen Blutreservoir (tiefe Beinvene) erlauben und kaliberstarken Wiedereintrittsperforansvenen, die einen schnellen Abfluss des Rezirkulationsvolumens zulassen.

Ein *langsamer Reflux*, der meist lang anhaltend ist, kann vier Gründe haben (Abb. 3.5 d u. f sowie Kapitel 3.2.3):

▮ kleines Blutreservoir als Refluxquelle (z. B. bei dem Reflux aus einer gesunden Stammvene in einen refluxiven Seitenast)
▮ dünnkalibrige Verbindung zwischen Insuffizienzpunkt und refluxivem Gefäß (gelegentlich bei Reflux aus dem kleinen Becken über die V. pudenda oder epigastrica)
▮ fehlende Compliance der refluxiven Vene, weil die Venenwand konstitutionell durch Sklerosierung oder Bestrahlung keine elastischen Eigenschaften mehr hat und daher keine großen Blutmengen pro Zeiteinheit aufnehmen kann
▮ dünnkalibrige Drainage über die Wiedereintrittsperforansvenen.

3.2.2 Refluxdefinitionen

▮ **Rezirkulation:** Die pathologische Situation bei einer Varikose stellt sich folgendermaßen dar: das Blut, das in den tiefen Beinvenen zum Herzen fließen sollte, tritt an einem Punkt wieder in das oberflächliche Venensystem aus, in dem es ein Segment überlastet, um – meist weiter distal – wieder in das tiefe Venensystem einzutreten und in ihm erneut nach proximal zu fließen. Diese Rezirkulation ist die Grundlage der Varikose. Sie beschreibt den überflüssigen Blutkreislauf bei einer Varikose, auch Wiederholungs- oder Privatkreislauf [87] genannt. Die Beschreibung ist auch auf eine Rezirkulation anzuwenden, bei der Blut aus einer suffizienten Stammvene einen insuffizienten Seitenast füllt.

▮ **Volumenüberlastung** des oberflächlichen Venensystems: die betroffenen Venen des oberflächlichen Venensystems sind durch die Rezirkulation mit mehr Blut gefüllt als ursprünglich für diese Gefäße vorgesehen. Die Venen begegnen dieser Volumenüberlastung mit einer Venenwanddehnung.

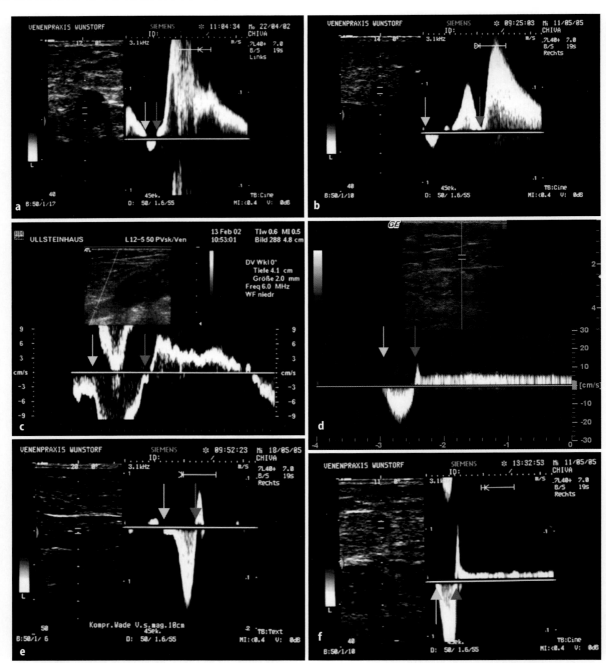

Abb. 3.5. Flusskurvenanalyse. Alle Messungen bis auf **c** sind in der V. saphena magna Mitte des Oberschenkels vorgenommen worden. Der gelbe Pfeil stellt den Beginn der muskulären Systole dar, der rote den Beginn der Diastole. **a** Schneller Anstieg, hohe Geschwindigkeit: die Fläche unter der Kurve ist nicht ausgefüllt, das heißt, dass der Fluss nicht stark turbulent ist. Länge des Refluxes circa 4 s, deutlich stärkerer Rück- als orthograder Blutfluss; **b** kurzer orthograder Fluss, Reflux in zwei Phasen, eine kurze, nicht so schnelle Kurve bereits während der Dauer der muskulären Kontraktion (Erläuterung s. Abb. 6.15), eine länger anhaltende, schnellere Kurve. Turbulenter Fluss, da die Fläche unter der Kurve fast ganz weiß ausgefüllt ist; es wurden also alle Geschwindigkeiten gemessen; **c** Fluss in der V. poplitea knapp oberhalb der Mündung einer insuffizienten V. saphena parva. Fast laminarer Fluss (Kontur der Kurve ist dünn). Die Blutmenge, die während der muskulären Systole orthograd fließt, ist viel größer als die, die während der Diastole zurückfließt. Dieses Blut fließt retrograd aus der V. poplitea in die refluxive V. saphena parva; die V. poplitea ist selbst nicht insuffizient (Erläuterung s. Abb. 6.10 c); **d** Lang anhaltender, langsamer Reflux; **e** orthograder Fluss bei Muskelkontraktion, kurzer Rückfluss bis zum Klappenschluss; steiler Anstieg, Dauer kürzer als 0,5 s; die Vene ist suffizient; **f** zunächst kurzer steiler Rückfluss bis zum Klappenschluss wie unter **e**, dann aber lang anhaltender langsamer Reflux. Suffiziente Krosse der V. saphena magna (der kurze Rückfluss stellte den Klappenschluss der Schleusenklappe dar) mit lang anhaltendem Reflux aus der V. epigastrica in die V. saphena magna

▌ **Reflux:** Pathologischer Blutfluss, der auf einen normalen, orthograden Fluss folgt. Das Blut, das während einer muskulären Systole orthograd (herzwärts) fließt, fließt beim Reflux retrograd (fußwärts). Der Reflux bildet den Anteil der Rezirkulation, der sich im insuffizienten Gefäß während der Diastole abspielt. Er beinhaltet Blut, das in demselben Gefäß zunächst orthograd geflossen ist, und zusätzlich Blut, das in einem anderen (z. B. tiefen Gefäß) orthograd geflossen ist und dann über die insuffizienten Klappen in das oberflächliche, refluxive Gefäß gelangt: der Reflux füllt das insuffiziente Gefäß mit einer Blutmenge, für die es nicht vorgesehen ist.

▌ **Abfluss:** Retrograd fließendes Blut, bei Zustand nach Verschluss des proximalen Drainagepunktes, beispielsweise nach Krossenligatur oder Krossektomie: das Blut aus (Stern-)Seitenästen fließt in die V. saphena magna während der muskulären Diastole retrograd bis zur nächst tiefer gelegenen Perforansvene, um über sie in das tiefe Venensystem zu gelangen. Die V. saphena magna ist für dieses Blut als Drainage vorgesehen, es handelt sich nicht um pathologische Mengen und nicht um eine Rezirkulation.

3.2.3 Drainierte und nicht drainierte Systeme

Das Blutvolumen, das pro Zeiteinheit durch den Rezirkulationskreislauf fließt, hängt nicht nur von der morphologischen Beschaffenheit der betroffenen Venen ab, sondern zusätzlich von zwei weiteren Variablen:
- ▌ der Compliance der refluxiven Vene
- ▌ dem Kaliber der Wiedereintrittsperforansvenen

Die venöse *Compliance* könnte man mit der Dehnbarkeit der Venenwand gleichsetzen (s. Kapitel 3.1.2). Daraus resultiert die Fähigkeit, mittels Durchmesserschwankungen unterschiedliche Blutmengen aufzunehmen. Es ist unkompliziert, die Compliance einer Vene indirekt zu messen: man ermittelt den Durchmesser einer Varize im Stehen und danach im Liegen. Ändert sich der Durchmesser kaum, ist der Wandtonus sehr gering und die Compliance schlecht. Diese Venen laufen nach dem Aufstehen „voll" und bleiben es, ohne größere Volumenschwankungen und unabhängig vom Gang oder von anderen Muskelaktivitäten.

Steht der Patient schon einige Zeit, sind das Venensystem und insbesondere die Krampfadern, unabhängig von ihrer Compliance, relativ gut gefüllt. Das *Kaliber der Wiedereintritts-perforansvenen* hat dann wesentlich Auswirkung auf die messbare Flusskurve: während der muskulären Diastole wird nur so viel Blut fußwärts fließen, wie durch die Perforansvene wieder in das tiefe Venensystem abfließen kann.

Diese beiden Variablen bedingen die „Drainagefähigkeit" der Varikose. Meist sind eine gute Compliance und kräftige Perforansvenen vergesellschaftet (drainiertes System), ebenso wie eine schlechte Compliance mit dünnen Wiedereintrittspunkten (schlecht drainiertes System).

▌ **Drainiertes System**

Ist die Venenwand der Varize dehnbar, wird ein „Kesselphänomen" existieren, wie wir es ebenfalls aus der proximalen Aorta kennen. Die Varize nimmt aufgrund ihrer spontanen Wanddehnung mehr Blut auf, als ihrem „Ruhedurchmesser" entspräche. Dieses überschüssige Blut fließt dann distal und über die kaliberstarken Perforansvenen ab, die Venenwand tonisiert sich wieder. Die Flusskurve im PW-Modus wird steil ansteigen und dann über ein paar Sekunden erneut abfallen. Diese Patienten haben meist kaliberstarke, sehr geschlängelte Seitenäste, dafür aber wenig Beschwerden.

▌ **Nicht drainiertes System**

Ist die Venenwand jedoch starr, nicht dehnbar, wird bei der beginnenden muskulären Diastole proximal nur wenig Blut aufgenommen. Auch bei dünnkalibrigen Perforansvenen, z. B. in Folge einer chronisch venösen Insuffizienz mit Gewebeveränderungen am Knöchel, wird proximal nur so wenig Volumen in die Vene eintreten können, wie distal abfließen kann. Eine weitere Ursache für ein nicht drainiertes System ist eine insuffiziente Muskelpumpe: wird das tiefe Venensystem durch die Systole nicht adäquat entleert, kann bei der Diastole kein Unterdruck entstehen, der es dem oberflächlichen Venensystem erlaubte, sich zu entleeren.

Das Blut wird in der Varize sehr langsam fließen. Die Kurve im PW-Duplex ist lang und flach, wenn der Fluss bei den Geräteeinstellungen überhaupt messbar ist (s. Kapitel 1.6 und 6.9). Wie oben beschrieben bedingt ein langsamer Fluss einen höheren transparietalen

Druck mit der Folge der Ausbildung eines Ödems. In dieser Gruppe sind oft die Patienten vertreten, die kaum sichtbare Varizen haben, jedoch ausgeprägte Beschwerden einer chronisch venösen Insuffizienz.

3.3 Insuffizienzpunkte

Wie in Kapitel 3.2 beschrieben ist die Grundlage der Varikose ein Kreislauf, in dem zwei Punkte eine besondere Rolle spielen: Der *Insuffizienzpunkt* als Beginn der Rezirkulation und der *Wiedereintrittspunkt* als Ende der refluxiven Strecke. Zwischen ihnen erstreckt sich die variköse Vene. Die hier verwendete Definition weicht etwas vom Begriff „Insuffizienzpunkt" aus den Arbeiten von Hach ab (s. Kapitel 4.1.1) [39].

Bei der Diagnostik der Pathologie oberflächlicher Beinvenen kommt es darauf an, den oder die Insuffizienzpunkte für eine Rezirkulation exakt zu erheben, da dies die wichtigste Voraussetzung für eine gute Therapieentscheidung darstellt. Der Punkt, an dem das Blut beginnt, retrograd, unphysiologisch, „falsch herum" zu fließen, ist der Insuffizienzpunkt, also der Punkt, an dem die physiologische „R-Reihenfolge" verlassen wird und das Blut aus einem niedrigen in ein höheres Venennetz (R = resaux = Netz; s. Abb. 3.2–3.4 und Kapitel 4.2.1) abfließt. Meist sind dieser *Hauptrezirkulation* dann mehrere weitere Rezirkulationen nachgeschaltet, die letzten Endes das Blut dem tiefen Venensystem über weitere Seitenäste wieder zuführen (Abb. 3.6). Wenn also aus einem bereits insuffizienten Gefäß wiederum ein Kollateralgefäß gefüllt wird (wie in Abb. 3.6 der Seitenast aus dem Saphenastamm), handelt es sich hier dennoch nicht erneut um einen Insuffizienzpunkt. Der Insuffizienzpunkt ist lediglich derjenige, an dem Blut, das in einem gesunden Gefäß in physiologische Richtung fließt, zum ersten Mal in pathologische Richtung austritt.

Es kann in einem Bein selten *mehrere Insuffizienzpunkte* geben, wenn an mehreren voneinander unabhängigen Stellen ein Rückfluss aus dem tiefen Venensystem vorliegt oder sich aus einer orthograd fließenden V. saphena zwei unabhängige Seitenäste refluxiv füllen. Meistens ist dann der proximal gelegene Insuffizienzpunkt der wichtigere (z. B. Krosse der V. saphe-

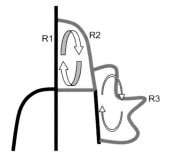

Abb. 3.6. Schematische Darstellung einer Hauptrezirkulation aus der tiefen Beinvene in die V. saphena magna und über die Boyd-Perforansvene wieder zurück in das tiefe Venensystem (R1–R2–R1) mit einer nachgeschalteten Rezirkulation über einen Seitenast (R3)

na magna und Perforansvene an der Oberschenkelrückseite refluxiv; Abb. 3.7 a). Es kann jedoch auch umgekehrt sein, wenn beispielsweise aus dem kleinen Becken über die V. pudenda ein Reflux kommt, der die V. saphena magna retrograd füllt, diese aber erst ab einer refluxiven Dodd-Perforansvene wirklich gedehnt und deutlich refluxiv ist (Abb. 3.7 b). Zu dieser Unterscheidung ist die Auswertung der Flusskurven im PW-Modus ober- und unterhalb des Insuffizienzpunktes ausgesprochen wichtig.

Es ist auch denkbar, dass zwei völlig unabhängige Rezirkulationskreise vorliegen, wie bei einer Patientin beobachtet: komplette Insuffizienz der V. saphena magna im Hach-Stadium II mit Drainage über die Dodd-Perforansvene ohne refluxiven Seitenast. Zusätzlich bestand ein posttraumatischer Reflux an der Wade aus einer Perforansvene in sichtbare Seitenäste.

Problematisch wird es, wenn *beide Krossen refluxiv* sind und die Saphenastämme durch einen Seitenast miteinander verbunden sind. In diesem Fall ist nicht immer eindeutig zu entscheiden, ob die Mündung der V. saphena parva primär insuffizient war oder ob sie zunächst den Abfluss der V. saphena magna darstellte und irgendwann so volumenüberlastet war, dass sie selbst ebenfalls insuffizient wurde (Abb. 3.7 c).

Wechselt der Reflux im Verlauf das Gefäß, fließt er also von Stammvene in Seitenast oder umgekehrt, ist dieser Übergang der Beginn der Insuffizienz für das nachgeschaltete Segment, er ist es jedoch nicht bezogen auf die *Gesamtrezirkulation* und wird daher in dieser Betrachtung nicht Insuffizienzpunkt genannt. Bei der Hach-

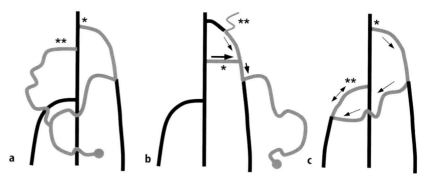

Abb. 3.7. a Schematische Darstellung einer Hauptrezirkulation (oberster Insuffizienzpunkt *) und einer weiteren Rezirkulation, deren Insuffizienzpunkt mit ** gekennzeichnet ist. Beide Rezirkulationen fließen über eine gemeinsame Perforansvene ab (die refluxiven Strecken sind grau dargestellt, die Wiedereintrittsperforansvene markiert ein Punkt); **b** geringer Reflux aus kleinem Becken (**), Hauptrezirkulation aus Dodd (*); **c** Reflux in die V. saphena magna mit Drainage über einen Seitenast in die V. saphena parva. Proximaler Anteil der V. saphena parva gedehnt, jedoch nicht eindeutig refluxiv, es liegt ein „Pendelfluss" vor. Später können sich Seitenäste am Reflux beteiligen und V. saphena magna und V. saphena parva einen Abfluss bieten, so dass dann beide refluxiv sind, auch wenn die V. saphena parva es primär nicht war. Hier also Hauptrezirkulation aus V. saphena magna (*)

Stadieneinteilung hat sich der Begriff proximaler und distaler Insuffizienzpunkt für die Stammvarikose durchgesetzt und sollte daher in diesem Zusammenhang beibehalten werden.

3.3.1 Insuffizienzpunkte aus dem tiefen Venensystem in die Stammvenen

Hier ist der Austritt des Blutes direkt aus einer tiefen Beinvene in eine Stammvene zu beobachten:

- aus der V. femoralis in die V. saphena magna über den saphenofemoralen Übergang (s. Abb. 4.1 und Kapitel 7.3)
- aus der V. poplitea in die V. saphena parva über ihre Mündung (s. Abb. 4.19 und Kapitel 8.3)
- aus dem tiefen Venensystem in die V. saphena magna über Perforansvenen (Hunter-, Dodd-, Boyd- oder prätibiale Perforansvenen; s. Abb. 4.9 und Kapitel 9)
- aus dem tiefen Venensystem in die V. saphena parva über Muskelvenen oder über die May-Perforansvene (s. Abb. 4.15 a und c und Kapitel 9)

Je distaler eine Perforansvene im Bein liegt, desto seltener stellt sie den Insuffizienzpunkt. Meist ist sie der bzw. ein Wiedereintrittspunkt, stets ein gesundes tiefes Venensystem vorausgesetzt.

3.3.2 Insuffizienzpunkt aus dem tiefen Venensystem in einen Seitenast

Es handelt sich um den Austritt von Blut aus dem tiefen Venensystem über eine Perforansvene direkt in einen Seitenast, ohne dass eine Stammvene am Ursprung des Refluxes beteiligt ist. Im weiteren Verlauf kann dann durchaus eine Stammvene Bestandteil der Rezirkulation sein. Häufig sieht man diese Form von primärem Insuffizienzpunkt an der *Oberschenkelrückseite* im Bereich der Hach-Perforansvene (s. Abb. 4.9 b).

Bei Sportlern, insbesondere bei Fußballern, finden sich nicht selten viele refluxive Muskelvenen, die über Perforansvenen Seitenäste des Unterschenkels füllen (s. Abb. 4.8 c). Diese Patienten haben also diverse Insuffizienzpunkte. Es ist denkbar, dass der Druck auf die Muskel- oder Perforansvenen im Rahmen eines Traumas so hoch ist, dass die Klappen oder die Faszie einen Schaden davon tragen und die entsprechenden Venen dauerhaft insuffizient werden.

3.3.3 Insuffizienzpunkte aus Stammvenen in Seitenäste

Die Umkehr der korrekten Flussrichtung spielt sich in diesem Fall ausschließlich im *oberflächlichen Venensystem* ab. Aus einem suffizienten Saphenastamm tritt Blut in einen Seitenast über. Der Saphenastamm selbst führt nur Blut aus seinen gesunden Seitenästen und wird nicht aus dem tiefen Venensystem oder aus einem pathologisch refluxiven Venenstern gefüllt (s. Abb. 4.24).

Seitenastvarizen ohne Erkrankung des Saphenastamms sind meist lediglich *kosmetisch* störend. Sie verursachen keine chronisch venöse Insuffizienz, da das Gesamtvolumen, das im Bein fließt, durch sie nicht erhöht ist. Dennoch sollten sie behandelt werden, da sie eventuell der Vorläufer einer Stammvarikose sein könnten (s. Kapitel 3.3.4).

3.3.4 Rückfluss ohne einen vorgeschalteten Insuffizienzpunkt

Bei der Duplexsonographie findet der Untersucher gelegentlich bei einem Reflux in der V. saphena magna *keinen Insuffizienzpunkt*: Krosse und Venensternseitenäste sind suffizient, die Perforansvenen ebenso. Bei genauem Messen im PW-Modus wird distal eines jeden gesunden Seitenastes, der in die V. saphena magna drainiert, die Refluxmenge größer werden. Der Reflux geht meist in einen Seitenast über. Insuffizienzpunkt per definitionem ist dieser Abgang des Seitenastes, da erst hier Blut aus einer Stammvene in einen Seitenast austritt. Oberhalb dieses Seitenastes lag zwar ein retrograd gerichteter Fluss vor, das Blut dort gehört jedoch physiologisch in diese Vene, da es Blut aus Seitenästen ist, die in die V. saphena magna drainieren.

Besonders häufig kann man diesen Zustand (Rückfluss ohne vorgeschalteten Insuffizienzpunkt) als *Zufallsbefund* im zweiten Bein bei Vorliegen einer kompletten Insuffizienz der V. saphena magna mit Abgang eines refluxiven Seitenastes am Oberschenkel oder mit Abgang

eines Seitenastes unter dem Knie im anderen Bein finden.

HYPOTHESE

Wichtig ist diese Beobachtung deshalb, weil ggf. eine Weiterentwicklung zur kompletten Insuffizienz mit refluxivem saphenofemoralen Übergang denkbar ist: das refluxive Gefäß wird im Stehen immer wieder mit Blut gefüllt, das der Schwerkraft folgt. Nach einer Muskelaktion wird der Sog des tiefen Venensystems diese Varize leer pumpen. Nun allerdings übt dieser Hohlraum, die Seitenastvarize, einen *Sogeffekt* zusätzlich zu der sowieso schon vorherrschenden Schwerkraft aus. Denkbar ist, dass die Klappen im proximalen Saphenastamm diesem Sog nicht standhalten und sich langsam ein retrograder Fluss im proximalen Saphenastamm entwickelt. Erreicht der Sog einmal die Krosse, haben wir einen Insuffizienzpunkt und eine Rezirkulation mit Beteiligung der tiefen Beinvenen (Abb. 3.8). Dieser angenommene Entstehungsmechanismus scheint besonders plausibel, wenn man beobachtet, dass nach Unterbrechung eines refluxiven Seitenastes am Saphenastamm mittels CHIVA-Methode dieser bei 50% der Patienten wieder suffizient wird (s. Kapitel 12.2).

3.3.5 Insuffizienzpunkt oberhalb des Leistenbandes

Nicht selten liegt der Insuffizienzpunkt nicht im Bein, sondern proximal des Leistenbandes. Ein refluxives Gefäß füllt die Venen des Beins an. Folgende Varianten konnten beobachtet werden:

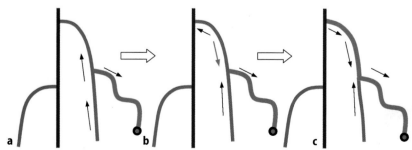

Abb. 3.8. a Seitenastvarikose bei suffizienter V. saphena magna; **b** Seitenastvarikose mit Sogeffekt auf den proximalen Saphenastamm, weshalb das Blut aus den gesunden Seiten-

ästen retrograd in den varikösen Seitenast fließt; **c** Weiterentwicklung zur kompletten Insuffizienz der V. saphena magna (weitere Erläuterungen s. Text)

▮ refluxive Venensternseitenäste (insbesondere V. pudenda oder epigastrica)

▮ refluxives Venennetz über die Labien in die Oberschenkelinnenseite

▮ refluxives Venennetz über die Abdominalwand, das in subkutan gelegene Venennetze der Oberschenkelvorderseite einmündet

▮ Verbindung aus einer Varikozele über ein skrotales Venennetz bis zum Oberschenkel

▮ refluxive Vene, die unter der Brust an die Hautoberfläche austritt und an der Bauchdecke sichtbar fußwärts läuft, um unterhalb der Leiste die V. saphena magna retrograd zu füllen

Alle diese Varianten haben gemeinsam, dass das refluxive Blut *nicht aus dem Bein*, sondern von Organen des kleinen Beckens, aus der Haut oder dem Skrotum stammt. Die aus diesem Reflux resultierenden Varikoseformen werden in Kapitel 4.1.3 und 7.3.4–7.3.6 beschrieben.

In der Klinik spielen diese Rezirkulationsformen eine wichtige Rolle, da diese Patienten häufiger Rezidive haben werden, therapiert man die Venen im Bein, weil es meist nur mit größerem chirurgischen oder radiologisch-interventionellen Aufwand möglich ist, den Insuffizienzpunkt selbst zu behandeln und dieser nach einem normalen Varizeneingriff also auch bestehen bleibt. Nach Krossektomie treten bei diesen Patienten *Rezidive* in der Leistenregion ohne Verbindung zur V. femoralis communis auf (s. Kapitel 13.4).

Häufig sind diese suprainguinalen Formen nach Schwangerschaft, chirurgischen (besonders gynäkologischen) Eingriffen im Bauchraum, Leistenbruchoperationen und Prostatektomie zu beobachten.

3.3.6 P-Punkt und I-Punkt nach Franceschi

Nach Rouviere [75] gibt es keine Klappen in irgendeiner viszeralen oder genitalen Vene des weiblichen kleinen Beckens, abgesehen von demjenigen in der rechten V. ovarica. Die Venen im kleinen Becken hängen eng miteinander zusammen: über Anastomosen untereinander auf derselben Seite und auch auf der Gegenseite über verschiedene venöse Plexi (rektaler, uteriner, vaginaler, vesikaler und periurethraler Plexus). Daher können sie als ein großes *Netzwerk* angesehen werden, das in sich insuffizient ist. Es handelt sich nicht um oberflächliche Venen,

da sie nicht unter der Haut, bzw. außerhalb der Muskulatur verlaufen. Es sind auch keine tiefen Beinvenen im Sinne von Sammelgefäßen wie die V. femoralis – ihr Analogon ist die V. iliaca. Es sind postkapillare Gefäße, die untereinander ein klappenloses Netz bilden in einem normalerweise durch die Wand des kleinen Beckens abgeschlossenen Raum. Im Gegensatz dazu haben die oberflächlichen Venen (perineale und Labienvenen) Klappen, die einen Rückfluss in das oberflächliche Netzwerk des Beines vermeiden.

Die *Schwangerschaft* fördert hämodynamische Veränderungen im kleinen Becken und Beinen über drei Phänomene: erstens liegt während der Schwangerschaft ein geringer Widerstand im Gefäßsystem des kleinen Beckens vor, so dass die Gefäße wie arteriovenöse Fisteln funktionieren und die Venen sehr gedehnt werden. Zweitens drückt die Schwangerschaft zunehmend auf die Venen und verursacht eine Stase. Zum Dritten steigern die hohen Hormonwerte die venöse Compliance. Dies verursacht im genitalen Bereich, in oben beschriebenem Netzwerk, Varizen, die sich nach der Geburt nur teilweise zurückbilden.

Diese Gefäße können Kontakt zum oberflächlichen Venennetzwerk des Perineums, der Vulva oder der unteren Extremitäten finden. Dafür gibt es zwei Möglichkeiten (Abb. 3.9):

▮ der *perineale Punkt (Punkt P)*, der von der V. pudenda interna gefüllt wird, ist im dorsalen Bereich der großen Labien zu finden und zwar im Übergang zwischen dem hinteren Viertel und den vorderen drei Vierteln derselben; vaginale Varizen sammeln sich und geben ihren Reflux über diesen Punkt an die Beininnenseite ab, weshalb er wie der Engpass in einer Sanduhr wirkt.

▮ der *inguinale Punkt (Punkt I)*, der über die Vene des Ligamentums rotundum gefüllt wird; die Vene ist am Austritt des Leistenkanals sonographisch darstellbar, der Reflux zieht dann zum Venenstern oder an die Beinvorderseite

Diese Insuffizienzpunkte haben dieselbe Funktion wie insuffiziente *Perforansvenen* und füllen das oberflächliche Venensystem mit einem Reflux.

Die intrapelvin gedehnten Venen im Netz persistieren normalerweise nach der Geburt und sind in der Regel asymptomatisch. Eine Behandlung dieser Varizen durch Embolisation oder Verödung ist völlig überflüssig, da es sich,

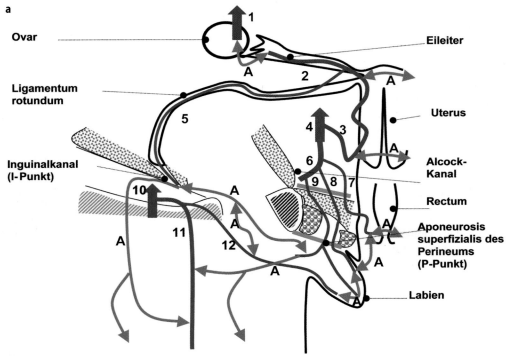

A = Anastomosen

1 V. ovarica	4 V. hypogastrica	7 V. haemorrhoidalis inferior	10 V. femoralis communis
2 V. tubarica	5 V. des Lig. rotundum	8 Seitenast der V. pudenda interna	11 V. saphena magna
3 V. uterina	6 V. pudenda interna	9 V. perinealis superficialis	12 V. pudenda externa

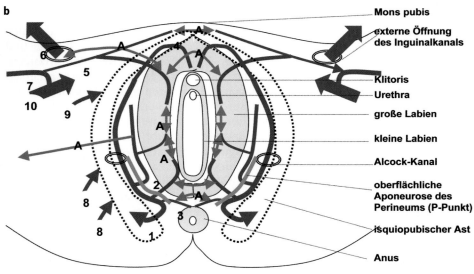

A = Anastomosen

1 V. pudenda interna	2 V. perinealis superficialis	3 V. haemorrhoidalis interna	4 Vv. vulvae und dorsalis clitoridis
5 V. pudenda externa	6 V. des Lig. rotundum	7 V. saphena magna	
8 V. ischiadica	9 V. obturatoria	10 V. femoralis communis	

Abb. 3.9. Schematische Darstellung der von Franceschi beschriebenen Veränderungen des Venensystems infolge Schwangerschaft. **a** Axialschnitt durch kleines Becken und rechten Oberschenkel; **b** Transversalschnitt durch den Beckenboden (mit freundlicher Genehmigung von Dr. med. Claude Franceschi, Paris)

wie beschrieben, um ein komplexes Venennetz handelt, das in sich insuffizient ist. Existiert jedoch ein Rückfluss aus dem kleinen Becken in das Bein, besteht die einzige *wirksame Therapie* in der Unterbrechung dieses Übergangs aus dem kleinen Becken in das Netzwerk des oberflächlichen Venensystems des Beines (P-Punkt oder I-Punkt).

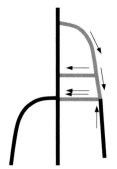

Abb. 3.10. Wiedereintritt aus der Stammvene in das tiefe Venensystem: Perforansvenen auf der V. saphena magna; komplette Insuffizienz der V. saphena magna mit zwei Wiedereintrittsperforansvenen: die untere (mit 2 Pfeilen gekennzeichnet) ist eine abschließende Perforansvene, über die auch der distale Teil der suffizienten V. saphena magna orthograd drainiert wird

3.4 Wiedereintrittspunkte

Der oder die Wiedereintrittspunkte sind diejenigen Stellen, an denen das Blut wieder in *physiologischer Richtung* fließt, also von Seitenast zu Stammvene, von Stammvene in die tiefe Beinvene oder aus dem Seitenast in die tiefen Beinvenen. Das Blut muss das Bein über die tiefen Beinvenen verlassen und daher auch letztendlich in die tiefen Beinvenen gelangen, sonst wäre der Kreis nicht geschlossen (s. Kap. 3.2). Im Gegensatz zum Insuffizienzpunkt, den es pro Rezirkulation im Bein meist nur einmal gibt, ist die Anzahl der Wiedereintrittspunkte in der Regel höher, wobei es auch möglich ist, dass nur einer vorliegt. Es können auch verschiedene Arten von Wiedereintrittspunkten im selben Bein vorliegen.

Der distalste Wiedereintrittspunkt auf einem Varizenast ist die abschließende Perforansvene. Bei klinisch sichtbaren, gedehnten Varizen liegt immer eine *abschließende Perforansvene* vor, bei ihr endet der Reflux für diese Varize. Der Begriff hierfür wurde aus dem Italienischen entlehnt: „perforante terminalizante" [93].

3.4.1 Wiedereintritt aus der Stammvene in die tiefe Beinvene

Als Drainage für den Reflux einer insuffizienten V. saphena magna muss die Perforansvene einen Durchmesser haben, der dem Blutvolumen angepasst ist. In der Regel bedeutet dies, dass im B-Bild nicht sichtbare Perforansvenen auch nicht als Drainage für den Reflux gewertet werden dürfen. Aus der Phlebographie ist ebenfalls bekannt, dass sich bei einer venösen Insuffizienz nicht alle Perforansvenen darstellen lassen, sicher nicht, weil sie nicht vorhanden wären, sondern weil sie vom kontrastmittelgefüllten Rezirkulationsvolumen nicht durchflossen werden.

Es kann sich bei dem Wiedereintritt aus der Stammvene in die tiefe Beinvene um eine Perforansvene handeln, die mitten im Verlauf einer refluxiven V. saphena magna eine Drainagemöglichkeit in das tiefe Venensystem bietet (Abb. 3.10, einfacher Pfeil), oder um eine *abschließende Perforansvene*, unterhalb derer die V. saphena magna orthograd fließt (Abb. 3.10, doppelter Pfeil). Diese untere Perforansvene ist gleichzeitig die Drainage für den distalen Anteil der V. saphena magna, dessen Blutvolumen orthograd über sie abfließt. Zusätzlich zu diesen drainierenden Perforansvenen liegen in der Regel refluxive Seitenäste vor, die das Rezirkulationsvolumen aus der V. saphena magna den tiefen Beinvenen über weitere Perforansvenen zuführen.

Im Hach-Stadium IV, bei refluxiver V. saphena magna bis zum Knöchel und Übergang des Refluxes in die dorsale Bogenvene des Fußes bzw. Drainage in das tiefe Venensystem über Perforansvenen an Knöchel und Fuß, kann man diese Perforansvenen manchmal sonographisch schlecht darstellen.

3.4.2 Wiedereintritt aus Seitenästen in das tiefe Venensystem

Das Blutvolumen aus refluxiven Seitenästen kann mehrere Wege finden, drainiert zu werden. Es kann in einen Saphenastamm abfließen (s. Kapitel 3.4.3); am häufigsten sind jedoch folgende Varianten: der Seitenast

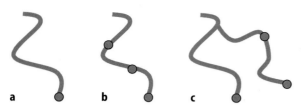

Abb. 3.11. Seitenastvarize mit Perforansvene (als Punkt dargestellt); verschiedene Möglichkeiten der Drainage R3–R1 **a** über eine einzige, abschließende Perforansvene, **b** über mehrere Perforansvenen, **c** über mehrere Seitenäste

▌ schlängelt sich über eine längere Strecke, um schließlich in eine abschließende Perforansvene zu münden (Abb. 3.11 a)

▌ schlängelt sich, ohne sich zu teilen und wird über mehrere Perforansvenen drainiert (Abb. 3.11 b)

▌ teilt sich in weitere refluxive Seitenäste auf, die wiederum alle oben beschriebenen Drainagemöglichkeiten wahrnehmen können (Abb. 3.11 c)

Diese drei Varianten sind besonders häufig im Bereich der hinteren Bogenvene und der Cockett-Perforansvenen zu finden.

3.4.3 Wiedereintritt aus einem Seitenast in einen Saphenastamm

Auch hier gibt es mehrere Spielformen:
▌ Ein Seitenast füllt weiter distal *denselben Saphenastamm*, aus dem er weiter oben den Reflux übernommen hat, in der Regel ist die distale Stammvene dann erneut refluxiv (s. Abb. 4.11 a). Es ist jedoch auch möglich, dass die Stammvene das Blut orthograd einer Perforansvene zuführt.

▌ Ein Seitenast füllt den *anderen Saphenastamm*, aus dem der Reflux ursprünglich nicht stammte; dabei kann der drainierende Saphenastamm selbst insuffizient werden (s. Abb. 4.16 a und b), er kann aber das Rezirkulationsvolumen auch orthograd über seine Mündung der tiefen Beinvene zuführen. Dies könnte der Vorläufer zur oben dargestellten Situation mit Reflux über beide Saphenamündungen sein (s. Reflux über beide Krossen in Kapitel 3.3).

Refluxive Verbindungen zwischen den Saphenastämmen sind bei der Auswertung der Hämodynamik verwirrend. Ihnen muss bei der Untersuchung besonderes Augenmerk geschenkt werden.

3.4.4 Wiedereintritt aus einem Seitenast über ein nicht drainierendes Venennetz

Gelegentlich ist keine gedehnte Perforansvene am Ende einer Seitenastvarize zu finden. In der Regel handelt es sich um *retikuläre Varizen*, meist in den anatomischen Bereichen, durch die kein Saphenastamm zieht, wie zum Beispiel die Oberschenkelaußen- und -rückseite sowie die Unterschenkelaußenseite.

Der refluxive Seitenast teilt sich in immer kleinere Venen auf, die ein ganzes *Venennetz* füllen und kosmetisch störend werden lassen, bis sie über diverse, klinisch und sonographisch nicht sichtbare Perforansvenen abfließen. Im Ultraschall ist der Reflux in diesen Seitenästen entweder kaum messbar oder sehr langsam (s. Kapitel 3.2.3).

4 Stadieneinteilung der Varikose

Die Varikose ist eine Krankheit mit ausgesprochen *vielfältigen Erscheinungsformen* und klinischen Ausprägungen. Die morphologische Ausprägung der Krankheit im Sinne sehr kräftiger, sichtbarer Seitenäste korreliert selten mit deren klinischer Bedeutung.

Es sind viele *Einteilungen* der Varikose in Stadien publiziert [26, 39, 62, 67]. Die einen betrachten eher die klinischen Folgen, andere die Morphologie, einige beides. Einteilungen sind für die klinische Bewertung sinnvoll, besonders in Hinblick auf wissenschaftliche Erhebungen zum Fortschreiten der Erkrankung und zum Vergleich verschiedener Behandlungsverfahren. Im deutschsprachigen Raum hat sich die klinische Einteilung der chronisch venösen Insuffizienz nach Widmer (CVI I bis III) etabliert und die morphologische Einteilung nach Hach.

In diesem Kapitel sollen deshalb lediglich die morphologisch, anatomisch oder physiologisch orientierten Einteilungen vorgestellt werden, die im deutschsprachigen Raum zur Anwendung kommen und zu deren Erhebung die Duplexsonographie nötig ist.

4.1 Stadieneinteilung der primären Stammveneninsuffizienz nach Hach und deren Ergänzung mittels Duplexsonographie

Im deutschsprachigen Raum hat sich die von *Hach* und *Hach-Wunderle* vorgeschlagene Stadieneinteilung der Stammveneninsuffizienz [39] etabliert. Wendet man sie in Kombination mit der CVI-Einteilung nach Widmer (CVI chronisch venöse Insuffizienz [67]) an, ist zwar nicht immer eindeutig auf das optische Krampfaderbild des Patienten zu schließen, jedoch auf die Ausprägung der Krankheit in den Stammvenen, ihre klinische Bedeutung sowie eine Orientierung zu ihrer Prognose. Daher erachtet die Autorin die Beibehaltung dieser etablierten Einteilung in der Praxis als sinnvoll.

Die Stadieneinteilung der primären Stammveneninsuffizienz nach Hach basiert auf der Auswertung eines *Phlebogramms*. In der Regel wird jedoch heute bei Varizenpatienten keine Phlebographie mehr durchgeführt, sondern eine Duplexsonographie. Die Auswertung einer Duplexsonographie in Bezug auf die Hach-Stadien ist zwar unkompliziert, liegt jedoch nicht unmittelbar auf der Hand, da sich die Strukturen im Ultraschall anders darstellen als im Phlebogramm.

Deshalb wird heute die Hach-Stadieneinteilung in der Praxis oft nach dem klinischen Befund festgelegt. Die korrekte Anwendung der Hach-Stadieneinteilung erfordert jedoch die genaue Festlegung des proximalen und distalen Insuffizienzpunktes, was nur durch Phlebogramm oder Sonographie möglich ist. Untersuchungen haben die großen Abweichungen zwischen dem klinisch vermuteten und dem tatsächlich vorliegenden Hach-Stadium belegt; es wurden oft falsch hohe Stadien unterstellt [55].

Es ist nicht wünschenswert, die Stadieneinteilung nach Hach nach dem Wegfall der routinemäßigen Phlebographie nicht mehr korrekt anzuwenden. Zudem sollen die durch die Duplexsonographie gewonnenen anatomischen und physiologischen Erkenntnisse die Hach-Stadieneinteilung ergänzen. In der Folge wird zunächst die klassische Stadieneinteilung nach Hach vorgestellt und anschließend die Erweiterung derselben bei Anwendung des Ultraschalls.

4.1.1 Klassische Stadieneinteilung nach Hach

Rezirkulationskreislauf

Hach definiert für den Rezirkulationskreislauf vier Abschnitte [39], sie werden exemplarisch

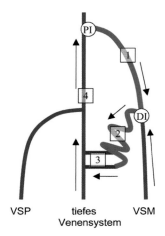

Abb. 4.1. Rezirkulationskreislauf nach Hach; orthograd abflie-ßende Venen sind blau, refluxive oberflächliche Venen sind rot dargestellt; Perforansvenen, die von der Rezirkulation betroffen sind, violett; die Flussrichtung kann man an den Pfeilen ablesen. *PI* proximaler Insuffizienzpunkt, *DI* distaler Insuffizienzpunkt. Abschnitte der Rezirkulation: 1 = insuffiziente V. saphena magna, 2 = konjugierende Seitenastinsuffizienz, 3 = Einstrom über Perforansvenen, 4 = tiefes Venensystem, *VSM* V. saphena magna, *VSP* V. saphena parva (weitere Erklärungen s. Text)

an der V. saphena magna erläutert (Abb. 4.1). Diese Einteilung bezieht sich nur auf die *primäre Insuffizienz* der Stammvenen, also nicht auf die Varikose, die in Folge einer tiefen Beinvenenthrombose und deren Spätschäden auftritt.

■ *Erster Abschnitt:* Er erstreckt sich vom proximalen bis zum distalen Insuffizienzpunkt und wird somit vom refluxiven Anteil der V. saphena magna gebildet.
Der *proximale Insuffizienzpunkt* ist der Punkt, an dem die Stammvene beginnt, refluxiv gefüllt zu werden. Es ist der oberste Punkt der Stammveneninsuffizienz (Abb. 4.1).
Der *distale Insuffizienzpunkt* ist der Ort, an dem das refluxiv fließende Blut die Stammvene verlässt. Distal hiervon ist die V. saphena magna kompetent (Abb. 4.1).

■ *Zweiter Abschnitt:* Am distalen Insuffizienzpunkt tritt laut Hach das Blut immer in eine Seitenastvarikose über. Diese bildet den zweiten Abschnitt des Rezirkulationskreises. Am häufigsten sind diese Seitenäste am distalen Insuffizienzpunkt zu finden. Sie werden *konjugierende Seitenastvarikose* genannt.

■ *Dritter Abschnitt:* Das Blut aus der konjugierenden Seitenastvarikose fließt über verschie-

dene Perforansvenen in das tiefe Venensystem ab. Die Perforansvenen stellen den dritten Abschnitt des Rezirkulationskreislaufes dar.

■ *Vierter Abschnitt:* Über die tiefen Beinvenen fließt das Blut orthograd wieder bis zum Beginn der Rezirkulation. Sie schließen den Kreislauf.

In Abhängigkeit vom *proximalen Insuffizienzpunkt* hat Hach verschiedene Insuffizienzformen unterschieden:

■ *Komplette Insuffizienz*: entspringt der Reflux direkt über dem saphenofemoralen Übergang aus der V. femoralis communis bei der V. saphena magna oder aus der V. poplitea bei der V. saphena parva und füllt die Stammvene retrograd, so handelt es sich um eine komplette Insuffizienz (Abb. 4.2).

■ *Inkomplette Insuffizienz*: füllt die Stammvene sich aus einer anderen Quelle refluxiv, wird die Insuffizienz inkomplett genannt (Abb. 4.3).

In Abhängigkeit vom Zustand des *tiefen Venensystems* teilt Hach die Rezirkulation in kompensiert und dekompensiert ein:

■ *Kompensierte Rezirkulation*: Sind die tiefen Beinvenen, insbesondere die V. femoralis und die V. poplitea, kompetent und nicht elongiert, spricht Hach von einer kompensierten Rezirkulation.

■ *Dekompensierte Rezirkulation*: Sind die tiefen Beinvenen, insbesondere die V. femoralis und die V. poplitea, elongiert und insuffizient, spricht Hach von einer dekompensierten Rezirkulation mit sekundärer Poplitea- und Femoralveneninsuffizienz.

■ Anwendung auf die Vena saphena magna

■ **Erster Abschnitt.** Hach teilte die inkomplette Insuffizienz der V. saphena magna in Abhängigkeit vom Ursprung des Blutes auf:

■ *Seitenasttyp:* 55% der inkompletten Insuffizienzen sind laut Hach durch einen inkompetenten saphenofemoralen Übergang bedingt, der jedoch nicht die V. saphena magna, sondern die V. saphena accessoria lateralis füllt, die dann weiter distal in die V. saphena magna refluxiv abfließt (Abb. 4.4 a).

■ *Perforanstyp:* In 28% ist eine insuffiziente Perforansvene für die retrograde Füllung der V. saphena magna verantwortlich (Abb. 4.4 b).

■ *Dorsaler Typ*: 17% der Fälle sind durch eine Insuffizienz der Krosse der V. saphena parva

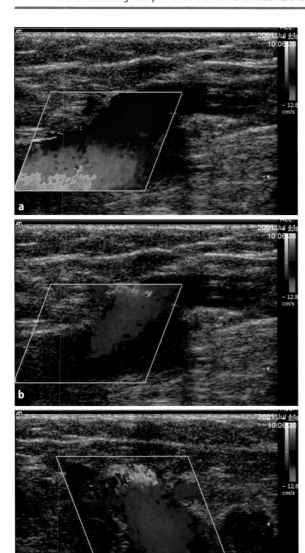

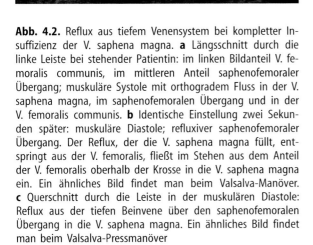

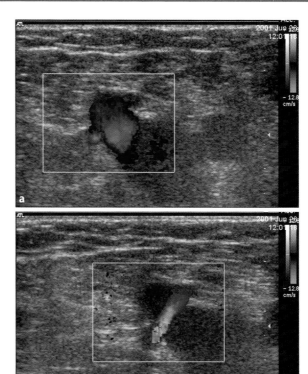

Abb. 4.3. Inkomplette Insuffizienz der V. saphena magna. **a** Querschnitt durch die linke Leiste: muskuläre Systole mit orthogradem Fluss in der V. saphena magna. **b** Muskuläre Diastole ohne Reflux aus dem tiefen Venensystem; der Reflux entspringt der V. pudenda und füllt die V. saphena magna refluxiv

Abb. 4.2. Reflux aus tiefem Venensystem bei kompletter Insuffizienz der V. saphena magna. **a** Längsschnitt durch die linke Leiste bei stehender Patientin: im linken Bildanteil V. femoralis communis, im mittleren Anteil saphenofemoraler Übergang; muskuläre Systole mit orthogradem Fluss in der V. saphena magna, im saphenofemoralen Übergang und in der V. femoralis communis. **b** Identische Einstellung zwei Sekunden später: muskuläre Diastole; refluxiver saphenofemoraler Übergang. Der Reflux, der die V. saphena magna füllt, entspringt aus der V. femoralis, fließt im Stehen aus dem Anteil der V. femoralis oberhalb der Krosse in die V. saphena magna ein. Ein ähnliches Bild findet man beim Valsalva-Manöver. **c** Querschnitt durch die Leiste in der muskulären Diastole: Reflux aus der tiefen Beinvene über den saphenofemoralen Übergang in die V. saphena magna. Ein ähnliches Bild findet man beim Valsalva-Pressmanöver

bedingt, die über die proximale Verlängerung der V. saphena parva (= V. femoropoplitea) die V. saphena magna direkt oder über die Giacomini-Anastomose füllt (Abb. 4.4 c u. d).

▌ **Distaler Insuffizienzpunkt.** Der *distale Insuffizienzpunkt* legt das so genannte Hach-Stadium fest (Abb. 4.5) [39]:

I Der Reflux füllt die V. saphena magna über den saphenofemoralen Übergang. Die V. saphena magna ist demnach im Krossenbereich refluxiv. Der Reflux verlässt die V. saphena magna im Bereich der *Leiste*, die distale V. saphena magna ist suffizient.

II Der distale Insuffizienzpunkt befindet sich am *Oberschenkel*. Am Unterschenkel ist die V. saphena magna suffizient.

III Der distale Insuffizienzpunkt befindet sich *unterhalb des Kniegelenks*. Der Reflux ver-

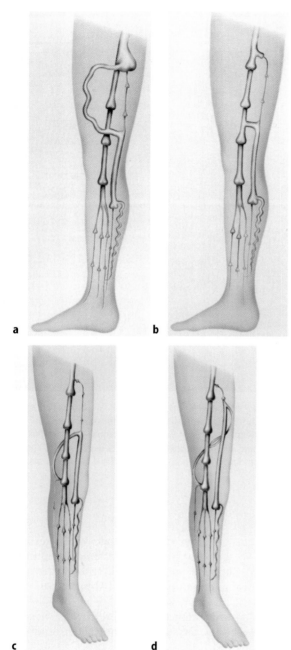

Abb. 4.4. Insuffizienzpunkte bei inkompletter Insuffizienz nach Hach. **a** Proximaler Insuffizienzpunkt in der Leiste sowie an der Einmündung der varikösen V. saphena accessoria (Mitte des Oberschenkels). **b** Proximaler Insuffizienzpunkt in Oberschenkelmitte, retrograde Füllung der V. saphena magna über Dodd-Perforansvene. **c** Insuffizienz des proximalen Abschnitts der V. saphena parva bis zum Abgang der V. femoropolitea, die in die V. saphena magna mündet. **d** Insuffizienz des proximalen Abschnitts der V. saphena parva; die V. saphena magna wird über Giacomini-Anastomose und V. saphena accessoria medialis gefüllt (mit freundlicher Genehmigung des Springer Verlags) [39]

lässt die V. saphena magna an irgendeinem Punkt entlang des Unterschenkels.

IV Die gesamte V. saphena magna ist bis hin zum *Innenknöchel* refluxiv.

Nach Hach treten die Stadien I bis IV unterschiedlich häufig auf:
I ±30%   II ±30%   III ±40%   IV < 1%.

∎ **Zweiter Abschnitt.** Hach formuliert: „Unterhalb vom distalen Insuffizienzpunkt beginnt immer eine Seitenastvarikose..." (S. 38 in [39]). Sie wird nicht weiter unterteilt.

∎ **Dritter Abschnitt.** Die Perforansvenen stellen den dritten Abschnitt dar. Hach misst den Cockett-Perforansvenen eine besondere Bedeutung zu, ohne hier weitere Einteilungen vorzunehmen.

∎ **Vierter Abschnitt.** Die *tiefen Beinvenen* bilden das vierte Segment der Rezirkulation. Das Blut, das über die insuffizienten oberflächlichen Venen rezirkuliert, muss über das tiefe Venensystem zusätzlich zu dem ohnehin dort vorhandenen Blut transportiert werden. Bei einem großen Rezirkulationsvolumen werden die Venen überdehnt und können eine sekundäre Insuffizienz ausbilden.

∎ **Anwendung auf die Vena saphena parva**

Für die *V. saphena parva* gelten nach Hach dieselben Kriterien wie für die V. saphena magna: es gibt vier Abschnitte und im ersten Abschnitt einen proximalen und einen distalen Insuffizienzpunkt. Die Ausführungen zu den Abschnitten zwei bis vier unter der V. saphena magna sind auch auf die V. saphena parva anzuwenden.

∎ **Erster Abschnitt.** Hach teilte die Varikose der V. saphena parva in drei Stadien ein, je nach der Lage des distalen Insuffizienzpunktes (Abb. 4.6)

I Der Reflux verlässt die V. saphena parva unmittelbar im Krossenbereich, um die V. Giacomini zu füllen.

II Der Reflux verlässt die V. saphena parva in ihrem Verlauf entlang der Wade.

III Die gesamte V. saphena parva ist refluxiv.

Auch bei der V. saphena parva differenziert Hach eine komplette und eine inkomplette In-

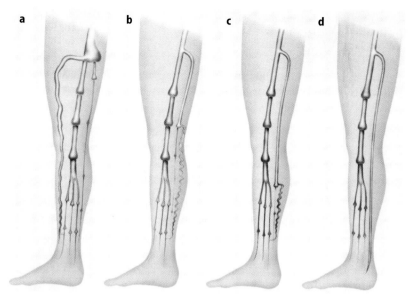

Abb. 4.5. Schematische Darstellung der vier Stadien einer Stammvarikose der V. saphena magna nach der topographischen Lokalisation des distalen Insuffizienzpunktes. **a** Distaler Insuffizienzpunkt an der Basis des anormal großen Mündungstrichters in der Leiste; das Krankheitsbild entspricht der Seitenastvarikose der V. saphena accessoria lateralis (Hach I), **b** distaler Insuffizienzpunkt im Bereich des Oberschenkels (Hach II), **c** am Unterschenkel (Hach III), **d** am Fuß (Hach IV) (mit freundlicher Genehmigung des Springer Verlags) [39]

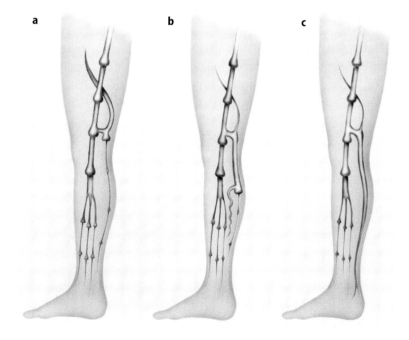

Abb. 4.6. Rezirkulationskreise der V. saphena parva. **a** Reflux aus der V. saphena parva im Krossenbereich (Hach I). **b** Reflux entlang der Wade (Hach II). **c** Distaler Insuffizienzpunkt am Außenknöchel; die gesamte V. saphena parva ist refluxiv (Hach III) (mit freundlicher Genehmigung des Springer Verlags) [39]

suffizienz, ohne jedoch näher darauf einzugehen, welchen Ursprung der Reflux bei inkompletter Insuffizienz haben kann.

4.1.2 Ergänzungen der Hach-Stadien mittels Duplexsonographie

Die Duplexsonographie hat sich zur Diagnostik der primären Varikose durchgesetzt. Nach Analyse der sonographisch erhobenen Rezirkulationsformen ist es nötig, die Hach-Stadieneinteilung um folgende Aspekte zu ergänzen [57]:

∎ Refluxquelle im kleinen Becken mit höherer Rezidivneigung nach Therapie
∎ Refluxbeginn in der V. saphena magna an der Wade
∎ Reflux in der V. saphena magna ohne proximalen Insuffizienzpunkt aus dem tiefen Venensystem, sondern mit retrograder Füllung derselben aus dem oberflächlichen Venennetz
∎ Verschiedene Formen der inkompletten Insuffizienz sowohl der V. saphena magna, als auch der V. saphena parva.

4.1.3 Vena saphena magna

∎ **Erster Abschnitt der Rezirkulation: proximaler Insuffizienzpunkt**

Die bisherige Unterteilung der Insuffizienz in komplett oder inkomplett basiert lediglich auf der Tatsache eines refluxiven oder nicht refluxiven saphenofemoralen Übergangs und ist nicht davon abhängig, ob die V. saphena magna zwischen zwei refluxiven Anteilen kompetente Segmente aufweist.

∎ Refluxiver saphenofemoraler Übergang: komplette Insuffizienz der V. saphena magna
∎ kompetenter saphenofemoraler Übergang: inkomplette Insuffizienz der V. saphena magna

∎ **Einteilung der Rezirkulationskreise bei inkompletter Insuffizienz**
1. Voraussetzungen: der saphenofemorale Übergang ist suffizient, die V. saphena magna im Verlauf refluxiv
2. Unterscheidung nach:
   – Refluxursprung
   – Refluxverlauf bis zur Einmündung in die V. saphena magna

Als *Ursprung* für den Reflux bei inkompletter Insuffizienz kommen folgende Varianten in Frage:

∎ kleines Becken	pelviner Typ
∎ Perforansvenen	Perforanstyp
∎ V. saphena parva	Parvatyp
∎ gesunde Seitenäste	retikulärer Typ

Der Reflux aus diesen Ursprüngen kann die V. saphena magna über folgende Verbindungen erreichen:

∎ direkt	Dodd-, Boyd-Perforansvene
∎ über einen Venensternseitenast	pelviner Typ
∎ dorsal über die V. Giacomini	pelviner Typ Perforanstyp (Hach-Perforansvene) Parvatyp
∎ ventral über die V. saphena accessoria lateralis	pelviner Typ
∎ distal über einen Seitenast an der Wade	Parvatyp Perforanstyp
∎ über viele gesunde Seitenäste im Verlauf	retikulärer Typ

Es ergeben sich hieraus folgende Spielarten:

1 Pelviner Typ

1 a *Sternseitenasttyp*: Bei Reflux über einen Sternseitenast erübrigt sich die zusätzliche Bezeichnung „pelvin", da Sternseitenäste fast immer aus dem kleinen Becken heraus insuffizient gefüllt werden (Abb. 4.7 a). Sollte dies gewünscht sein, kann zusätzlich noch der Ursprung in Klammern gesetzt werden, meist sind es die Vv. epigastrica oder pudenda. In den ganz seltenen Refluxfällen über die Bauchdecke, kann dies gesondert erwähnt werden: Sternseitenasttyp (Bauchdecke).

1 b *Dorsaler pelviner Typ*: Der Reflux aus dem kleinen Becken erreicht die V. saphena magna über V. saphena accessoria medialis oder Giacomini-Anastomose (Abb. 4.7 b).

1 c *Ventraler pelviner Typ*: Der Reflux aus dem kleinen Becken erreicht die V. saphena magna über einen Seitenast der V. saphena ac-

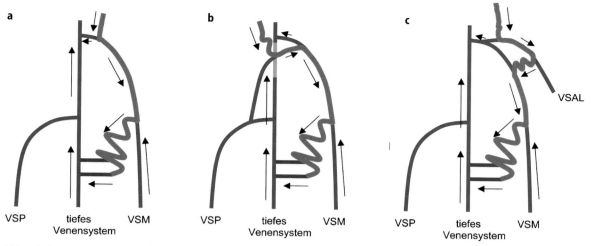

Abb. 4.7. Inkomplette Insuffizienz vom pelvinen Typ. **a** Sternseitenasttyp; Reflux aus der V. epigastrica bei kompetentem saphenofemoralen Übergang. **b** Inkomplette Insuffizienz vom dorsalen pelvinen Typ. **c** Inkomplette Insuffizienz vom ventralen pelvinen Typ. *VSAL* V. saphena accessoria lateralis, *VSM* V. saphena magna, *VSP* V. saphena parva

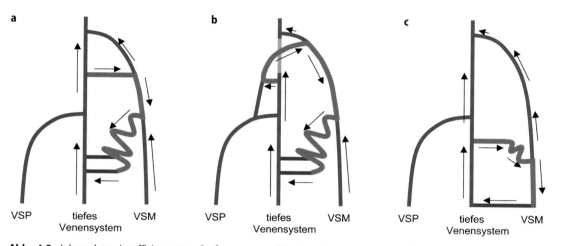

Abb. 4.8. Inkomplette Insuffizienz vom Perforanstyp. **a** (Direkter) Perforanstyp (hier Dodd). **b** Dorsaler Perforans-Typ (Hach). **c** Distaler Perforanstyp

cessoria lateralis in der Mitte des Oberschenkels (Abb. 4.7 c).

2 Perforanstyp

2 a *Direkter Perforanstyp*: Die Perforansvene (Dodd oder Boyd) mündet direkt in die V. saphena magna (Abb. 4.8 a). Der Zusatz „direkt" könnte auch entfallen, da durch das Benennen der Perforansvene eindeutig ist, dass es sich um eine direkte Form der inkompletten Insuffizienz handelt und der Zusatz nicht etwa vergessen wurde.

2 b *Dorsaler Perforanstyp*: Die Perforansvene füllt die V. saphena magna über die V. saphena accessoria medialis oder Giacomini-Anastomose (Abb. 4.8 b).

2 c *Distaler Perforanstyp*: Die Perforansvene füllt die V. saphena magna an der Wade über Seitenäste (Abb. 4.8 c).

3 Parvatyp

3 a *Dorsaler Parvatyp*: Die V. saphena parva füllt die V. saphena magna über die V. saphena accessoria medialis oder die Giacomini-Anastomose (Abb. 4.9 a).

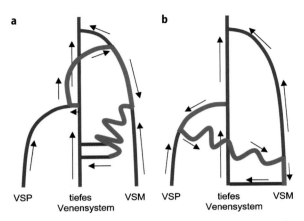

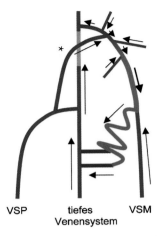

Abb. 4.9. Inkomplette Insuffizienz vom Parva-Typ. **a** Dorsaler Parvatyp. **b** Distaler Parvatyp

3 b *Distaler Parvatyp*: Die V. saphena parva füllt die V. saphena magna über einen Seitenast an der Wade (Abb. 4.9 b).

In Fällen, bei denen nicht nur der saphenofemorale Übergang, sondern auch ein oder mehrere Sternseitenäste refluxiv sind (s. Kapitel 7.3), handelt es sich um eine *gemischte* komplette und inkomplette Insuffizienz.

4 Retikulärer Typ

Im Verlauf der V. saphena magna nimmt diese den physiologischen Fluss ihrer Seitenäste auf und leitet sie nicht nach proximal, sondern nach distal, wodurch in der Vene nach distal ein immer größeres retrogrades Flussvolumen vorliegt (Abb. 4.10, siehe auch Kapitel 7.5.2, Abb. 7.49).

▌ **Erster Abschnitt der Rezirkulation: V. saphena magna im Verlauf** (s. Tabelle 4.1)

Bei der Analyse der refluxiven V. saphena magna mittels Duplexsonographie hat sich in 16,6% der Fälle gezeigt, dass zwischen proximalem und distalem Insuffizienzpunkt mindestens ein suffizientes Segment der V. saphena magna zu finden ist [55]. In diesen Fällen verlässt der Reflux die V. saphena magna über einen Seitenast, der die V. saphena magna weiter distal erneut anfüllt (Abb. 4.11). Bisher wurde dieser Befund oft fälschlicherweise als inkomplette Insuffizienz bezeichnet.

Abb. 4.10. Suffiziente Krosse der V. saphena magna. Das Blut aus den gesunden Seitenästen (blau), die in die V. saphena magna einmünden, sowie aus der V. saphena accessoria medialis (*) fließt in der V. saphena magna nicht nach proximal, sondern füllt diese refluxiv. Es liegt keine pathologisch refluxive Verbindung zum tiefen Venensystem vor

▌ **Präzisierung des Hach-Stadiums bei mehreren refluxiven Strecken der V. saphena magna.** Für die allgemeine Stadieneinteilung gilt, wie bisher auch, dass der *distale Insuffizienzpunkt* das Hach-Stadium angibt.

Liegen suffiziente Segmente zwischen dem proximalen und distalen Insuffizienzpunkt vor, wird dies mit einem (m) für mehrstreckige Insuffizienz gekennzeichnet (Abb. 4.11 a). Weitere genaue Einteilungen sollten nur deskriptiv erfolgen. Eine Verschlüsselung, zum Beispiel der unterschiedlichen Hach-Stadien für die einzelnen refluxiven Segmente, erscheint nicht sinnvoll; sie wäre lediglich präoperativ interessant. Vor einem Eingriff müssten diese Stellen ohnehin unter Sonographie auf der Haut markiert werden. Jeglicher Versuch einer Systematisierung stiftet nur größte Verwirrung.

▌ **Präzisierung des Hach-Stadiums bei aplastischem Segment der V. saphena magna.** Findet sich im Verlauf der V. saphena magna in der Faszienloge in einem Segment keine im Ultraschall sichtbare Vene, liegt eine *Aplasie* der V. saphena magna vor. Funktionell übernimmt ein Seitenast die Aufgabe der V. saphena magna. Diese Situation findet sich immerhin bei 24% der Patienten mit Insuffizienz der V. saphena magna [16].

Morphologisch gibt es hierbei vier Möglichkeiten:

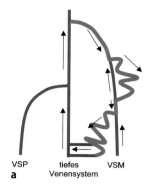
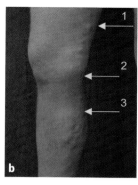

VSP   tiefes   VSM
       Venensystem
a   **b**

Abb. 4.11. a Mehrstreckige Insuffizienz der V. saphena magna: Reflux über die Krosse der V. saphena magna; am Oberschenkel geht der Reflux in einen Seitenast über, die V. saphena magna ist zwischen Knie und Mitte Oberschenkel suffizient, wird aus dem Seitenast unterhalb des Kniegelenks erneut refluxiv gefüllt, um dann ca. 10 cm weiter distal den Reflux erneut an ein Seitenastkonvolut abzugeben (Hach-Stadium III–IVm). **b** Klinisches Bild: es sind zwei Seitenastkonvolute zu erkennen, eines am Oberschenkel bis über das Knie, das zweite an der Wadeninnenseite. Die V. saphena magna ist oberhalb des Pfeils 1 refluxiv, zwischen den Pfeilen 1 und 2 suffizient, zwischen den Pfeilen 2 und 3 refluxiv, distal des 3. Pfeils suffizient

1 Geradliniger Verlauf des Seitenasts im Bereich der aplastischen Strecke

Er ersetzt funktionell die V. saphena magna und verhält sich auch unter Refluxbedingungen wie sie (er schlängelt sich nicht).

1a Die konjugierende Seitenastvarikose füllt sich aus dem extrafaszialen Seitenast: die Höhe, an der das Konvolut beginnt, definiert das Hach-Stadium. Zur Kennzeichnung, dass der distale Insuffizienzpunkt nicht auf der V. saphena magna selbst, sondern auf einer akzessorischen Vene liegt, wird das Hach-Stadium um den Buchstaben „e" (für extrafaszial) erweitert: Stadium *Hach IIe* (Abb. 4.12a). Der Chirurg weiß, dass der distale Insuffizienzpunkt außerhalb der Fascia saphena liegt. An der Stelle, wo der Seitenast in die V. saphena magna mündet, könnte das Vorschieben der Sonde Schwierigkeiten machen – daher ist es wichtig, den Chirurgen darauf vorzubereiten.

1b Die konjugierende Seitenastvarikose füllt sich aus der V. saphena magna distal von dem Bereich, der aplastisch ist. So verläuft der Reflux aus der V. saphena magna über den extrafaszialen, geradlinigen Seitenast wieder in die V. saphena magna, der distale

Insuffizienzpunkt liegt auf der (interfaszialen) V. saphena magna. Der proximale, extrafasziale Seitenast wird durch (*e*) kenntlich gemacht (Abb. 4.12b). Der Chirurg wird die V. saphena magna klassisch unter der Saphenafaszie aufsuchen, die Sonde könnte jedoch bei Aus- und Eintritt durch die Faszie in den Seitenast (V. saphena accessoria) schwerer voran zu schieben sein.

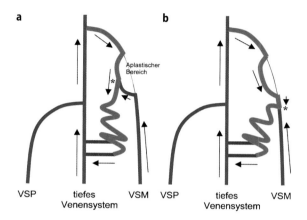

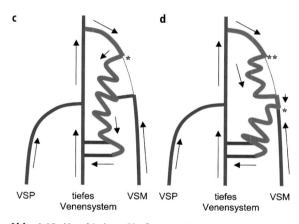

Abb. 4.12. Verschiedene Blutflussvariationen in der Rezirkulation bei hypo- oder aplastischem Bereich der V. saphena magna. **a** Geradliniger extrafaszialer Seitenast, der ein geschlängeltes Konvolut füllt und distal davon suffizient ist (*). Dies entspricht dem vorgeschlagenen Hach-Stadium II e. **b** Geradliniger extrafaszialer Seitenast, der distal die V. saphena magna erneut retrograd füllt. Der distale Insuffizienzpunkt (*) liegt auf der V. saphena magna selbst; Hach-Stadium III (e). **c** Seitenast für die hypo- oder aplastische Strecke ist selbst geschlängelt; der distale Insuffizienzpunkt (*) liegt am Übergang aus V. saphena magna in den Seitenast; Hach-Stadium II a. **d** Geschlängelter Seitenast füllt distal die V. saphena magna erneut refluxiv. Der distale Insuffizienzpunkt (*) liegt als auf der V. saphena magna; Hach-Stadium III (k). Die Frage stellt sich, ob man den Ursprung des proximalen Konvoluts am Oberschenkel benennen muss (**)

2 Der Seitenast im Bereich der aplastischen Strecke ist ein Konvolut

2a Das Konvolut füllt die distale V. saphena magna nicht. Die Hach-Stadieneinteilung wird klassisch angewandt. Bei stadiengerechtem Stripping wird die Sondenplatzierung unproblematisch verlaufen, es bedarf daher hier keiner besonderen Erläuterung. Wird eine nichtstadiengerechte Therapie mit Exhairese der gesamten V. saphena magna angestrebt, ist es wichtig, dass die aplastische Strecke erwähnt wird, da hier die Sonde nicht vorgeschoben werden kann. Dies kann durch den Buchstaben „a" als Zusatz erfolgen, in diesem Fall ein Stadium *Hach II a* (Abb. 4.12 c).

2b Das Konvolut füllt die distale V. saphena magna. Der am weitesten distal gelegene Punkt, an dem die V. saphena magna insuffizient ist, entspricht dem Hach-Stadium, in diesem Fall Stadium III (Abb. 4.12 d). Bei Aplasie einer Strecke der V. saphena magna wird die Sonde jedoch nur bis zu dem Punkt vorzuschieben sein, an dem das distale Segment der V. saphena magna refluxiv gefüllt wird. Das Konvolut muss phlebektomiert, die V. saphena magna erneut an dem Punkt freigelegt werden, wo das proximale Ende des Seitenastes wieder mit der proximalen V. saphena magna zusammenfließt. Daher schlägt die Autorin die Bezeichnung *Hach III(k)* vor. Für den Übergang zum Seitenast im proximalen Anteil der V. saphena magna müssen, wie oben ausgeführt, die anatomischen Besonderheiten deskriptiv festgehalten werden, da eine Systematisierung zu verwirrend wäre und ohnehin unmittelbar präoperativ die Lage der Übergänge zwischen der V. saphena magna und dem Konvolut am Beginn und am Ende des aplastischen Segmentes auf der Haut gekennzeichnet werden muss.

Wann immer möglich, sollte kurzfristig *präoperativ* unter Duplexkontrolle der Verlauf der refluxiven V. saphena magna sowie der Ursprung der Konvolute auf der Haut angezeichnet werden, um das Operieren zu erleichtern und zu vermeiden, dass gesunde Anteile der V. saphena magna entfernt werden.

Tabelle 4.1. Zusätze zum Hach-Stadium der V. saphena magna nach den duplexsonographisch diagnostizierten anatomischen Besonderheiten

Zusatz	Abb.	Beschreibung
(m)	4.11	Die Insuffizienz der V. saphena magna ist mehrstreckig (m): zwischen dem proximalen und dem distalen Insuffizienzpunkt liegt ein suffizientes Segment
e	4.12 a	Die V. saphena magna hat ein aplastisches Segment. Der Blutfluss im aplastischen Segment wird von einem geradlinig verlaufenden extrafaszialen Seitenast „e" übernommen. Der distale Insuffizienzpunkt liegt auf dem extrafaszialen, geradlinigen Seitenast
(e)	4.12 b	Die V. saphena magna hat ein aplastisches Segment. Der Blutfluss im aplastischen Segment wird von einem geradlinig verlaufenden extrafaszialen Seitenast übernommen. Der distale Insuffizienzpunkt liegt auf der V. saphena magna, distal vom aplastischen Segment
a	4.12.c	Die V. saphena magna hat ein aplastisches Segment „a". Der Blutfluss im aplastischen Segment wird von einem extrafaszialen Seitenast übernommen, der ein Konvolut bildet. Der distale Anteil der V. saphena magna ist suffizient, der distale Insuffizienzpunkt liegt am proximalen Ende der aplastischen Strecke. Das *a* kennzeichnet hiermit nur die Tatsache, dass die V. saphena magna nicht als Ganzes entfernbar ist, da die Sonde im aplastischen Segment nicht vorgeschoben werden kann
(k)	4.12 d	Die V. saphena magna hat ein aplastisches Segment. Der Blutfluss im aplastischen Segment wird von einem extrafaszialen Seitenast übernommen, der ein Konvolut (k) bildet. Der distale Anteil der V. saphena magna füllt sich aus diesem Konvolut erneut refluxiv; der distale Insuffizienzpunkt liegt auf der distalen V. saphena magna

▌ Erster Abschnitt der Rezirkulation: distaler Insuffizienzpunkt

Der distale Insuffizienzpunkt bestimmt das *Hach-Stadium*. Er liegt dort, wo der Reflux die interfaszial verlaufende V. saphena magna verlässt und ein Seitenastkonvolut füllt oder über eine Perforansvene in die tiefe Beinvene übertritt – distal davon ist die V. saphena magna vom Innenknöchel bis zu diesem Punkt suffizient.

Bei klassischem Verlauf der V. saphena magna in der Faszienloge gelten hierzu folgende *Kriterien*:

- ▌ Die refluxive V. saphena magna schlängelt sich nicht. Im Querschnitt ist das so genannte Saphenaauge sichtbar (Abb. 7.32).
- ▌ Der refluxive, geschlängelte Seitenast durchstößt die Faszie und verbindet sich mit der V. saphena magna.
- ▌ Distal davon ist die V. saphena magna nicht mehr refluxiv, meist zeigt sich sonographisch ein Kalibersprung (Abb. 7.34).
- ▌ Der Seitenast ist nicht von einer Faszie umhüllt.

Dieser Punkt heißt distaler Insuffizienzpunkt, von ihm ist das Hach-Stadium abhängig. Fälschlicherweise wird oft nur dann von einem Stadium III gesprochen, wenn der Reflux in der V. saphena magna unterhalb des Kniegelenks endet. Geht der Seitenast auf halber Höhe der Wade ab, sprechen einige Autoren bereits von *Stadium IV*. Dies entspricht jedoch nicht der Beschreibung von Hach.

Dennoch ist es in Hinblick auf *Operationstechnik* und *Prognose* nach Ansicht der Autorin relevant, diese Unterscheidung zu treffen. Beim stadiengerechten Stripping ist ein distaler Insuffizienzpunkt unmittelbar unterhalb des Kniegelenks, im Bereich der Boyd-Perforansvene, anders zu therapieren, als läge er im Verlauf der Wade. Die Rückbildung des Kalibers der Stammvene erfolgt bei venenerhaltenden Verfahren besser, wenn der gesamte Verlauf der V. saphena magna an der Wade suffizient ist. Daher wird folgende *Präzisierung* vorgeschlagen (Tabelle 4.2):

Stadium III:
Der distale Insuffizienzpunkt liegt unmittelbar unterhalb des Kniegelenks, im Bereich der Boyd-Perforansvene.

Tabelle 4.2. Einteilung des Hach-Stadiums der V. saphena magna nach dem distalen Insuffizienzpunkt

Hach-Stadium	Beschreibung
I	Der Reflux endet im Bereich der Leiste
II	Der Reflux endet zwischen der Leiste und dem Knie
III	Der Reflux endet zwischen dem Knie und der Boyd-Perforansvene
III–IV	Der Reflux endet zwischen der Boyd-Perforansvene und dem Knöchel
IV	Die V. saphena magna ist bis zum Knöchel refluxiv

Stadium III–IV:
Der distale Insuffizienzpunkt liegt zwischen der Boyd-Perforansvene und dem Knöchel.
Stadium IV:
Die V. saphena magna ist bis zum Knöchel refluxiv.

Für die erste Erhebung des Hach-Stadiums, die Mitteilung an den Hausarzt und eine generelle prognostische Einschätzung ist die Festlegung des distalen Insuffizienzpunktes nach oben genannten duplexsonographischen Kriterien völlig ausreichend. Zusätzliche Informationen über den Verlauf der V. saphena magna sind nur in Hinblick auf die Planung einer Therapie der venösen Insuffizienz relevant.

▌ Zweiter Abschnitt der Rezirkulation

Den zweiten Abschnitt der Rezirkulation nach Hach stellt die *konjugierende Seitenastvarikose* dar. Sie wird von Hach beschrieben, jedoch nachvollziehbarerweise nicht weiter in Stadien eingeteilt. Die Morphologie der Seitenäste bzw. ihre Existenz spielen für die Therapie der Stammveneninsuffizienz keine Rolle.

Der zweite Abschnitt der Rezirkulation muss nicht immer vorliegen, der Reflux kann direkt aus dem ersten (Stammvene) in den dritten Abschnitt (Perforansvene) übergehen. Ebenso ist es möglich, dass eine konjugierende Seitenastvarikose vorliegt, jedoch nicht unbedingt am distalen Insuffizienzpunkt: bei einer kompletten Insuffizienz der V. saphena magna mit Reflux bis unterhalb des Kniegelenks und Drainage über die Boyd-Perforansvene kann durchaus am Oberschenkel eine Seitenastvarikose vorliegen

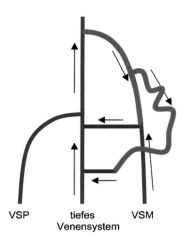

VSP   tiefes   VSM
         Venensystem

Abb. 4.13. Komplette Insuffizienz der V. saphena magna im Hach-Stadium III. Der Reflux füllt eine konjugierende Seitenastvarikose am Oberschenkel. Die V. saphena magna ist bis zur Boyd-Perforansvene refluxiv, der Reflux tritt hier in das tiefe Venensystem über

(Abb. 4.13). Da am Übertritt des Blutes aus der V. saphena magna in den Seitenast am Oberschenkel die Insuffizienz in der V. saphena magna nicht endet, kann hier weder vom distalen Insuffizienzpunkt gesprochen noch das Hach-Stadium festgelegt werden.

▌ Dritter Abschnitt der Rezirkulation

Den dritten Abschnitt bilden die Perforansvenen, die während der muskulären Diastole das Blut aus den refluxiven Venen in die tiefen Beinvenen drainieren (s. Kapitel 9).

Zu Beginn einer venösen Insuffizienz dient die *Perforansvene* meist an der Wade lediglich als Wiedereintrittspunkt für das rezirkulierende Blut. Je größer das Refluxvolumen, desto größer wird das Kaliber der Perforansvene sein.

Erst bei Auftreten eines sehr großen Rezirkulationsvolumens wird die Perforansvene so gedehnt, dass sie durch die Muskelkontraktion nicht mehr verschlossen wird. Dann liegt in der Muskelsystole ein auswärts gerichteter Fluss vor, der während der Muskeldiastole aber wieder nach innen abfließen muss (s. Kapitel 3.4 und 9.3.2). Wie Hach zutreffend beobachtet, tritt dieser Fall bei einer *dekompensierten Rezirkulation* (gedehnte, sekundär refluxive tiefe Beinvenen) auf.

Stellen wir im Duplexultraschall lediglich einen *auswärts gerichteten Fluss* durch eine Perforansvene fest, handelt es sich hierbei entweder

um den proximalen Insuffizienzpunkt oder um eine *sekundäre Varikose* mit Z.n. Verschluss der tiefen Beinvenen bzw. postthrombotischem Syndrom (PTS). In beiden Fällen bildet die Perforansvene nicht den dritten Abschnitt der Rezirkulation: im ersten Fall ist die Perforansvene der proximale Insuffizienzpunkt, im zweiten Fall fände die Stadieneinteilung keine Anwendung, da sie lediglich zur Beschreibung der primären und nicht der sekundären Varikose gedacht ist.

▌ Vierter Abschnitt der Rezirkulation

Der Rezirkulationskreis wird durch den vierten Abschnitt, das tiefe Venensystem, vervollständigt. Die sonographischen Kriterien zum Erkennen der *dekompensierten Rezirkulation* werden in Kapitel 14 beschrieben. Es ergeben sich aus der Sonographie keine neuen Erkenntnisse gegenüber der Phlebographie; die Einteilung kann wie von Hach beschrieben übernommen werden.

4.1.4 Vena saphena parva

▌ Erster Abschnitt der Rezirkulation: proximaler Insuffizienzpunkt

Wie oben beschrieben, kann man in Abhängigkeit des proximalen Insuffizienzpunktes die Insuffizienz in komplett oder inkomplett unterscheiden. *Komplett* sind die Rezirkulationsformen, bei denen der Reflux aus der V. poplitea im Bereich der Kniekehle in die V. saphena parva übergeht (s. auch Kapitel 2.5.1 und Abb. 2.31 a–d).

Eine *inkomplette* Insuffizienz liegt dann vor, wenn der Reflux die V. saphena parva nicht über diese direkte Verbindung erreicht. Die Möglichkeiten für den Refluxursprung entsprechen denen der V. saphena magna.

Unter der Voraussetzung, dass die Mündung der V. saphena parva suffizient und die V. saphena parva im Verlauf refluxiv ist, ergibt sich folgender Vorschlag einer Einteilung der inkompletten Insuffizienz der V. saphena parva nach:

▌ *Refluxursprung*
▌ *Refluxverlauf* bis zur Einmündung in die V. saphena parva.

Als *Ursprung* für den Reflux bei inkompletter Insuffizienz der V. saphena parva kommen folgende Varianten in Frage:

▮ kleines Becken   pelviner Typ
▮ Perforansvenen   Perforanstyp
▮ V. saphena magna   Magnatyp

Der Reflux aus diesen Ursprüngen kann die V. saphena magna über folgende *Verbindungen* erreichen:

▮ direkt über die May-Perforansvene
▮ dorsal über die V. Giacomini
  – pelviner Typ
  – Perforanstyp (Hach-Perforansvene)
  – Magnatyp
▮ lateral über die V. saphena accessoria lateralis
  – pelviner Typ
  – Magnatyp
▮ distal über einen Seitenast an der Wade
  – Magnatyp
  – Perforanstyp

Es ergeben sich hieraus folgende Spielarten:

1 Pelviner Typ

1 a *Dorsaler pelviner Typ*: Der Reflux aus dem kleinen Becken erreicht die V. saphena parva über die V. saphena accessoria medialis oder Giacomini-Anastomose (Abb. 4.14 a).

1 c *Lateraler pelviner Typ*: Der Reflux aus dem kleinen Becken erreicht die V. saphena parva über einen Seitenast der V. saphena accessoria lateralis im Verlauf der V. saphena parva an der Wade (Abb. 4.14 b).

2 Perforanstyp

2 a *Direkter Perforanstyp (May)*: Die Perforansvene mündet direkt in die V. saphena parva. In Klammern steht die entsprechende Vene (Abb. 4.15 a). Der Zusatz „direkt" könnte auch hier entfallen, da durch das Benennen der Perforansvene in Klammern eindeutig ist, dass der Zusatz nicht vergessen wurde.

2 b *Dorsaler Perforanstyp* (Hach): Die Hach-Perforansvene füllt die V. saphena parva über V. saphena accessoria medialis oder Giacomini-Anastomose (Abb. 4.15 b).

2 c *Distaler Perforanstyp*: Die Perforansvene füllt die V. saphena parva an der Wade über Seitenäste (Abb. 4.15 c).

3 Magnatyp

3 a *Dorsaler Magnatyp*: Die V. saphena magna füllt die V. saphena parva über V. saphena accessoria medialis oder die Giacomini-Anastomose (Abb. 4.16 a).

3 b *Distaler Magnatyp*: Die V. saphena magna füllt die V. saphena parva über einen Seitenast an der Wade (Abb. 4.16 b).

Erreicht der Reflux aus dem kleinen Becken die V. saphena parva über eine Rezirkulation der V. saphena magna, so wird das betroffene Bein in Bezug auf beide Stammvenen eine Insuffizienz aufweisen. Der pelvine Ursprung wird bei der V. saphena magna zum Tragen kommen. Die Benennung wäre dann beispielsweise: inkomplette Insuffizienz der V. saphena magna vom Sternseitenasttyp und inkomplette Insuffizienz

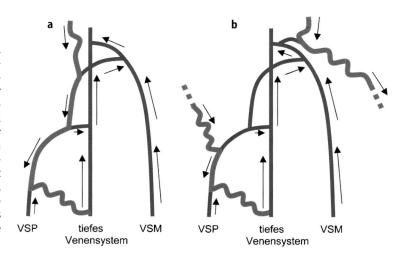

Abb. 4.14. Inkomplette Insuffizienz der V. saphena parva vom pelvinen Typ. **a** Dorsaler pelviner Typ: der Reflux aus dem kleinen Becken fließt über Venen an der Oberschenkelinnenseite (meist über die Labien) nach distal und trifft dort auf die V. saphena accessoria medialis. **b** Lateraler pelviner Typ: der Reflux aus dem kleinen Becken fließt über Venen an der Oberschenkelvorderseite nach distal und trifft dort auf die V. saphena accessoria lateralis. Diese zieht lateral um das Bein (hier unterbrochen, rechts aus dem Bild und links wieder herein) und füllt an der Wade die V. saphena parva

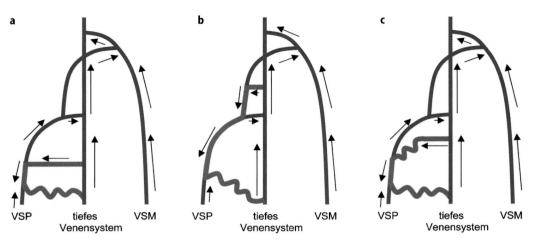

Abb. 4.15. Inkomplette Insuffizienz der V. saphena parva vom Perforanstyp. **a** Direkter Perforanstyp (May). **b** Dorsaler Perforanstyp (Hach). **c** Distaler Perforanstyp: die Perforansvene füllt die V. saphena parva an der Wade über Seitenäste

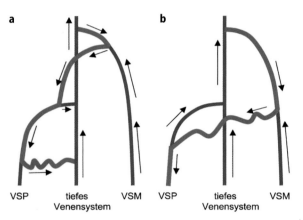

Abb. 4.16. Inkomplette Insuffizienz der V. saphena parva vom Magnatyp. **a** Dorsaler Magnatyp: die V. saphena magna füllt die V. saphena parva über V. saphena accessoria medialis oder Giacomini-Anastomose. **b** Distaler Magnatyp: die V. saphena magna füllt die V. saphena parva über einen Seitenast an der Wade

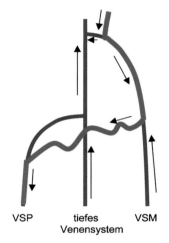

Abb. 4.17. Inkomplette Insuffizienz der V. saphena magna vom Sternseitenasttyp und inkomplette Insuffizienz der V. saphena parva vom distalen Magnatyp

der V. saphena parva vom distalen Magnatyp (Abb. 4.17).

▌ Erster Abschnitt der Rezirkulation: Verlauf

Die V. saphena parva zeigt in ihrem Verlauf keine extrafaszialen oder aplastischen Segmente. Nur in ganz seltenen Fällen ist der proximale Anteil hypo- oder aplastisch in diesem Fall läge bei Insuffizienz des distalen Anteils eine inkomplette Insuffizienz vor. Es ist daher nicht nötig, in Bezug auf den Verlauf nach der Duplexsonographie nähere Angaben zu machen.

▌ Erster Abschnitt der Rezirkulation: distaler Insuffizienzpunkt

Nach duplexsonographischen Kriterien findet man im Hach-Stadium I zusätzlich zum in die V. Giacomini übergeleiteten Reflux auch refluxive Seitenäste, die direkt in der Kniekehle die Faszie durchbrechen und in diesem Bereich extrafaszial eine *konjugierende Seitenastvarikose* verursachen. Diese Befunde sind ebenfalls zum Hach-Stadium I zu rechnen (Abb. 4.18).

Nach Erfahrung der Autorin sind die Heilungschancen bei venenerhaltenden Verfahren größer, wenn die distale V. saphena parva

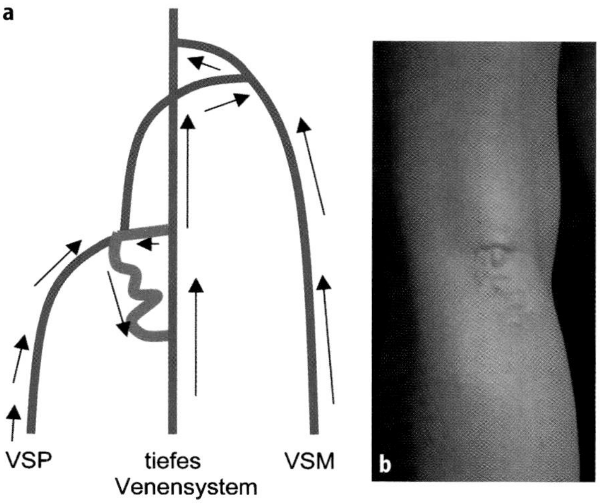

a
VSP
tiefes Venensystem
VSM
b

Abb. 4.18. **a** Hach-Stadium I mit extrafaszialem Seitenast, **b** klinisches Bild

unterhalb der May-Perforansvene suffizient ist. Analog zur V. saphena magna könnte man das Stadium II, das ja Seitenäste im Verlauf der gesamten V. saphena parva betrifft, in zwei Gruppen unterteilen, in Abhängigkeit davon, ob der distale Insuffizienzpunkt oberhalb oder auf Höhe der May-Perforansvene (II) oder distal davon (II–III) sitzt:

- Stadium I: Der distale Insuffizienzpunkt liegt im Bereich der Kniekehle – es füllt sich die V. Giacomini oder ein Seitenast (Abb. 4.9 a und 4.18 a)
- Stadium II: Der distale Insuffizienzpunkt liegt zwischen der Kniekehle und der May-Perforansvene, diese inbegriffen (Abb. 4.19 a u. b)
- Stadium II–III: Der distale Insuffizienzpunkt liegt zwischen May-Perforansvene und Knöchel (Abb. 4.19 c)
- Stadium III Die gesamte V. saphena parva ist refluxiv (Abb. 4.19 d)

Für die Abschnitte 2 bis 4 der Rezirkulation gilt bei der Anwendung der Duplexsonographie analog das für die V. saphena magna beschriebene[1].

[1] Ich möchte Herrn Professor Hach für seine ermutigenden Worte und Anregungen zur Überarbeitung seiner Stadieneinteilung danken. Ich bewundere ihn besonders für seine menschliche Größe, neue Ideen so enthusiastisch zu befürworten, obwohl diese auch seine früheren Ausführungen, die lange Zeit als Goldstandard galten, weiterentwickeln.

a
b
VSP
tiefes Venensystem
VSM
VSP
tiefes Venensystem
VSM
c
d
VSP
tiefes Venensystem
VSM
VSP
tiefes Venensystem
VSM

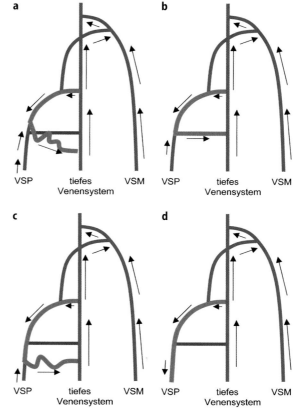

Abb. 4.19. Einteilung der Hach-Stadien der V. saphena parva nach dem distalen Insuffizienzpunkt.
Hach I: s. Abb. 4.9 a und Abb. 4.18 a
a Hach II: der Reflux endet zwischen der Kniekehle und der May-Perforansvene (lila). **b** Hach II: der Reflux endet in der May-Perforansvene; es können proximal davon auch Seitenäste abgehen, die hier nicht eingezeichnet sind. **c** Hach II–III: der Reflux endet zwischen der May-Perforansvene (lila) und dem Knöchel. **d** Hach III: der Reflux endet am Knöchel, die gesamte V. saphena parva ist refluxiv

4.2 Shunteinteilung nach Franceschi

1988 veröffentlichte Franceschi die von ihm entwickelte *CHIVA-Methode* zur Behandlung der Beinvenen. Ihr liegt eine neue Analyse der Rezirkulationskreise zugrunde, die im Gegensatz zu Hachs eher morphologischen Einteilung hauptsächlich auf *hämodynamisch-physiologischen Kriterien* beruht [30].

Zur Anwendung der CHIVA-Methode ist es unerlässlich, die Einteilung der Rezirkulationskreise in die so genannten Shunt-Typen zu verstehen [56]. Da die CHIVA-Methode sich im deutschsprachigen Raum zunehmend verbreitet, wird die Shunt-Einteilung hier aufgenommen.

4.2.1 Venennetze nach Franceschi

Franceschi unterteilte die oberflächlichen Venen des Beines in zwei morphologisch wie funktionell zu unterscheidende Systeme: die Stammvenen und die Seitenäste. Er nannte die unterschiedlichen Venen nach dem französischen Wort Resaux für *Netz*: R1 bis R4 (Abb. 4.20 und 4.21). Als Grenzmarke zwischen R2 (Stammvene) und R3 (Seitenast) legte er die Fascia saphena fest.

R1 steht für das tiefe Venensystem und die Perforansvenen, d.h. für alle Venen, die innerhalb der Muskelfaszie verlaufen.

Das *R2-Netz* besteht aus den oberflächlichen Venen, die zwischen der Muskelfaszie und der so genannten Fascia saphena, also interfaszial verlaufen. Dem R2-Netz sind in jedem Fall die Vv. saphenae magna und parva zuzuordnen. Da die Vv. saphenae accessoria lateralis und medialis in ihrem proximalen Anteil immer zwischen den Faszien verlaufen, gehören sie teilweise ebenfalls zum R2-Netz. Bei vielen Patienten liegt die distale Verlängerung der V. saphena accessoria medialis, die V. femoropoplitea, auch V. Giacomini genannt, bis zur Kniekehle in der Fasziendoppelung. Dann ist auch sie dem R2-Netz zuzuordnen.

Das *R3-Netz* besteht aus allen Seitenästen, die epifaszial, im subkutanen Fettgewebe liegend, verlaufen, und zwar unabhängig von ihrem Durchmesser. Ursprünglich hatte Franceschi kräftige Seitenäste als R3 und retikuläre Venen und Kapillare als R4 definiert. Da diese Unterscheidung aber gelegentlich nicht genau getroffen werden kann, wurden in einer Konsenskonferenz alle epifaszial verlaufenden Venen des

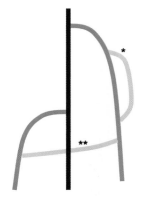

Abb. 4.21. Schematische Darstellung der R4-Venen (hellblau) in einem Schema der tiefen Beinvenen (dunkelblau) und der Saphenastämme (mittelblau)
* longitudinale R4-Vene
** transversale R4-Vene

oberflächlichen Venennetzes als R3-Venen definiert [56].

Als *R4-Venen* gelten nunmehr nur diejenigen R3-Venen, die zwei R2-Venen miteinander verbinden, also Anastomosen zwischen Vv. saphenae magna und parva (transversale R4) oder Venen, die die Vv. saphenae magna oder parva mit sich selbst anastomosieren (longitudinale R4) (Abb. 4.21). Insofern ist die Giacomini-Anastomose, wenn sie interfaszial verläuft, topographisch dem R2-Netz zuzuordnen, funktionell jedoch dem R4-Netz.

In einem gesunden Bein fließt das Blut immer von einem *großen R* zu einem *kleineren R*: von einem Seitenast in eine Stamm- (R3 → R2) oder in eine Perforansvene (R3 → R1), von einer Stammvene in die tiefe Beinvene (R2 → R1). Das Blut verlässt die tiefe Beinvene im Bein nicht, sondern fließt weiter zum Herzen (es bleibt also im R1 und wechselt nicht in ein höheres R).

4.2.2 Kriterien eines „Shunts" nach Franceschi

Bei einer Varize liegt, wie von Trendelenburg beschrieben [87], eine *Rezirkulation* vor. Franceschi teilte sie je nach der Reihenfolge der beteiligten Venensegmente in Shunt-Typen ein [30].

Für venöse Rezirkulationen den Begriff *Shunt* zu wählen, ist sicherlich nicht sehr glücklich, bedenkt man, dass er im deutschen bzw. englischen Sprachgebrauch bereits eine Bedeutung hat; er ist definiert als Kurzschlussverbindung zwischen arteriellen und venösen Blutgefäßen bzw. Gefäßsystemen (z. B. großem und kleinem Kreislauf). Diese Art von Shunts werden in Frankreich, Italien und Spanien eher „Derivación" genannt, daher kam es dort nicht zu Un-

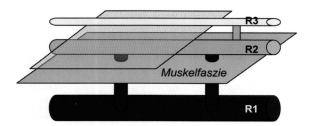

Abb. 4.20. Schematische Darstellung der Venennetze R1 bis R3 nach Franceschi: R1 sind die tiefen Bein- und Perforansvenen, hier dunkelblau dargestellt, die unter der Muskelfaszie verlaufen. R2 sind die „interfaszial" verlaufenden, mittelblau dargestellten Gefäße zwischen der orangefarbenen Muskelfaszie und der halbtransparenten Fascia saphena. R3 sind die hellblauen Gefäße, die im epifaszialen Bereich verlaufen [56]

stimmigkeiten, als Franceschi die Rezirkulation bei der Varikose Shunt nannte. In Deutschland übernehmen wir diese Bezeichnung, um im internationalen Konsens zu bleiben, jedoch in dem Wissen, dass es sich hier um eine Rezirkulation und nicht um einen klassischen Shunt handelt.

Die Shunt-Typen unterscheiden, welche R in welcher *Reihenfolge* an der Rezirkulation beteiligt sind, das heißt, welchen Ursprung das Blut hat, über welche Venennetze der Reflux verläuft und insbesondere, an welche Venen die Reentry-Perforansvenen Anschluss finden. Wichtig ist, dass bei der Untersuchung der Reentry-Perforansvenen zur Feststellung der Shunt-Typen nur gedehnte Perforansvenen in Betracht gezogen werden dürfen. So ist beispielsweise bekannt, dass es eine Reihe von Perforansvenen entlang der V. saphena magna gibt. Sind sie jedoch nicht gedehnt, um sich im Durchmesser der erhöhten Blutmenge der refluxiven Vene anzupassen, sind sie für die Rezirkulation nicht relevant.

Bei komplexen Rezirkulationsformen mit ineinander verschachtelten Wiederholungskreisläufen zählt für die Shunteinteilung die *Hauptrezirkulation*, d.h. der Punkt, an dem der größte Anteil des rezirkulierenden Blutes von einem geringeren in ein größeres R tritt, meist der oberste Refluxpunkt, z.B. die Krosse der V. saphena magna oder eine Perforansvene.

Ein Überblick über die verschiedenen Shunt-Typen ist in Tabelle 4.3 zusammengefasst. Shunt-Typ I liegt in 34% der Fälle vor, Typ II in 16%, Typ III in 39%, die Typen IV bis VI in 11%. Diese Häufigkeiten wurden an einem Kollektiv von 989 untersuchten Beinen erhoben [58].

4.2.3 Shunt-Typ I

Diese Rezirkulation betrifft immer die *R2-Saphenastämme*. Ihr Ursprung liegt im tiefen Venensystem (R1–R2): die V. saphena füllt sich direkt über eine Krosse (Abb. 4.22 a) oder über eine Perforansvene (Abb. 4.22 b). Der Abfluss des

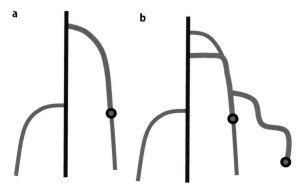

Abb. 4.22. Für die Abbildungen 4.22 bis 4.24 gilt, dass die hämodynamisch relevanten Reentry-Perforansvenen als rot/schwarzer Punkt auf der Vene dargestellt sind, die sie drainieren. Dunkelblau ist das R1-Netz, mittelblau das R2-Netz und hellblau das R3-Netz. Die refluxiven Strecken sind rot dargestellt.
Shunt-Typ I nach Franceschi: **a** R1–R2–R1, **b** suffiziente Krosse und Reflux über Hunter-Perforansvene, Beteiligung des R3-Netzes in Form eines refluxiven Seitenastes

Tabelle 4.3. Überblick über die verschiedenen Shunt-Typen

Shunt-Typ	Hauptrezirkulation	Beschreibung
I	R1–R2–R1	Die Hauptrezirkulation spielt sich in der Stammvene ab, die Ligatur von Seitenästen würde keine deutliche Besserung hervorrufen
II	R2–R3–R2	Seitenastvarikose, ohne Beteiligung von Blut aus den tiefen Beinvenen
III	R1–R2–R3–(R2–)R1	Die Hauptrezirkulation der Stammvene findet ihren Weg in die tiefe Beinvene nur über einen Seitenast, nicht direkt über eine Perforansvene aus dem Saphenastamm. Die Ligatur des/der Seitenastes/äste kann eine deutliche Besserung oder Heilung bewirken
IV	Reflux aus dem kleinen Becken	Der Insuffizienzpunkt liegt im kleinen Becken und füllt das Venensystem des Beines über einen Sternseitenast oder über Seitenäste an der Oberschenkelvorder- oder -innenseite
V	R1–R3–(R2)–R1	Der Reflux entspringt einer Perforansvene, diese füllt direkt einen Seitenast; im weiteren Verlauf kann eine Stammvene gefüllt werden oder der Reflux aus dem Seitenast wieder ins tiefe Venensystem fließen
VI	alle anderen	Seltene Formen der Rezirkulation mit Beteiligung der V. Giacomini oder theoretisch denkbarer Rezirkulationen, die nicht in I–V erfasst sind

rezirkulierenden Blutes in das tiefe Venensystem geschieht direkt aus der V. saphena durch eine Perforansvene ohne Umweg über einen Seitenast. An der Hauptrezirkulation ist das R3-Netz nicht beteiligt. Der Hauptkreislauf vollzieht sich also aus tiefer Beinvene (R1) in die V. saphena (R2) und zurück in die tiefe Beinvene (R1), ohne dass das Blut, um diesen Kreislauf vervollständigen zu können, einen Seitenast der saphena füllen muss.

Selbstverständlich können *R3-Seitenäste* auch aus der refluxiven R2-Vene gefüllt werden und selbst refluxiv, varikös sein, was meistens sogar der Fall ist (Abb. 4.22 b). Relevant für die Einteilung als Shunt-Typ I ist jedoch, dass der Abfluss aus der V. saphena auch ohne diese Seitenäste gewährleistet wäre (s. auch Kapitel 4.2.9). Der Shunt-Typ I mit refluxiven Seitenästen wird von einigen Autoren Shunt-Typ I + II genannt. Wie unten ausgeführt, ist der Shunt-Typ II die reine Seitenastvarize. Der „reine" Shunt-Typ I (also ohne refluxive Seitenäste) ist sehr selten. Daher wurde in Deutschland auf die Unterscheidung zwischen Shunt-Typ I und Shunt-Typ I + II verzichtet.

Wichtigstes Kriterium beim Ultraschall ist die Tatsache, dass aus der gedehnten V. saphena direkt eine wiederum selbst ebenfalls gedehnte *Perforansvene* das Blut in das tiefe Venensystem zurück transportiert, so dass der Kreislauf „tiefes Venensystem (R1) – Krosse und V. saphena (R2), Perforansvene – tiefes Venensystem (R1)" geschlossen ist.

4.2.4 Shunt-Typ II

An diesem Shunt-Typ sind die tiefen Beinvenen nicht beteiligt. Die Rezirkulation spielt sich lediglich im oberflächlichen Venensystem ab, sie beinhaltet kein Blut aus den tiefen Beinvenen. Dementsprechend ist die Blutmenge in der Rezirkulation auch geringer. Meist handelt es sich um wenig gedehnte Seitenäste, die lediglich kosmetisch störend sind. Das Blut fließt aus einem R2-Saphenastamm, in dem das Blut orthograd fließt, in einen *R3-Seitenast* und von dort wieder in den Saphenastamm (Abb. 4.23 a) oder direkt in eine Perforansvene (Abb. 4.23 b). Diese letzte Variante stellt an sich keine Rezirkulation dar. Sie wird daher von Franceschi „offener Shunt" genannt, weil das Blut nicht wieder an seinen Ursprung zurückfließt.

Bei diesem offenen Shunt-Typ II wird das Beinvenensystem nicht *volumenüberlastet*, da es keinen echten Wiederholungskreislauf gibt. Dennoch kann diese Vene kosmetisch stören, da Blut aus einem größeren Gefäß (Saphenastamm) in ein kleineres Gefäß fließt, so dass es dieses überlastet: der Seitenast wird gedehnt und sichtbar.

Unabhängig davon, ob es sich um einen offenen oder geschlossenen Shunt-Typ II handelt, kann im Saphenastamm proximal vom Abgang des insuffizienten Seitenastes ebenfalls eine Flussveränderung auftreten. Gelegentlich kann man über eine längere Strecke *proximal vom Abgang des Seitenastes* einen nicht sehr stark ausgeprägten *Rückfluss im Saphenastamm* messen (Abb. 4.10), ohne jedoch seinen eigentlichen Ursprung ausmachen zu können. Es fließt hier lediglich das Blut, das aus den gesunden Seitenästen die V. saphena weiter oberhalb füllt, eine Strecke rückwärts, um schließlich in den refluxiven Seitenast auszutreten. Es sind also bereits ein paar Klappen in der V. saphena insuffizient, ohne dass jedoch Blut aus der tiefen Beinvene in die V. saphena herausgetreten ist, das heißt, ohne dass es einen proximal gelegenen Insuffizienzpunkt im Sinne eines Reflux aus der tiefen Beinvene gäbe (s. auch Abb. 4.10 und Shunt-Typen Schemata ⦅CD⦆).

4.2.5 Shunt-Typ III

Wie beim Shunt-Typ I liegt bei diesem Shunt-Typ der primäre Refluxpunkt auch in einer Verbindung aus dem tiefen Venensystem in das R2-Netz (R1–R2), das heißt, der *Saphenastamm* wird direkt aus der tiefen Beinvene gefüllt, sei

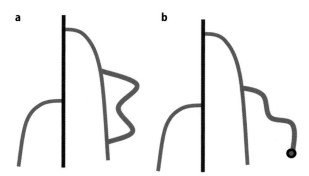

Abb. 4.23. Shunt-Typ II nach Franceschi: **a** R2–R3–R2, **b** Abfluss über eine Perforansvene, so genannter „offener Shunt", R2–R3–R1

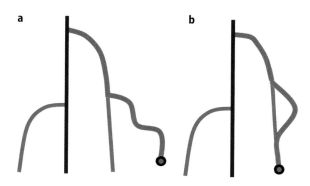

Abb. 4.24. Shunt-Typ III nach Franceschi: **a** R1–R2–R3–R1, **b** R1–R2–R3–R2–R1

es über eine Krosse oder eine Perforansvene. Dieser refluxive Saphenastamm jedoch drainiert nicht über eine Perforansvene direkt wieder in das tiefe Venensystem, sondern gibt das refluxive Volumen in vollem Umfang an einen oder mehrere *Seitenäste* (R3) ab. Erst diese werden das Blut den tiefen Beinvenen zuführen. Dies kann auf verschiedene Weise geschehen: entweder direkt über eine Perforansvene (Abb. 4.24 a), wobei der Seitenast sich auch aufteilen und das Blut mehrerer Perforansvenen zuführen kann, oder erneut über einen Saphenastamm (Abb. 4.24 b). In Abbildung 4.24 b haben wir es mit einer longitudinalen R4-Vene zu tun. Abweichend zur Situation in Abbildung 4.24 b kann der nun drainierende Saphenastamm auch der ursprünglich nicht betroffene sein, in diesem Fall die V. saphena parva.

Wichtig ist hier wieder die Tatsache, dass nur im Ultraschall sichtbar gedehnte Perforansvenen für die Shunteinteilung in Betracht gezogen werden dürfen. Daher ist es am besten, die Unterscheidung zwischen den Shunt-Typen I und III nur mit der unten beschriebenen Strategie vorzunehmen (s. Kapitel 4.2.9).

Zusammenfassend kann man sagen, dass beim Shunt-Typ III zwar der Reflux im Saphenastamm beginnt (und aus der tiefen Beinvene stammt), jedoch nicht direkt aus dem Saphenastamm in das tiefe Venensystem abfließt, sondern nur über einen zwischengeschalteten Seitenast. Ohne Seitenastvarikose gäbe es keine Rezirkulation.

4.2.6 Shunt-Typ IV

Der proximale Insuffizienzpunkt liegt im *kleinen Becken*. Es gibt folgende Möglichkeiten (s. Abb. 4.7):

∎ Der Reflux füllt über Sternseitenäste die V. saphena magna und macht diese direkt unterhalb der saphenofemoralen Mündung refluxiv.

∎ Der Reflux aus einem Sternseitenast füllt die Vv. saphenae accessoria lateralis oder accessoria medialis, die im weiteren Verlauf in einen der beiden Saphenastämme münden, meist in die V. saphena magna.

∎ Rezirkulation über die Labien in ein retikuläres Netz an der Oberschenkelinnenseite, das wiederum meist in die V. femoropoplitea einmündet und über diese die Stammvenen füllt oder an der Oberschenkelinnen- und -rückseite ein retikuläres variköses Netz ergibt.

Der Shunt-Typ IV wurde zunächst von Franceschi als *Sammelsurium* aller anderen Rezirkulationsmöglichkeiten definiert. Immerhin lassen sich ca. 90% der Rezirkulationen in die ersten drei Shunt-Typen einteilen. Allerdings haben sich nach jahrelanger Anwendung zwei weitere Untergruppen herauskristallisiert. Es wurde deutlich, dass eine neue Einteilung dieser Gruppe notwendig war.

Im Jahr 2002 ging die Entwicklung auseinander: Franceschi und Cappelli stellten eine komplexe Einteilung vor [56] (Schemata 🔘). Parallel dazu hatte die Gruppe in Deutschland zwei weitere Shunt-Typen etabliert, die zwar auch in der Einteilung von Franceschi und Cappelli zu finden sind, jedoch anders eingeteilt wurden. Sie entsprechen den hier dargestellten Shunt-Typen IV bis V.

4.2.7 Shunt-Typ V

Eine *Perforansvene* füllt einen Seitenast ohne Beteiligung einer Stammvene in diesem ersten Abschnitt. Es liegt ein Reflux R1–R3 vor (s. Abb. 4.8 c). Der Abfluss kann direkt aus dem Seitenast wieder über eine Perforansvene in das tiefe Venensystem stattfinden bzw. in eine Stammvene drainieren, die orthograd über ihre Krosse abfließt oder retrograd gefüllt und ihrerseits über eine Perforansvene drainiert wird.

Diese Situation liegt häufig posttraumatisch vor, z. B. bei Fußballern an den Waden.

4.2.8 Shunt-Typ VI

Alle weiteren denkbaren Formen eines Rezirkulationskreises können als Shunt-Typ VI definiert werden. Der Shunt-Typ VI ist somit ein Sammelsurium.

4.2.9 Differenzierung Shunt-Typ I und III

Die Unterscheidung zwischen den beiden häufigsten Shunt-Typen (I und III) hat bei Anwendung der CHIVA-Methode ganz klare *therapeutische Implikationen* und erfolgt mittels Duplexsonographie (Abb. 4.26).

Shunt-Typ III erkennt man daran, dass nach Verschließen des Seitenastes kein Reflux mehr im Stamm vorliegt, da das gesamte *Rezirkulationsvolumen über den Seitenast* drainiert wurde. Dies wird in der Praxis durch stammnahes

Komprimieren des oder der refluxiven Seitenäste erreicht. Bei Vorliegen einer drainierenden Perforansvene direkt aus dem Stamm könnte der Reflux weiterhin über diese in das tiefe Venensystem gelangen; der Seitenast wird zum Aufrechterhalten der Rezirkulation nicht benötigt. Besteht also trotz komprimierter Seitenäste eine Rezirkulation, handelt es sich um Shunt-Typ I.

Die *inhaltliche Auseinandersetzung* mit den Venennetzen R1–R3 und den Shunt-Typen beleuchtet Zusammenhänge, die eigentlich Jedem, der sich mit der Varikose auseinandersetzt, bekannt, jedoch vielleicht nicht unbedingt bewusst sind. Allein aus diesem Grund ist es interessant, sich hiermit zu beschäftigen.

Die Umsetzung der Shunteinteilung in der täglichen Praxis ist sicherlich nur dann sinnvoll, wenn man die *CHIVA-Methode* auch anwenden möchte.

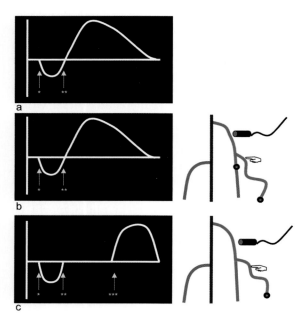

Abb. 4.26. Unterscheidung der Shunt-Typen I und III mittels Duplexsonographie (s. auch Abb. 7.52). **a** Strömungsprofil in der proximalen refluxiven Saphenastrecke bei beiden Shunt-Typen ohne Manipulation (Ultraschallkopf wie in **b** und **c** skizziert). * Manuelle Kompression der Wade bzw. Heben der Zehen durch den Patienten im Rahmen des Wunstorfer Manövers (s. Kapitel 6.7) [59], ** Dekompression der Wade bzw. Entspannen der Zehen. **b** Strömungsprofil an derselben Stelle wie in **a** bei digitaler Kompression des Seitenastes (☞) Shunt-Typ I. **c** Strömungsprofil an derselben Stelle wie in **a** bei digitaler Kompression des Seitenastes (☞) Shunt-Typ III. *** Lösen der digitalen Kompression [56]

4.3 CEAP-Einteilung

Auf der Suche nach einer Möglichkeit, die Varizen für *Vergleichsstudien* stratifizieren zu können, wurde 1994 eine Kommission unter Leitung von A. Nicolaides eingesetzt. Sie entwickelte eine deskriptive Einteilung der Erkrankung, die so genannte CEAP-Einteilung (C = klinisches Bild, E = Ätiologie, A = Anatomie und P = pathologisches Substrat), und einen eher klinisch-symptomatisch orientierten Teil: Arbeitsunfähigkeits- und klinischer Score. Die Einteilung wurde international weit gestreut publiziert und hat schnell einen hohen Bekanntheitsgrad erlangt [62].

Es gab mehrere Ansätze, die Bestandteile der CEAP-Einteilung in Studien zu validieren [1]. Daraus ergab sich die Notwendigkeit, die Einteilung zu überarbeiten sowie einen Basisteil für die praktische Arbeit und einen komplexen Teil für klinische Studien voneinander abzugrenzen. Trotz dieser stattgehabten Bemühungen sind sich die Autoren nach wie vor einig, dass dies gewiss nicht die letzte CEAP-Einteilung sein wird [26].

Klinischer und Arbeitsunfähigkeits-Score werden hier nicht beschrieben, da zu ihrer Erhebung keine Duplexsonographie erforderlich ist.

Deskriptiver Teil

Dieser sehr komplexe Ansatz zur Einteilung der chronisch venösen Erkrankung wird hier in seiner letzten Fassung von 2004, wie in der deutschsprachigen Zeitschrift Phlebologie 2005 publiziert, wiedergegeben.

Es wurden einige *Neuerungen* aufgenommen: in der klinischen Gruppe („C") wurden weitere Untergruppen beschrieben und die Zusätze „S" und „A" für „symptomatisch" und „asymptomatisch" aufgenommen. Während ursprünglich als C nur die höchste der Stufen angegeben wurde, werden jetzt alle zutreffenden Zahlen aufgenommen, um das klinische Bild besser zu beschreiben. Aus der Gruppe Anatomie („A") wurden die Zahlen für die unterschiedlichen Venensegmente heraus und in die Gruppe Pathophysiologie („P") übernommen. In den Gruppen Ätiologie („E"), Anatomie und Pathophysiologie wurde ein „n" aufgenommen, für den Fall, dass keine der beschriebenen Möglichkeiten zutrifft.

Zusätzlich wurde festgelegt, dass *Datum* und *Art der Untersuchung* angegeben werden sollen. Hierfür wurden drei Stufen der Diagnostik definiert:

Stufe 1: Anamnese, klinischer Befund, Taschendoppler

Stufe 2: Duplexsonographie, optional zusätzlich Plethysmographie

Stufe 3: Invasive Verfahren: Phlebographie, MRT, Spiral-CT, Venendruckmessung

Die aktuelle Einteilung sieht folgendermaßen aus:

▪ Gruppe C: Einteilung nach der Klinik:

C_0 – keine sichtbaren oder tastbaren Zeichen einer Venenerkrankung

C_1 – Telangiektasien oder retikuläre Varizen (Durchmesser im Stehen < 3 mm)

C_2 – sichtbare Varizen (Durchmesser im Stehen > 3 mm)

C_3 – klinisch sichtbares Ödem zum Zeitpunkt der Untersuchung

C_4 – Hautveränderungen verursacht durch venöse Erkrankung
C_{4a} Pigment oder Ekzem
C_{4b} Lipodermatosklerose oder Atrophie blanche

C_5 – abgeheiltes venöses Ulkus

C_6 – aktives venöses Ulkus

S – symptomatisch inkl. Ziehen, Schmerzen, Engegefühl, Hautirritation, Schweregefühl, Muskelkrämpfe und andere Beschwerden, die auf eine venöse Störung zurückzuführen sind

A – asymptomatisch

Alle zutreffenden Zahlen werden angegeben. So hat ein Patient mit sichtbaren fingerdicken Venen, Besenreisern und einem Ekzem sowie Schweregefühl folgende C-Einteilung: $C_{1,2,4a,S}$.

▪ Gruppe E: Einteilung nach Ursache, Ätiologie

E_C – angeboren (C für congenital)

E_P – primär

E_S – sekundär (postthrombotisch)

E_n – keine venöse Ursache feststellbar

▪ Gruppe A: Einteilung nach der Anatomie

In der neuen Einteilung hat man sich hier beschränkt auf die grobe Angabe der betroffenen Segmente:

A_s – oberflächliche Venen (superfizial)

A_p – Perforansvenen

A_d – tiefe Beinvenen (deep)

A_n – keine venöse Lokalisation

Ein Patient mit pathologischer V. saphena magna und refluxiver Perforansvene hätte folgende Einteilung: $A_{s,p}$.

▪ Gruppe P: Einteilung nach der Pathophysiologie

Die erste Einteilung in refluxiv und obstruktiv (R, O) wurde beibehalten und durch ein „n" für keine feststellbare venöse Pathophysiologie ergänzt. Für die Anwendung im Rahmen von Studien kann zu jeder pathophysiologischen Variante außerdem das venöse Segment numerisch zugeordnet werden:

Basis-CEAP:

P_r – Reflux

P_o – Obstruktion (Verschluss)

$P_{r,o}$ – Reflux und Obstruktion

P_n – keine venöse Pathologie feststellbar

Fortgeschrittener CEAP:

Ziffern für die Venensegmente:

Oberflächliches Venensystem

1　Telangiektasien

2　V. saphena magna Oberschenkel

3　V. saphena magna Unterschenkel

4　V. saphena parva

5　nicht den Vv. saphenae zugehörender variköser Seitenast

Tiefes Venensystem

6　V. cava inferior

7　V. iliaca communis

8　V. iliaca interna

9　V. iliaca externa

10　Becken/Gonadenvenen/breites Ligament und andere

11　V. femoralis communis

12　V. profunda femoris

13　V. femoralis superficialis

14　V. poplitea

15　tiefe Unterschenkelvenen, alle gepaart (Vv. tibiales anterior und posterior, peronea)

16　Gastrocnemiusvenen, Soleusvenen und andere Muskelvenen

Perforansvenen

17　Oberschenkel

18　Wade

Nun kann jeder Form der Pathologie ein oder mehrere Venensegmente nach der Duplexsonographie zugeordnet werden. Das Krankheitsbild mit insuffizienter Dodd-Perforansvene und refluxiver V. saphena magna bis zur Wade, varikösen Seitenästen und einer Phlebitis in der V. saphena parva hätte folgende Bezeichnung:

$P_{r2,3,5,17,o4}$

5 Systematik der Duplexsonographie der oberflächlichen Beinvenen

5.1 Arbeitsplatz

Kollegen, die sich der Duplexsonographie der oberflächlichen Beinvenen regelmäßig widmen, sollten ihren Arbeitsplatz auf die besonderen Gegebenheiten der Untersuchung einrichten. Damit wird Zeit gespart und auch die Wirbelsäule geschont.

5.1.1 Organisatorische Aspekte

Der Ultraschallraum kann gleichzeitig auch der *Raum* sein, in dem mit dem Patienten anschließend der Befund besprochen wird. Dies hat den Vorteil, dass der Arzt gleich, während der Patient sich anzieht, den Befund in den Computer eingeben oder in die Kartei aufnehmen und eventuell dabei auch mit dem Patienten sprechen kann. Zudem muss der Patient nicht von einem in den anderen Raum begleitet werden. Wenn während des Ultraschalls auf ein Ausdrucken der Befunde verzichtet wird, muss für den Fall, dass Messungen vorgenommen werden, die Möglichkeit gegeben sein, die erhobenen Daten zu notieren, ohne aufstehen und die Untersuchung dafür unterbrechen zu müssen.

Die Trennung von Sonographie- und Besprechungsraum bietet den Vorteil, dass der Patient vom Assistenzpersonal bereits in den Untersuchungsraum begleitet werden kann, während man noch mit dem Vorpatienten spricht und so die Zeit des An- und Ausziehens keine Verzögerung verursacht. Nachteilig kann sein, dass es bei gehbehinderten Patienten etwas länger dauert, bis der Patient das Sprechzimmer erreicht hat, auch wenn es unmittelbar benachbart wäre.

Der Raum, in dem die Untersuchung stattfindet, bedarf keiner besonderen Anforderungen, abgesehen davon, dass er gut *abzudunkeln* sein muss. Angenehm ist, er lässt sich gut lüften, da die Untersuchungen manchmal etwas langwierig sind und die Schallgeräte meist sehr warme Luft verbreiten. Eine Lampe mit einem in der Nähe des Schallgerätes angebrachten Dimmer stellt eine große Erleichterung für den Untersucher dar, da er dann nicht immer an einen Wandschalter greifen muss, um bei Bedarf die Lichtverhältnisse zu verändern. Eine Schreibtischlampe, die unter dem Schallgerät aufgestellt wird und die Beine des Patienten beleuchtet, stört meist nicht die Wahrnehmung des B-Bildes und ermöglicht auch in einem dunklen Raum die Inspektion der Beine.

5.1.2 Ergonomische Aspekte

Bei der Untersuchung der Venen sollte der Patient stehen. Hierbei ergibt sich die Schwierigkeit, dass man ihn auf eine gewisse *Höhe* bringen muss, um bequem auch die Wade schallen zu können. Patienten neigen jedoch dazu, wenn sie längere Zeit auf einer verhältnismäßig kleinen Fläche (z.B. auf einem Tritt wie im OP üblich) stehen müssen, Gleichgewichtsstörungen zu bekommen. Sie müssen sich auch ohne Gefahr drehen können.

Es gibt verschiedene Möglichkeiten, den Patienten anzuheben, begonnen beim klassischen phlebologischen Kipptisch bis hin zu Vorrichtungen mit Stufen und Gitter, damit der Patient aufsteigen und oben stehen kann (Abb. 5.1).

Der *Kipptisch* ist nach Ansicht der Autorin deswegen ungeeignet, weil mit ihm die Untersuchung an der Beinrückseite nicht leicht durchzuführen ist und der Patient sich wiederum auf der kleinen Trittfläche des aufgestellten Untersuchungstischs drehen muss, was beim freien Stehen sehr viel leichter möglich ist.

Eine Vorrichtung zum Aufsteigen mit einem ringsherum reichenden *Geländer* gibt dem Patienten im Stehen einen besseren Halt und vermeidet das Gefühl der Instabilität (Abb. 5.1). Die senkrechten Verstrebungen könnten jedoch

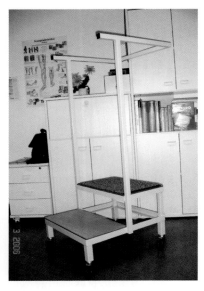

Abb. 5.1. Vorrichtung zum Stehen für die Patienten während der Untersuchung (mit freundlicher Genehmigung von Dr. med. Faiez Baghdadi, Neustadt an der Orla)

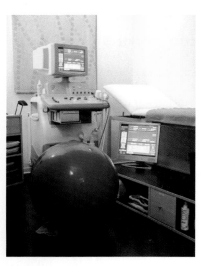

Abb. 5.2. Beispiel für einen Arbeitsplatz zur Untersuchung der oberflächlichen Beinvenen

ihrerseits das freie Arbeiten des Arztes behindern. Ein weiterer Nachteil besteht darin, dass Patienten mit orthostatischen Problemen sich nicht einfach fallen lassen können, da hinter ihnen keine Liege steht.

Die Autorin bevorzugt daher die Kombination eines *Podestes*, das vor der Untersuchungsliege steht, und eines niedrigen Hockers für den Untersucher (auch ein Sitzball ist sehr effektiv) (Abb. 5.2).

Außerdem sollte beachtet werden, dass das Schallgerät links von dem Untersucher steht, der Monitor jedoch oben auf dem Schallgerät montiert ist und der Patient vor dem Untersucher steht, weshalb dieser meist dem Patienten zugewandt ist und dann den Kopf nach links oben drehen muss, um den Monitor einsehen zu können. Diese Arbeitshaltung führt häufig zu Problemen in der Hals- und Brustwirbelsäule. Man kann allerdings alternativ neben den Beinen des Patienten einen *zusätzlichen Bildschirm* anbringen, damit die Blickrichtung nicht immer auf den Monitor über dem Schallgerät wechseln muss.

5.2 Untersuchungsmodalitäten

5.2.1 Untersuchung im Stehen, Sitzen und Liegen

Die ideale Untersuchungsweise der Varizen ist im *Stehen*, sie sind dann am besten gefüllt, auch kleinere Querverbindungen und Perforansvenen werden so am besten gefunden (Abb. 5.3). Dazu kommt, dass der Rückfluss durch die Schwerkraft bei Provokationsmanövern unterstützt wird, die ihrerseits (beispielsweise manuelle Kompression, Wunstorfer- und Orthostasemanöver) nur im Stehen möglich sind (s. Kapitel 6).

Bei Patienten, die nicht stehen können oder denen während der Untersuchung wiederholt schlecht wird, kann diese auch im *Sitzen* erfolgen; die Aussagefähigkeit der Provokationsmanöver ist jedoch im Sitzen eingeschränkt.

Einige Kollegen untersuchen die Venen noch im *Liegen*, da dies bei der Ultraschalldiagnostik von Arterien und tiefer Beinvenenthrombose üblich ist. Im Liegen ist die V. femoralis communis in der Leiste deutlich kleiner als die A. femoralis communis, im Stehen hat sie einen gut doppelt so großen Durchmesser (Abb. 5.3a u. b). Im Liegen kann man zwar ebenfalls die manuelle Kompression der Wade einsetzen, um einen orthograden Fluss zu verursachen, ebenso wie das Aktivieren der Muskeln an der Wade durch Fußbewegungen. Auf den so initiierten orthograden Fluss folgt jedoch kein Reflux, da die Schwerkraft hier nicht ausreichend wirkt. Im Liegen kann nur mit Valsalva-Manöver oder dem Ausdrücken des Bauches durch die Hand des Untersuchers gearbeitet werden, um einen

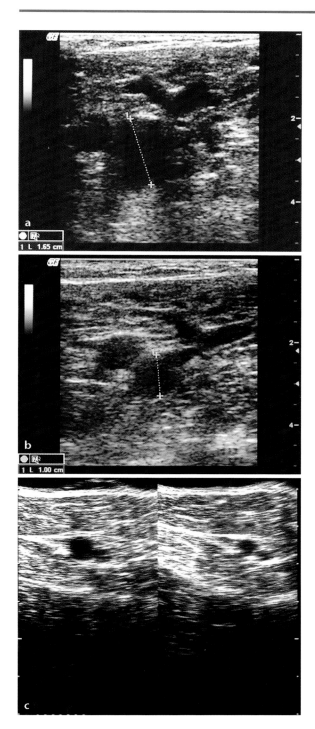

Abb. 5.3. a V. femoralis communis im Stehen, Querschnitt durch die rechte Leiste, Durchmesser 16,5 mm. **b** V. femoralis communis beim selben Patienten im Liegen. Der Schallkopf wurde ganz behutsam aufgesetzt, um die V. saphena magna nicht zu komprimieren. Durchmesser der V. femoralis communis 10 mm. **c** V. saphena magna im Verlauf mit Abgang der Dodd-Perforansvene im Stehen (linke Bildhälfte) und im Liegen (rechte Bildhälfte). Querschnitt durch den rechten Oberschenkel

Reflux zu provozieren. Es werden dem Untersucher deshalb sehr viele Befunde entgehen, da die Venen nicht gefüllt sind. Daher sollte möglichst eine Untersuchung der Varizen im Liegen vermieden und nur im Notfall durchgeführt werden (wobei zu fragen bleibt, wann eine Untersuchung von Krampfadern im Notfall stattzufinden hätte).

5.2.2 Untersuchung in besonderen Situationen

Bei *Lähmungen* ist es selbstverständlich, dass der Patient im Sitzen untersucht werden kann. Auch hier wird man nicht auf das Wunstorfer Manöver zurückgreifen können, sondern die Wade des Patienten manuell komprimieren. Bei Patienten, die zu Spastik neigen, muss auch das Kompressionsmanöver mit Vorsicht angewandt werden, um keine für den Patienten oft sehr lästige Spastik auszulösen.

Bei Patienten mit *Schmerzen* sollte die Untersuchung möglichst kurz gehalten werden und sich dem zentralen Problem widmen, um den Patienten erneut zu untersuchen, wenn die Schmerzen behandelt sind. Die manuelle Kompression der Wade sollte möglichst vermieden werden, wenn diese schmerzhaft ist. Alternativ kann man auch auf die Kompression des Fußes ausweichen, wenn der Untersucher das Wunstorfer Manöver nicht anwenden möchte.

Bei Patienten mit ausgeprägten *Ödemen* kann es sein, dass insbesondere im Bereich des Unterschenkels die Venen kaum darstellbar sind. Allenfalls die Saphenastämme können erahnt werden, ein Fluss ist jedoch dann auch oft nicht nachzuweisen, da das Ödem die Gefäße so komprimiert, dass diese im Ultraschall nicht sichtbar sind. Das korrekte Vorgehen ist ein symptomatisches Behandeln des Ödems, sei es durch Lymphdrainage, Medikation oder Entstauungsbehandlung, immer in Kombination mit Kompressionsverbänden oder -strümpfen, und das Wiedereinbestellen des Patienten, um die Untersuchungen unter besseren Bedingungen erneut durchführen zu können.

Adipöse Patienten sind schwerer zu untersuchen als normalgewichtige. Die Venenverläufe liegen bedeutend tiefer, die Auflösung nimmt mit zunehmendem Abstand zum Schallkopf ab. Oft ist das Umschalten auf niedrigfrequente Schallköpfe nötig (Abb. 5.4). Leicht geschieht es, dass das Lumen der Vene komprimiert wird,

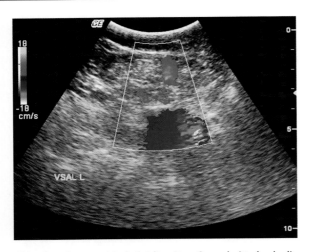

Abb. 5.4. Sonographie bei Adipositas. Querschnitt durch die linke Leiste mit dem 3,5-MHz-curved-array-Schallkopf bei muskulärer Systole. Die V. femoralis communis liegt in 5 cm Tiefe (blau), die V. saphena accessoria lateralis ist refluxiv (rot); die V. saphena magna ist in dieser Ebene nicht dargestellt

weil der Untersucher durch Druck auf den Schallkopf versucht, der Vene näher zu kommen, um den Fluss deutlicher darstellen zu können.

Patienten mit *Ulcus cruris* stellen eine Besonderheit insofern dar, als unter dem Ulcus Perforansvenen liegen können, die ihrerseits für das Ulcus mit verantwortlich sind. Die allgemeine Untersuchung der Venen des Beines kann wie beschrieben erfolgen. Bei Patienten mit entzündlichem oder eitrigem Ulcus verfährt die Autorin wie folgt: es wird mit Wundbehandlung und Kompression begonnen. Sobald sich ein sauberer Wundgrund eingestellt hat, kann mit Schallgel und besonderen hygienischen Kautelen (Reinigen des Schallkopfes vor und nach der Untersuchung mit speziellen, von den Herstellerfirmen empfohlenen Oberflächendesinfektionsmitteln) auch der Bereich unmittelbar unter dem Wundgrund geschallt werden.

5.3 Untersuchungsablauf

5.3.1 Patientengespräch

Zur Ultraschalluntersuchung gehört obligat die Erhebung der *phlebologischen Anamnese*, insbesondere die Frage nach:

- Art und Ausmaß der Beschwerden sowie dem Zeitpunkt ihres Auftretens
- bereits durchgeführten Untersuchungen (ggf. Ergebnis?)
- durchgeführten therapeutischen Maßnahmen (Operationen, Verödungen)
- Familienanamnese in Bezug auf Thrombosen

Die Antwort auf diese Fragen kann auf die – eventuell auch nicht venöse – Ursache der Beschwerden hinweisen. Zusätzlich werden Grunderkrankungen und Medikamenteneinnahme erfragt.

5.3.2 Untersuchungsdurchgang

Der Ablauf gestaltet sich individuell, auch die Entscheidung, ob das *gesamte oberflächliche Venensystem* inkl. der tiefen Beinvenen in Kniekehle und Leiste routinemäßig untersucht werden, oder ob symptomorientiert lediglich der Abschnitt untersucht wird, der Beschwerden macht. Allerdings können bei der Untersuchung von Teilen des Venensystems wesentliche Informationen übersehen werden, weswegen es nach Ansicht der Autorin einige grundlegende Regionen gibt, die immer untersucht werden sollten, bevor die Diagnose „oberflächliches Venensystem unauffällig" getroffen wird.

Um keine Segmente zu übersehen oder zu vergessen, ist es empfehlenswert, sich eine *Routine* anzueignen und immer denselben Ablauf zu wählen. Nachfolgend ein Vorschlag (kursiv hervorgehoben sind die Mindestanforderungen).

- *Untersuchung der Leiste:*
  - *tiefe Beinvene komprimierbar?*
  - *Fluss?*
  - *Krosse der V. saphena magna refluxiv?*
  - *Sternseitenäste refluxiv?*
- Verlauf der V. saphena magna bis zum Knie im B-Bild, bei Zu- oder Abfluss von Gefäßen (Seitenäste, Perforanten) bzw. bei Kalibersprüngen Zuschalten von Farbe und/oder PW-Mode
- *Durchmesser der V. saphena magna am Oberschenkel bei Reflux*
- Verlauf der V. saphena magna von Knie bis Knöchel im B-Bild, bei Zu- oder Abfluss von Gefäßen (Seitenäste, Perforanten) bzw. bei Kalibersprüngen Zuschalten von Farbe und/oder PW-Mode
- *Untersuchung der Cockett-Perforansvenen*

■ *Untersuchung der Kniekehle:*
 – *tiefe Beinvene komprimierbar?*
 – *Fluss?*
 – *Krosse der V. saphena parva refluxiv?*
 – *V. Giacomini vorhanden?*
 – *refluxiv?*
■ Verlauf der V. saphena parva bis zum Knöchel im B-Bild, bei Zu- oder Abfluss von Gefäßen (Seitenäste, Perforanten) bzw. bei Kalibersprüngen Zuschalten von Farbe und/oder PW-Mode
■ Untersuchung der Oberschenkelrückseite zum Ausschluss einer refluxiven Hach-Perforansvene
■ *Untersuchung der sichtbaren Seitenäste zum Feststellen des Refluxursprungs.*

5.3.3 Schallkopfführung

Es gibt einen *Konsens* zur Schallkopfführung. Bei Längsschnitten ist an der linken Bildkante immer der kraniale Körperbereich abgebildet, bei Querschnitten der Bereich, der vom Untersucher aus betrachtet links ist. Für die Beine bedeutet dies, dass die linke Bildkante am rechten Bein bei der Untersuchung der V. saphena magna den ventrolateralen und am linken Bein den dorsomedialen Bereich abbildet. Bei der Untersuchung von dorsal wird der linke Bildrand am linken Bein den lateralen Bereich des Beines und am rechten Bein den medialen darstellen. Eine Markierung am Schallkopf hilft zur Orientierung; sie muss (vom Untersucher aus) entweder nach oben oder nach links zeigen.

In der Diagnostik von *Arterien* wird der Schallkopf längs am Gefäß angesetzt und dieses im Längsschnitt verfolgt. Eine derartige Handhabung ist dort sinnvoll, da diese Gefäße meist gerade verlaufen und morphologische Auffälligkeiten so besser zu diagnostizieren sind. Insbesondere der Blutfluss in den Arterien ist nach strengen Kriterien der Winkeleinstellung zu messen, was lediglich im Längsschnitt möglich ist.

Bei der Krampfaderdiagnostik spielt die *Flussgeschwindigkeit* keine so große Rolle. Wichtiger sind die Frage, ob überhaupt ein Fluss vorliegt, sowie die Morphologie der eventuell im PW-Mode gemessenen Flusskurve. Da der Blutfluss nicht sehr schnell ist und die Venen meist parallel zur Haut verlaufen, kann man mit einem längs aufgesetzten Schallkopf den Fluss manchmal nicht gut messen. Ein Kip-

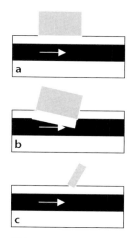

Abb. 5.5. Schematische Darstellung der Möglichkeiten der Schallkopfführung während der Untersuchung **a** längs zur Gefäßachse: das Signal ist schwer darzustellen, weil der Blutfluss parallel zum Schallkopf verläuft. **b** Kippt man dann den Kopf, kann man die Vene leicht komprimieren, ihren Fluss sogar ganz stoppen oder sie aus dem Bild verlieren. **c** Optimale Darstellung quer zur Gefäßachse und leicht gekippt [56]

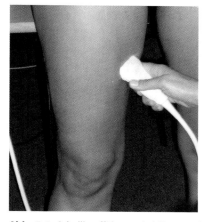

Abb. 5.6. Schallkopfführung bei Untersuchung der V. saphena magna am Oberschenkel im Duplex-Mode (im B-Bild muss der Kopf nicht gekippt werden).

pen der Sonde drückt ggf. die zu untersuchende Vene zu.

Effektiver ist es, den Fluss in den Varizen mit einem Schallkopf zu messen, der *quer zum Venenverlauf* gehalten wird und leicht gekippt ist. Dann läuft der Fluss optimal auf den Schallkopf zu oder von ihm weg (Abb. 5.5 u. 5.6).

Die Registrierung im *PW-Verfahren* kann sowohl bei eingefrorenem als auch unter laufendem B-Bild erfolgen. Vorteil der Registrierung unter eingefrorenem B-Bild ist die bessere zeitli-

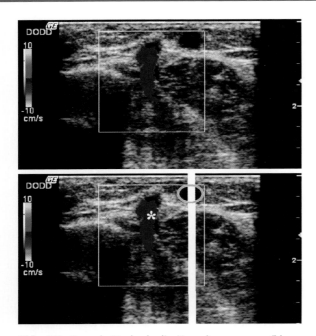

Abb. 5.7. Querschnitt durch die V. saphena magna (blauer Kreis im unteren Bild) am Oberschenkel, mit Abgang einer Perforansvene (mit * markiert), die im Längsschnitt durch die V. saphena magna (weißer Strich) leicht übersehen würde

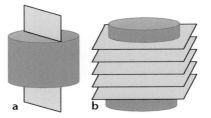

Abb. 5.8. Schematische Darstellung des Beines als oranger Zylinder, die graue Ebene stellt die Ultraschallbilder dar; **a** Längsschnitt durch das Bein – die benachbarten Bereiche werden nicht eingesehen. **b** Querschnitte durch das Bein – viele aufeinander folgende Bilder ergeben im Kopf des Untersuchers das dreidimensionale Bild

che Auflösung des Frequenzspektrums. Vorteil des aktiven B-Bildes ist die kontinuierliche Kontrolle der Lage des sample volumes.

Morphologisch gesehen weisen Venen und insbesondere Krampfadern bezüglich Verlauf und Vernetzung eine unwahrscheinlich hohe Variabilität auf. Um möglichst viele Daten aus der Umgebung der Vene erfassen zu können und keine Seitenäste oder Perforansvenen zu übersehen, sind optimale Untersuchungsbedingungen zu schaffen. Ideal wäre es, ein *drei-dimensionales Bild* zu erstellen (Abb. 5.7 u. 5.8). Verfolgt man die Venen mit dem Schallkopf parallel zu ihrer Längsachse, bleibt die Darstellung zweidimensional und man schöpft den Vorteil der Duplexsonographie gegenüber der Phlebographie nicht aus. Untersucht man die Vene im Querschnitt, kann man im Kopf ein dreidimensionales Bild nachvollziehen, das die Umgebung der Vene einbezieht.

Der *Längsschnitt* bietet in einigen Regionen zusätzliche Information, wie bei den Krossen zur Beurteilung der tiefen Beinvenen, auch zur Dokumentation der Längsausdehnung einer Phlebitis in den Stammvenen.

5.4 Indikationen zur Untersuchung

Die Indikation zur Diagnostik des oberflächlichen Venensystems mittels Duplexsonographie kann großzügiger gesetzt werden als zur Phlebographie.

Tabelle 5.1 versammelt die Indikationen zur Untersuchung mit zusätzlichen Angaben zur Notwendigkeit von Kontrolluntersuchungen sowie Dringlichkeit.

5.5 Klinische Relevanz der erhobenen Befunde

Seit der Einführung der Duplexsonographie kann man bedeutend mehr pathologische Befunde registrieren als davor. Die Untersuchung ist weder schmerzhaft noch belastend und jederzeit anwendbar. Sie wird zunehmend als *Screening-Verfahren* bei Ödem oder Beinschmerz eingesetzt. Geringfügige Refluxe stellen bereits einen pathologischen Befund dar. Nicht jeder Befund hat jedoch ein klinisches Korrelat, nicht jeder Befund muss phlebologisch im Sinne von Operation oder Verödung behandelt werden.

Der Diagnostiker steht am Ende der Untersuchung mit seinem Befund vor dem Patienten und soll Auskunft geben, ob der Schmerz, der Wadenkrampf oder die Schwellung venös bedingt sind. Oder er soll nach einem Eingriff beurteilen, ob die persistierenden oder wieder aufgetretenen Beschwerden an einem Rezidiv liegen oder einer nicht behandelten Varize. Oft ist die

Tabelle 5.1. Indikationen zur Duplexsonographie der Beinvenen

Indikation	Dringlichkeit	Kontrolle	Kommentar
▪ Besenreiser	keine	bei Befundprogress	vor einer Verödung sonographischer Ausschluss einer Stammveneninsuffizienz
▪ Retikuläre Varikose	keine	bei Befundprogress	vor einer Verödung sonographischer Ausschluss einer Stammveneninsuffizienz
▪ Sichtbare Varikose	keine	alle 6–12 Monate	Ausschluss einer beginnenden sekundären Leitveneninsuffizienz, spätestens dann aktuelle Therapieindikation
▪ Neues Ödem	hoch	je nach Ursache	Untersuchung zum Thromboseausschluss wichtig
▪ Ödem, das bereits länger besteht	mittel	alle 6–12 Monate	Erfolgskontrolle der Therapie
▪ durch eine chronisch venöse Insuffizienz verursachte Hautveränderungen	mittel	alle 6–12 Monate	Therapieindikation!
▪ Ulcus cruris	mittel	alle 6–12 Monate	Verlaufskontrolle, Therapieindikation
▪ Auftreten neuer Symptome bei Varikose	mittel bis hoch	alle 6–12 Monate	Ausschluss Thrombose, Therapieindikation
▪ Akuter Wadenschmerz mit Schwellung	hoch	je nach Befund	Ausschluss Thrombose
▪ Chronische Schmerzen im Bein	mittel	je nach Befund	Ausschluss venöser Ursache
▪ Nach Operation der Krampfadern	keine	nach 6–8 Wochen, dann jährlich bis zweijährig	Befundkontrolle, jährlich Verlaufskontrolle
▪ Phlebitis	hoch	je nach Befund: bei aszendierender Phlebitis sehr engmaschig!	Ausschluss Übergang der Phlebitis in das tiefe Venensystem über Perforansvenen oder die Stammvenen im Krossenbereich (aszendierende Phlebitis)

Klinik selbsterklärend – (sensorische) neurologische Ausfälle weisen auf eine Erkrankung der Wirbelsäule, Dyspnoe auf eine Herzinsuffizienz hin, um nur zwei Beispiele zu nennen. Daher sind *Anamnese* und *körperliche Untersuchung* parallel zur Diagnostik unverzichtbare Hilfsmittel, um dem Patienten die Relevanz der Befunde vermitteln zu können.

Bei Vorliegen einer venösen Insuffizienz und gleichzeitig einer anderen Erkrankung kann die Entscheidung schwer fallen, ob die Symptome tatsächlich venös bedingt sind. Die Autorin empfiehlt hier einen einfachen *therapeutischen Test mit Kompressionsstrümpfen*. Der Patient soll einen Monat Kompressionsstrümpfe tragen und sich dann wieder vorstellen. Haben die Be-

schwerden nachgelassen, ist von einer Therapie der Venen auch eine Symptomlinderung zu erwarten.

5.6 Dokumentation

Nichts ist individueller als der Verlauf der Krampfadern. Die Befunddokumentation nach der Untersuchung der Beinvenen ist daher besonders wichtig. Nach einer kompletten Untersuchung des Venensystems lediglich das Hach-Stadium in der Akte zu dokumentieren, ließe eine große Menge an Daten verloren gehen.

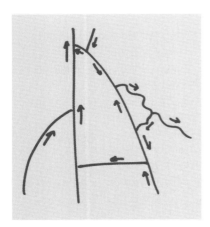

Abb. 5.9. Freihandzeichnung eines Befundes zur Dokumentation der Hämodynamik

5.6.1 Dokumentation in den eigenen Unterlagen

Die Autorin empfindet die *Registrierung der Hämodynamik* des betroffenen Beines als Minimalanforderung an die Dokumentation nach einer Duplexsonographie (Abb. 5.9). In ihr werden die tiefen Beinvenen schematisch als ein gerader, die Vv. saphenae magna und parva als ein gebogener Strich, der sich mit der tiefen Beinvene trifft, dargestellt. Mit Pfeilen wird die Flussrichtung in diesen drei Gefäßen dokumentiert. Bei Reflux und Seitenästen bzw. Perforansvenen werden deren Flussrichtungspfeile ebenfalls eingetragen.

Bei auftretenden Besonderheiten, wie einem Aneurysma im Bereich der Krossenmündung, aplastischem Segment der V. saphena magna, (post)phlebitischer Veränderung in einem Gefäß etc. können diese Befunde handschriftlich an der Zeichnung vermerkt werden. Auf einen Blick kann man so den Befund des Beines und das Hach-Stadium sowie die Besonderheiten des Patienten ablesen.

Führt man nur eine *elektronische Akte* gibt es Computerprogramme, um diese Zeichnung mit Kommentaren zu erstellen; dies ist jedoch wesentlich aufwändiger als das Freihandzeichnen auf Papier. Der Befund kann alternativ als Text eingetragen werden, dieser muss jedoch immer gelesen werden, was ebenfalls deutlich zeitraubender ist als der Blick auf eine Zeichnung.

Moderne Geräte bieten die Möglichkeit, Bilder im Gerät bzw. auf externen Datenträgern *digital* dauerhaft zu speichern. In der Akte sollten als *Ausdruck* zusätzlich nur die Bilder abgeheftet werden, die für die Verlaufskontrollen auf ersten Blick relevant und nicht per Zeichnung eindeutig dokumentierbar sind.

Sinnvoll ist auch die *B-Bild-Dokumentation* der Krossen der Vv. saphenae magna und parva im Quer- ggf. auch im Längsschnitt, des Verlaufs beider Venen, ggf. mit Durchmesserangabe, der Perforansvenen, falls diese vorhanden sind, und eventueller Besonderheiten, wie Phlebitis, Ödem etc.

Die Morphologie der Flusskurve im *PW-Mode* bei Reflux in den Stammvenen gibt Aufschluss über die Hämodynamik, daher ist deren Dokumentation für Verlaufskontrollen ebenfalls hilfreich. Zur Dokumentation ist die Flusskurve zudem besser geeignet als die Farbedarstellung; sie zeigt den Fluss in Abhängigkeit von der Zeit, die farbliche Darstellung kann jedoch nur den Fluss eines Momentes darstellen und keinen ausreichenden Aufschluss darüber geben, ob eine Vene tatsächlich suffizient oder refluxiv ist.

Die *Abrechnung* der Ziffer 33076 des EBM – Untersuchung der Venen des Beines im B-Bild – erfordert die Dokumentation von acht Untersuchungsstellen. Verfügt man nicht über die Möglichkeit, Bilder im System digital dauerhaft zu speichern, muss man diese ausdrucken. Es empfiehlt sich aus Papierersparnisgründen, vier kleine Bilder auf einen Ausdruck zu nehmen, zunächst acht Bilder zu speichern, um dieser Anforderung zu genügen, und dann das Bein in Ruhe zu untersuchen, um wirklich relevante Befunde ggf. zusätzlich auszudrucken.

Im *PW-* und *Farb-Duplex-Mode* ist zusätzlich der Blutfluss in den Krossen und in den Vv. saphenae magna und parva zu dokumentieren. Zur Abrechnung der Ziffern 33072 (Duplexsonographie der Beinvenen) und 33075 (Zuschlag bei Verwendung von Farb-Duplex) müssen mindestens drei Stellen dokumentiert werden.

Eine Besonderheit stellt die *Dokumentation einer Thrombose* bzw. deren Ausschluss dar. Diese ist für die Verlaufskontrollen beim Patienten sehr wichtig, gelegentlich ist sie auch aus forensischen Gründen sehr sauber zu leisten.

Die sicherste Form, ein intravasales Gerinnsel bzw. seine Abwesenheit zu dokumentieren, ist die *Kompressionssonographie* (Abb. 5.10 und Kapitel 14). Im B-Bild kann man so die Anwesenheit eines Thrombus ausschließen (Abb. 5.10 a) oder nachweisen (Abb. 5.10 b).

Eine weitere Möglichkeit stellt die Kompression im *M-Mode* dar (Abb. 5.11). Das Messfenster wird durch die Vene gelegt und dann kompri-

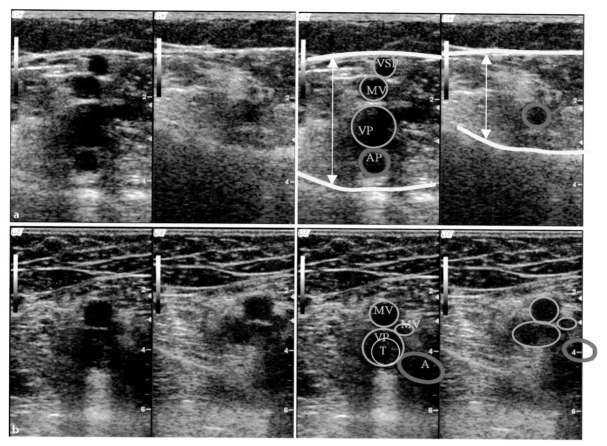

Abb. 5.10. Dokumentation von Thrombose oder Thrombose-ausschluss. **a** Ausschluss einer Thrombose der V. poplitea durch Kompression im B-Bild; links: normales B-Bild mit V. saphena parva, Muskelvene, V. poplitea und A. poplitea (von oben nach unten). Die Fascia poplitea ist im oberen Bild-bereich, die Rückseite des Os femur im unteren hellgelb dar-gestellt. Der Abstand zwischen beiden (Pfeil) nimmt unter Kompression ab; rechts: Kompression. Die Arterie (rot) ist unter Kompression noch sichtbar, die Venen sind es nicht. Es liegt demnach kein thrombotisches Material in den Venen vor (s. a. ⬤ᴄᴅ). **b** Kompressionssonographie der Kniekehle bei Thrombose; links: Querschnitt durch die Kniekehle. In der V. po-plitea (VP) ist der Thrombus (T) angedeutet zu sehen. In den beiden Muskelvenen (MV) scheint das Lumen leer; rechts: bei der Kompression stellen sich jedoch diese ebenfalls als kom-plett thrombotisch verschlossen (nicht komprimierbar) dar

miert. Im rechten Bildsegment wird dokumen-tiert, dass man die Vene komprimieren konnte – ihre Vorder- und Rückwand stoßen in der Mitte des Lumens aufeinander. In der Fossa poplitea, in der Vene und Arterie übereinander liegen, lässt sich besonders gut nachweisen, dass die Kompression ohne Bewegungsartefakte ver-lief, wenn die Arterie ein konstantes Kaliber be-hält. Deshalb ist der M-Mode dort besonders gut als Dokumentation eines Thromboseaus-schlusses geeignet.

In B-Bild und *farbkodierten Duplex* kann hin-gegen ein teilweise umflossener Thrombus sehr gut dokumentiert werden (Abb. 5.12).

5.6.2 Befundmitteilung an den Hausarzt

Der Hausarzt sollte alle Befunde des Patienten sammeln und über die Erkrankungen bzw. über deren Ausschluss informiert sein. So sieht auch der neue EBM eine *Berichtspflicht* für die sono-graphischen Untersuchungen an den Beinen vor.

Nach Erfahrung der Autorin können nicht phlebologisch vorgebildete Kollegen nur wenig aus einer Flusskurve (Abb. 5.9) entnehmen. In einem Bericht an den *Hausarzt* sollte der Be-fund daher stärker verbal beschrieben werden. Da dieser Befund auch über die Gegebenheiten im Bein des Patienten informieren soll, von de-nen der Hausarzt seinerseits weitere Kollegen

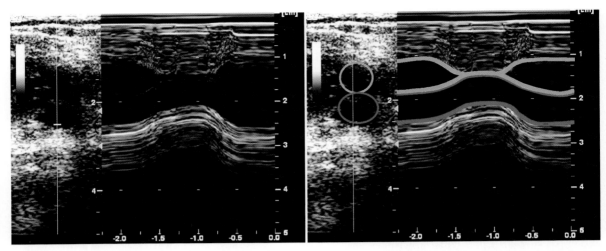

Abb. 5.11. M-Mode bei der Kompression der Kniekehle; Querschnitt durch die Fossa poplitea mit V. (hellblau) und A. poplitea (rot)

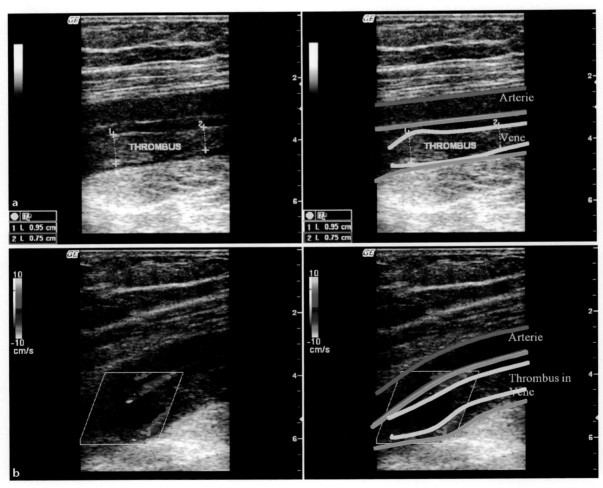

Abb. 5.12. Dokumentation bei Thrombose. **a** Längsschnitt durch die Oberschenkelinnenseite: der Thrombus lässt sich im Lumen der V. femoralis superficialis darstellen; **b** farbkodierte Duplexsonographie (Längsschnitt) desselben Patienten am proximalen Rand der Fossa poplitea: der Thrombus ist teilweise umflossen (blaues Signal)

unterrichtet, sollten alle relevanten Angaben gemacht werden, insbesondere Beginn und Ende des Reflux in der Stammvene, eventuelle Perforansveneninsuffizienzen, Zustand der tiefen Beinvenen, Zufallsbefunde (beispielsweise Bakerzyste oder Muskelatrophie).

5.6.3 Befundmitteilung an den Operateur

Einen Sonderfall stellt die Befundmitteilung an den Operateur dar. Schallt dieser nicht selbst, muss er aus dem Befund Angaben wie die *Lokalisation* der pathologisch veränderten Perforansvenen, des proximalen und distalen Insuffizienzpunktes sowie ggf. die Länge aplastischer Segmente ermitteln können. Bei Chirurgie der V. saphena parva sind die Angabe der Höhe der Einmündung in die V. poplitea sowie ihrer Lage (lateral oder medial) wichtig.

Der Idealfall ist die Untersuchung durch den Chirurgen selbst unmittelbar vor dem Eingriff mit Markierung der relevanten Befunde mittels *Fettstift* (Edding®, Pentel®) auf der Haut. Verfügt der Chirurg nicht über diese Möglichkeit, besteht die Alternative darin, dass ein Kollege die Untersuchung unmittelbar vor dem Eingriff (ggf. einen Tag vorher) durchführt und die relevanten Punkte auf der Haut markiert [56].

Dieser Befund muss dann zusätzlich von einer Flusskurve mit Angabe aller relevanten Daten ergänzt werden. Der schriftliche Befund dient nicht nur der Sicherheit des Chirurgen, sollte die Markierung verwischen, sondern ist in Hinblick auf *forensische* Fragen bei eventuellen Komplikationen essenziell.

5.6.4 Befundmitgabe an den Patienten

Einige Praxen haben es sich zur Gewohnheit gemacht, den Patienten einen so genannten Venenpass mitzugeben, in dem die zu verschiedenen Terminen vorgenommenen *Eingriffe* dokumentiert werden. Dies ist für nachfolgende Untersucher hilfreich. Die Autorin erachtet diese Art der Dokumentation jedoch für sonographische Untersuchungen ohne Eingriff nicht als notwendig.

5.7 Erlernen des phlebologischen Ultraschalls

Der Ultraschall der Beinvenen erfordert viel *Erfahrung* und baut idealerweise auf fundiertem Wissen über Anatomie und Pathologie der Venen auf. Die Kurse nach den Kriterien der Deutschen Gesellschaft für Ultraschall in der Medizin (DeGUM) bieten eine gute Grundlage, um Kenntnisse der Sonographie und der Duplexverfahren zu erhalten. Die wenigsten dieser Kurse bilden jedoch das oberflächliche Venensystem ausreichend ab. Daher reichen sie allein nicht aus. Im *Selbststudium* kann nach so einem Kurs bei den Patienten, die man z. B. an den Arterien oder tiefen Venen der Beine untersucht, der Schall der oberflächlichen Venen geübt werden: die Stammvenen können im Querschnitt von oben nach unten abgefahren und dabei die Provokationsmanöver eingeübt werden.

Besonders sinnvoll ist die Teilnahme an *Hospitationen* in Praxen, die regelmäßig oberflächliche Beinvenen sonographisch untersuchen, oder an *Kursen*, die sich gezielt dieser Untersuchung widmen. Ebenso hilfreich ist es, bei eigenen Patienten Befunde mit einem hämodynamischen Schema zu dokumentieren und diese Ergebnisse von erfahrenen Kollegen kontrollieren zu lassen; so lassen sich die eigenen Befunde verlässlich beurteilen und am besten Erfahrungswerte sammeln.

6 Provokationsmanöver für die duplexsonographische Diagnostik der Varikose

6.1 Einleitung

Grundvoraussetzung für die Duplexsonographie eines Gefäßes ist das Vorhandensein eines Blutflusses. Im Gegensatz zur Untersuchung der Arterien reicht der spontane Blutfluss für eine komplette Beurteilung des tiefen und oberflächlichen Beinvenensystems nicht aus. Zusätzlich zu Phänomenen wie physiologische Atemmodulation des Blutflusses in den tiefen Beinvenen, Komprimierbarkeit der Venen und freie Beweglichkeit der Venenklappen müssen Provokationsmanöver angewendet werden, die das Blut in den Venen bewegen, um die Flussrichtung, die Durchgängigkeit der Vene und das Verhalten der Klappen zu beurteilen.

Die bekanntesten *Provokationsmanöver* sind das Valsalva-Manöver und die manuelle Kompression der Wade. Beide haben jedoch theoretische wie auch praktische Nachteile. Claude Franceschi beschrieb und veröffentlichte 1997 das „Paraná-Manöver", das den physiologischen Blutfluss unter Muskelkontraktion ausnutzt [30a]. Auch diesem Manöver sind praktische Grenzen gesetzt. Die Weiterentwicklung dieses physiologischen Konzeptes führte zum „Wunstorfer Manöver" [59]. In seltenen Fällen kann mit keinem der bisher genannten Manöver ein messbarer Blutfluss verursacht werden. Dann kommt das Orthostase-Manöver zur Anwendung.

■ Das Manöver muss wiederholbar und seine Wirkung interindividuell reproduzierbar sein.
■ Der Blutfluss muss beim selben Patienten für die Dauer einer Untersuchung immer wieder – und dabei vergleichbar – provoziert werden können.
■ Das Ergebnis der Untersuchung muss durch das Manöver hohe Spezifität und Sensitivität aufweisen.
■ Für den Untersucher muss das Manöver einfach durchzuführen sein, möglichst ohne seine Position zu Schallgerät und Patienten zu verändern, wodurch ansonsten Bewegungsartefakte und ein Verlagern des Messfensters verursacht werden könnten.
■ Erfordert das Manöver eine Beteiligung von Seiten des Patienten, darf sie nicht zu anspruchsvoll in Verständnis und Koordinierung für diesen sein.
■ Die Beteiligung seitens des Patienten darf ihn weder belasten oder erschöpfen noch schmerzhaft sein.
■ Die Provokation des Flusses sollte möglichst einem physiologischen Ablauf entsprechen, also zum Beispiel den aufrechten Gang imitieren.
■ Der erzeugte Blutfluss darf keine Artefakte verursachen, die unter natürlichen Bedingungen niemals auftreten würden.

6.2 Anforderungen an ein Provokationsmanöver

Provokationsmanöver müssen folgenden Kriterien genügen:
■ Es muss ein Blutfluss im zu untersuchenden Venensegment provoziert werden.

6.3 Spontaner Blutfluss in den Venen

6.3.1 Liegender Patient

Im Liegen behindert die Schwerkraft nicht den Blutabfluss aus dem Bein. Es liegt ein *kontinuierlicher* Blutfluss vor, der je nach Untersuchungspunkt ein oder zwei (sich überlagernde)

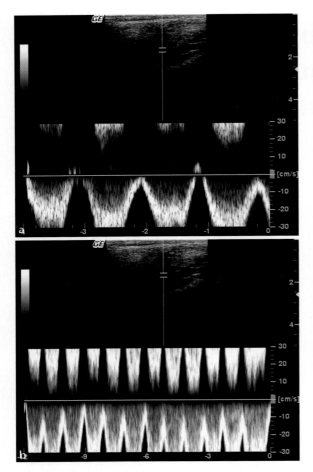

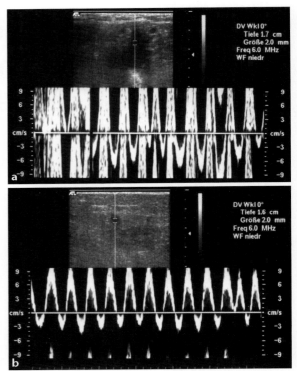

Abb. 6.2. a Flusskurve im Krossenbereich der V. saphena magna bei AV-Fistel nach Herzkatheteruntersuchung. **b** Flusskurve bei derselben Patientin in der V. saphena magna im Bereich des Oberschenkels (12 s im Display)

Abb. 6.1. Blutfluss (PW) in der V. femoralis communis rechts bei liegendem Patienten bei angehaltener Luft; die Sinuskurve in der Kontur des Blutflusses entspricht der weitergeleiteten Kurve aus dem rechten Vorhof. **a** Übliche Geschwindigkeit bei der Kurvenableitung (4 s im Display). **b** Langsame Geschwindigkeit bei der Kurvenableitung (12 s im Display)

Sinuskurven zeigt. Die Flussmenge ist davon abhängig, wie lange es her ist, dass der Patient sich hingelegt hat.

Die Drucke im rechten Vorhof werden im Liegen in die großen Beinvenen weitergeleitet (Abb. 6.1). Dabei entsteht die Kontur einer Sinuskurve. Im Farb-Duplex-Modus können diese Schwankungen in der Fließgeschwindigkeit in der Regel nicht festgestellt werden.

Zu unterscheiden ist diese Sinuskurve von einem *arterialisierten Fluss* in einer Vene bei arteriovenöser Fistel. In unmittelbarer Nähe der Fistel findet man eine Flusskurve, die der arteriellen sehr ähnlich ist (Abb. 6.2 a). Misst man direkt in oder unmittelbar in der Nähe der Fistel, findet sich eine stark erhöhte Geschwindigkeit,

im weiteren Verlauf der Vene wird das Flussprofil immer weicher, die Anstiegsgeschwindigkeit in der Systole nimmt also ab. Darüber hinaus findet man bei AV-Fisteln sinusförmige Blutflüsse in entfernteren Venenabschnitten, wie zum Beispiel in der V. saphena magna. In diesem Fall muss man stets eine Fistel oder einen kardialen Septumdefekt vermuten (Abb. 6.2 b) (s. auch Kapitel 17.6).

Die herzrhythmus-synchrone Flussmodulation tritt nicht immer auf und hat auch keinerlei pathologischen oder diagnostischen Wert – Flussbeschleunigungen durch AV-Fistel, Septumdefekt oder Rechtsherzinsuffizienz ausgenommen (s. Kapitel 17.5).

Anders ist es bei der *Atmung*: durch die Druckunterschiede im Abdomen während des *Atmungszyklus* wird die normale venöse Abflusskurve im Liegen bei jedem gesunden Menschen beeinflusst: während der Inspiration erhöht sich der Druck im abdominalen Bereich und dadurch auf die V. cava zunehmend. Das erschwert es dem Blut aus dem Bein ungehin-

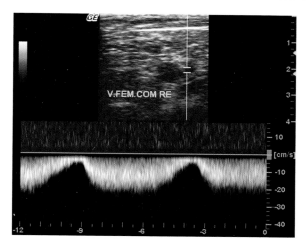

Abb. 6.3. Blutfluss (PW) in der V. femoralis communis rechts bei liegendem Patienten, der normal atmet; langsame Kurvenableitung

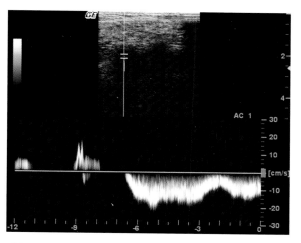

Abb. 6.5. Blutfluss (PW) in der V. femoralis communis rechts bei liegendem Patienten, der forciert ausatmet; der Blutfluss kommt zum Stoppen. Von 6 bis 0 s normale Atmung; langsame Kurvenableitung

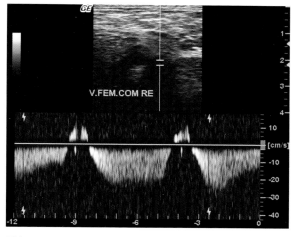

Abb. 6.4. Blutfluss (PW) in der V. femoralis communis rechts bei liegendem Patienten, der tief atmet. Endinspiratorisch schlägt der Blutfluss kurzfristig um; langsame Kurvenableitung

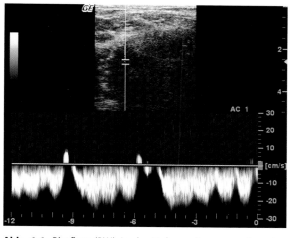

Abb. 6.6. Blutfluss (PW) in der V. femoralis communis rechts bei liegendem Patienten, der tief atmet. Überlagerung der weitergeleiteten arteriellen Flusskurve mit der Atmungskurve; langsame Kurvenableitung

dert weiter zum rechten Vorhof zu strömen. Gegen Ende des Einatemvorgangs flacht die Flusskurve daher ab, kann fast ganz verschwinden (Abb. 6.3) oder sogar kurzfristig in einen Rückfluss in das Bein umschlagen (Abb. 6.4). Atmet der Patient normal aus, das heißt, lässt er die Luft einfach entweichen, baut sich im Abdomen kein Druck auf, das Blut kann weiter fließen. Erfolgt eine forcierte Ausatmung, kommt der Blutfluss ganz zum stoppen – ein gesundes Klappensystem vorausgesetzt (Abb.

6.5). Unterliegt die Vene der Weiterleitung der Druckwellen aus dem Vorhof, werden sich in der PW-Kurve beide Sinuskurven überlagern, die schnelle pulssynchrone und die langsame Atmungskurve (Abb. 6.6). Diese Flussmodulationen durch Puls und Atmung sind in der Regel im Farbmodus (FKDS) nicht zu beobachten.

Anders sieht die Flusskurve aus, wenn proximal des Messpunktes ein *Abflusshindernis* vorliegt. Dies kann ein kompletter (Thrombose, externe Kompression der Vene) oder ein Teilver-

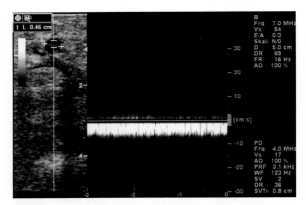

Abb. 6.7. Fluss in der V. cephalica bei Verschluss der V. subclavia; kontinuierlicher, nicht durch die Atmung zu beeinflussender Fluss

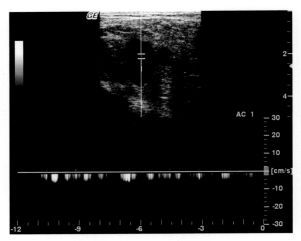

Abb. 6.9. Blutfluss (PW) in der V. femoralis communis rechts beim unbewegten, stehenden Patienten. Kontinuierlicher, langsamer Fluss (vis a tergo); langsame Kurvenableitung (normale Kurvenableitung s. CD)

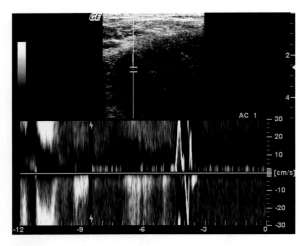

Abb. 6.8. Blutfluss (PW) in der V. femoralis communis rechts bei einem gesunden Probanden, der sich gerade nach längerem Stehen hingelegt hat. Langsame Flussableitung. Das Blut strömt in hoher Geschwindigkeit aus dem Bein, im mittleren rechten Bildsegment wird der kontinuierliche Fluss (bei circa 4 s) unterbrochen, der Proband hat kurz gehustet

schluss sein (teilweise Verlegung des Venenlumens durch eine partielle Thrombose oder Kompression von außen). Im ersten Fall ist im Bereich unmittelbar distal der Thrombose kein Fluss messbar. Hat sich ein Umgehungsweg ausgebildet, wird sich der Fluss verhalten wie bei teilweisem Verschluss der Vene: es findet ein kontinuierlicher Abfluss ohne Schwankungen in der Geschwindigkeit statt, die das Restlumen oder der Umgehungsweg zulässt. Bei engem Restlumen oder Umgehungskreis wird der Fluss nicht durch tiefe Ein- und Ausatmung beeinflussbar sein (Abb. 6.7).

Unmittelbar nachdem sich der Patient hingelegt hat, tritt zunächst in den tiefen Beinvenen ein kontinuierlicher, oft nicht durch die Atmung modulierter Fluss auf, da die im Stehen angesammelte Blutmenge zunächst einmal das Bein verlässt (Abb. 6.8). Man darf daher erst nach circa einer Minute im Liegen – am Besten sogar nach Hochlagerung der Beine – von einer proximalen Einengung ausgehen, insofern der Blutfluss nicht atemmoduliert ist.

6.3.2 Stehender Patient

Unmittelbar nach dem Hinstellen findet man in den gesunden Beinvenen zunächst sonographisch *keine Flüsse*. Das Venensystem des Beins hat eine hohe Compliance (s. Kapitel 3.1.2), wodurch es sich der Blutmenge anpassen kann. Im Stehen kann es eine große Menge an Blut aufnehmen. Im Liegen läuft diese Reserve meist leer. Stellt sich der Patient hin, wird das venöse Blut, das aus den Kapillaren nachfließt, zunächst diese Reserven (insbesondere Muskelvenen der Wade und tiefe Beinvenen) füllen. Auch nach jeder Entleerung der venösen Reservoirs, zum Beispiel durch Aktivieren der Muskelpumpe im Stehen, wird zunächst kein duplexsonographisch messbarer Fluss in den Venen zu finden sein. Erst nach längerer Zeit, von Patient zu Patient sehr unterschiedlich, aber ohne bisher erkannte pathologische Relevanz, wird beim Stehenden ein langsamer orthograder (also herzwärts gerichteter) Blutfluss auftreten. Er wird „*vis a tergo*" genannt und entsteht durch das nachströmende Blut aus den Kapillaren bei vollen Reservoirs in den Muskelvenen der Wade (Abb. 6.9). Bei normaler Atmung ist im Stehen keine Atemmodulation zu beobachten, bei tiefer Atmung hingegen schon.

6.4 Valsalva-Manöver

Das Valsalva-Manöver besteht darin, den Patienten tief einatmen, die Luft anhalten und dann einen Druck im Bauchraum durch Anspannen der Bauchmuskulatur erzeugen zu lassen, zum Beispiel durch die Aufforderung zu pressen. Gemessen wird die Wirkung, die der auf diese Weise *erhöhte Druck in der V. cava inferior* seinerseits auf den Blutfluss in den Beinvenen ausübt. Das venöse System in den Beinen ist ein Niederdrucksystem (s. auch Kapitel 3.1.2), sobald eine Druckerhöhung auf das venöse Abflussgebiet des Beins einwirkt, die höher ist als der dortige Druck, kann das Blut nicht weiter fließen bzw. würde in die Beine zurückfließen, existierten hier keine Klappen.

So kann das Valsalva-Manöver folgende Ergebnisse haben:

- ▪ Sistieren des Blutflusses bei kompetenten Klappen (Abb. 6.10 a).
- ▪ Kurzfristige Flussumkehr aufgrund des aus dem Bauch zurückströmenden Bluts. Durch diese Flussumkehr schließt sich die Klappe proximal vom Messpunkt, es fließt kein Blut mehr. Definitionsgemäß muss der Rückfluss länger als eine Sekunde andauern, um als pathologisch gewertet zu werden (Abb. 6.10 b).
- ▪ Flussumkehr bei nicht schließenden Klappen, die so lange anhält, wie der Patient presst (Abb. 6.10 c u. d). Am deutlichsten ist die Flussumkehr, wenn proximal des Messpunktes keine kompetenten Klappen vorliegen, weil dann die gesamte Blutmenge des proximalen Venensegments in das Segment ohne Klappenschluss zurückfließen kann (Abb. 6.10 c).

Liegt eine kompetente Klappe proximal des zu beurteilenden Segmentes vor, wird der Rückfluss nicht so ausgeprägt sein, da nur eine geringere Menge an Blut zur Verfügung steht (Abb. 6.10 d). Dies ist häufig der Fall bei Messung in der V. saphena parva.

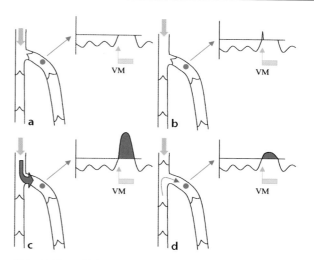

Abb. 6.10. a links: Darstellung der V. femoralis communis und des Abgangs der V. saphena magna; rechts: Dopplerkurve des Blutflusses in der V. saphena magna (gemessen am grünen Punkt). Atemmodulierte Flusskurve, die während des Valsalva-Manövers unterbrochen wird. Der breite, blaue Pfeil stellt die Druckerhöhung im Bauchraum dar, die sich über die V. femoralis communis ins Bein überträgt, das blaue Rechteck die Dauer des Pressvorgangs beim Valsalva-Manöver. **b** Flusskurve bei kompetenter Schleusenklappe am Abgang der V. saphena magna. Oberhalb des saphenofemoralen Übergangs befindet sich keine Klappe. Der kräftige blaue Pfeil stellt den Druck im tiefen Venensystem dar. Es tritt eine geringe Menge Blut in die V. saphena magna über, die zum Klappenschluss führt. Der messbare Rückfluss in die V. saphena magna dauert weniger als eine Sekunde, die restliche Zeit, die der Patient presst, ist kein Fluss messbar. **c** Flusskurve bei nicht schlussfähiger Schleusenklappe am Abgang der V. saphena magna. Oberhalb des saphenofemoralen Übergangs befindet sich keine Klappe. Der rote Pfeil stellt Ursprung und Richtung des Blutflusses dar, der in der Kurve als Rückfluss über die Nulllinie im roten Bereich abgebildet ist (s. auch Abb. 4.2). **d** Flusskurve bei nicht schlussfähiger Schleusenklappe am Abgang der V. saphena magna. Oberhalb des saphenofemoralen Übergangs befindet sich eine kompetente Klappe. Daher wird zwar der Druck aus dem Bauch in Form eines Flussstopps bei der kompetenten Klappe weitergegeben, nicht aber als zurückfließendes Blutvolumen. Das aus dem Bein nachströmende Blut (vis a tergo) kann das Bein nicht verlassen. Es wird stattdessen in die V. saphena magna ausweichen, da die Schleusenklappe nicht schlussfähig ist. Die Kurve in der V. saphena magna ist dementsprechend flacher. Dieselbe Situation liegt bei kompetentem tiefen Venensystem unter Messung mit Valsalva in der V. saphena parva vor. *VM* = Valsalva-Manöver

Es ist nicht leicht, dieses Manöver korrekt durchzuführen. Insbesondere ältere Patienten atmen oft bereits während des Pressvorgangs aus. Das Valsalva-Manöver hat jedoch nur Aussagekraft bei kompletter Inspiration und verschlossener Stimmritze. Da meist schon das Luftanhalten problematisch ist, haben viele Kollegen bereits *Abwandlungen* entwickelt, beispielsweise die Luft anhalten und den Bauch „herausdrücken" lassen. Oder der Untersucher legt die linke flache Hand auf den Bauch des Patienten und bittet ihn, gegen die Hand zu drücken. Dennoch bleiben die Ergebnisse oft unbefriedigend.

Bei allen Untersuchungsverfahren, die nicht zeitgleich ein Bild mit der aktuellen Lokalisation des Messorts anbieten, wie CW und PW bei eingefrorenem B-Bild (s. Kapitel 1.1.3), kann während des Pressens zudem der Schallkopf verrutschen, insbesondere bei Messungen in der Leiste. Das Ausbleiben eines Strömungssignals kann bedeuten, dass die Klappe kompetent oder der Untersucher verrutscht ist. Erst wenn der Patient ausatmet nach dem Valsalva-Manöver kann durch den orthograd gerichteten Abfluss des Blutes festgestellt werden, dass tatsächlich in der Vene gemessen wird oder aber das Messfenster bei Nachlassen der Bauchdeckenanspannung wieder in die Vene „hineingerutscht" ist. Daher empfiehlt sich beim Valsalva-Manöver das Anwenden von Farb-Duplex oder PW mit bewegtem B-Bild.

Ob das Valsalva-Manöver eine zuverlässige Prüfung der oberflächlichen sowie tiefen Beinvenen bei gesunden proximalen Klappen im tiefen Venensystem bietet und wie oft es in der Kniekehle *falsch-negativ* war, wurde noch nicht hinreichend untersucht. Die geringe Spezifität und Sensibilität des Manövers bei der Untersuchung der Krosse der V. saphena magna wurde bereits von einigen Autoren hervorgehoben, wie Sietzen [79] sehr gut zusammengefasst hat.

Grenzen sind dem Valsalva-Manöver auch dadurch gesetzt, dass es besonders im Stehen, zumindest in der klassischen Form *nicht unendlich wiederholbar* ist, ohne dass der Patient Hyperventilationssymptome oder eine vagale Reaktion erleidet.

6.5 Manuelle Kompression der Wade

Als Ersatz für das Valsalva-Manöver wird bei der Untersuchung distaler Segmente des Beines auf die manuelle Kompression zurückgegriffen. Ein Bereich des Weichteils des Beins, wird mit der Hand komprimiert, anschließend wird der Griff wieder gelockert. Meist handelt es sich um die Wade, aber auch am Fuß oder am Oberschenkel ist das Manöver durchführbar. Bei dem Manöver wird durch die Kompression des Gewebes zunächst ein orthograder Fluss im oberflächlichen und tiefen Venensystem verursacht, auf den nach Lockern des Griffs (Dekompression) bei venöser Insuffizienz meist ein sonographisch messbarer *Rückfluss* in die untersuchte Vene folgt (Abb. 6.11).

Ist das untersuchte Venensegment gesund, wird nach Lockern des Griffs kein oder nur ein *sehr kurzer Rückfluss* auftreten. Per definitionem gelten Refluxe, die je nach Autor weniger als eine halbe oder eine Sekunde anhalten, nicht als pathologisch. Sie sind dadurch bedingt, dass die Klappensegel einen retrograden Fluss benötigen, um schließen zu können (Abb. 6.12). Tritt jedoch ein langer Reflux auf, handelt es sich um eine Veneninsuffizienz.

Für die Auswertung des Blutflusses nach manueller Kompression in den Perforansvenen muss man einige Besonderheiten beachten: *Perforansvenen* verbinden das oberflächliche mit dem tiefen Venensystem und verlaufen dabei durch einen Muskel oder zwischen zwei Muskeln (bzw. zwischen Muskel und Knochen an der Tibiakante). Bei einer muskulären Kontrak-

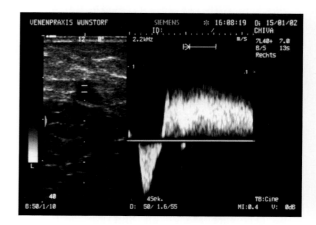

Abb. 6.11. Fluss und Rückfluss unter manueller Kompression der Wade bei Insuffizienz der V. saphena magna

tion wird die Perforansvene derart komprimiert, dass meist kein Fluss durch sie möglich ist, unabhängig davon, ob sie suffizient ist oder nicht.

Beim normalen Gang, also unter physiologischen Bedingungen, tritt während der muskulären Systole in dem betreffenden Abschnitt kein Blut über eine Perforansvene aus den tiefen in die oberflächlichen Venen aus, ganz gleich, ob die Klappen kompetent sind oder nicht. Lediglich extrem gedehnte Perforansvenen, die bereits zu *Faszienlücken* geführt haben, können auch unter Muskelkontraktion einen auswärts gerichteten Fluss zeigen.

Bei der manuellen Kompression wird der *schlaffe Muskel* zusammengedrückt. Diese Situation ist unphysiologisch. Es kommen Blutflüsse durch Perforansvenen zustande, die bei der physiologischen Muskelkontraktion nicht auftreten würden. Dies kann zu fehlerhaften Schlussfolgerungen führen. Eine Perforansvene, die lediglich deshalb gedehnt ist, weil über sie das gesamte Blutvolumen einer Varize wieder in das tiefe Venensystem eintritt (s. Kapitel 3.4), zeigt unter manueller Kompression einen auswärts gerichteten Fluss, der unter physiologischen Bedingungen hier nie auftreten würde. Daher werden viel zu häufig gedehnte Perforansvenen an der Wade als primär insuffizient eingestuft (s. Kapitel 9).

Unbestritten ist, dass dieses Manöver ohne Mithilfe des Patienten *jederzeit durchführbar* ist und dass es bei durchgängigen Venen immer einen Blutfluss verursacht, so dass man am stehenden Patienten in oberflächlichen und tiefen Venen beurteilen kann, ob dem orthograden Fluss ein retrograder, also Rückfluss, folgt.

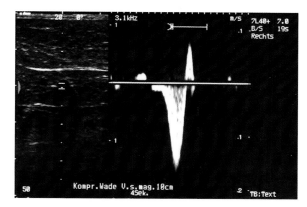

Abb. 6.12. Fluss und Rückfluss unter manueller Kompression der Wade bei suffizienter V. saphena magna

Die dennoch bestehenden *Nachteile* dieses Provokationsmanövers kann man wie folgt zusammenfassen:

▮ Der Untersucher hat eine Hand am Schallkopf (meist die rechte) und bedient mit der linken Hand die Tastatur des Schallgerätes. Nach Einstellung des Messprogramms muss er mit der linken Hand an die Wade greifen, wobei ziemlich leicht die rechte Hand mit dem Schallkopf verwackelt und damit nicht mehr optimal misst. Das Verwackeln kann jedoch durch die Mithilfe einer zweiten Person vermieden werden.

▮ Der provozierte Blutfluss ist *unphysiologisch* (s.o.).

▮ Das bewegte Blutvolumen ist von der Handgröße des Untersuchers und der angewendeten Kraft sowie von der Lokalisation der Kompression abhängig. Erreicht der orthograd gerichtete Fluss in den tiefen Venen den obersten Insuffizienzpunkt nicht, wird in der oberflächlichen Vene kein Rückfluss gemessen; es ergeben sich falsch-negative Ergebnisse. Haben wir beim Komprimieren die zu untersuchende, erkrankte oberflächliche Vene oder die sie drainierende Perforansvene digital zugedrückt, erhalten wir erst beim Loslassen einen besonders langen Rückstrom. Die *Rückflussvolumina* fallen somit ziemlich *willkürlich* aus.

▮ An sehr *fußnah* gelegenen Messpunkten ist es *schwer*, weiter distal zu komprimieren, um einen orthograd gerichteten Fluss messen zu können und dann den Rückfluss abzuwarten.

▮ Hat der Patient eine Phlebitis oder *Schmerzen* in dem zu komprimierenden Bereich, ist die manuelle Kompression für ihn sehr belastend.

▮ Zur Beurteilung der Venen in Vorbereitung der CHIVA-Methode müssen diese während der Untersuchung oft abgedrückt werden, um die nach der Ligatur zu erwartenden Flussbedingungen zu simulieren. Der Untersucher hat dann *keine zusätzliche Hand* für die Kompression frei.

6.6 Paraná-Manöver

Claude Franceschi veröffentlichte 1997 das nach der argentinischen Stadt benannte Paraná-Manöver [30a]. Der Untersucher verlagert das Patientengewicht leicht nach vorn, z.B. durch *Druck auf das Os sacrum*. Daraufhin spannt der Patient unwillkürlich den M. triceps surae an, um das Gleichgewicht zu halten. Die so aktivierte Muskelpumpe verursacht in den tiefen Beinvenen einen kräftigen, orthograd gerichteten Fluss.

Dieses Manöver genügt perfekt dem Anspruch, einen *physiologischen Blutfluss* zu erzeugen, es ist beliebig reproduzierbar. Allerdings hat auch dieses Manöver Nachteile:

▮ Der Untersucher muss seine linke Hand von der Tastatur zum Patienten bewegen.

▮ Der Patient selbst bewegt sich, weshalb eine höhere Wahrscheinlichkeit besteht, dass sich der Schallkopf auf der Haut bewegt (*Verwacklungsgefahr*).

▮ Ältere Patienten werden verunsichert, weil sie leicht das *Gleichgewicht verlieren*. Schwierigkeiten mit dem Gleichgewicht können bei diesem Manöver auch Patienten unter Psychopharmaka haben. Bei einigen Patienten führt das zu unablässigem Tänzeln, womit in unkontrollierter Weise ständig die Muskelpumpe aktiviert wird. Der Untersucher kann keinen Überblick wahren.

▮ Das unangekündigte Anstoßen des Patienten ist als Provokationsmanöver zwar sehr effektiv, scheint uns aber nicht besonders höflich. Eine Ankündigung des Manövers lässt die Patienten jedoch vorab oft verkrampfen. Das wiederum verursacht unkontrollierbare Blutflüsse, so dass das Ergebnis nicht verwendbar ist.

Der wesentliche Vorteil, die grundlegende Innovation des Paraná-Manövers sollen jedoch auch vor dem Hintergrund seiner relativen Nachteile nicht geschmälert werden: es entspricht einem physiologischen Ablauf und erzeugt einen Blutfluss, wie dieser beim aufrechten *Gang* des Menschen ständig vorkommt.

6.7 Wunstorfer Manöver

Auf der Suche nach einer einfachen Bewegung, die vom Patienten *leicht durchzuführen* ist, ihn nicht ermüdet und möglichst keine Beteiligung des Untersuchers erfordert, wurde inspiriert vom Paraná- das „Wunstorfer Manöver" entwi-

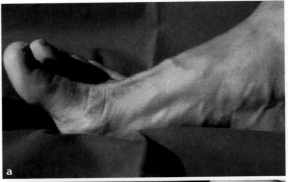
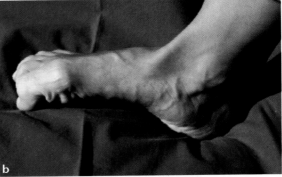

Abb. 6.13. Wunstorfer Manöver. **a** Dorsalflexion des Vorfußes. **b** Plantarflexion des Vorfußes unter Erhöhung des Druckes auf die Unterlage

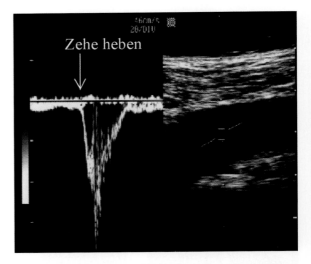

Abb. 6.14. Duplexsonographische Darstellung des Blutflusses vor, während und nach Wunstorfer Manöver im Stehen, gemessen in der V. femoralis communis

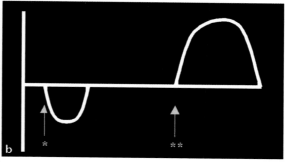

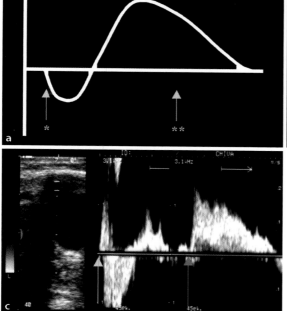

Abb. 6.15. Strömungsprofil in der Krosse, * Zehen heben, ** Entspannen der Zehen durch den Patienten. **a** Wiedereintritt oberhalb der Wade, der Reflux setzt sofort ein. **b** Wiedereintritt des Reflux im Bereich der Wade, die Perforantes werden durch das Manöver verschlossen, der Reflux setzt erst nach Entspannen ein. **c** Sonographisches Bild zu **b** mit Flusskurve in der V. saphena magna am saphenofemoralen Übergang (s. a. Abb. 6.16 b)

ckelt. Wichtig war auch dabei, dass sich das zu untersuchende Bein möglichst nicht bewegt.

Diesen Anforderungen genügt die *Dorsalflexion* des Vorfußes, das Anheben der Zehen beim stehenden Patienten, ebenso wie das „Krallen" der Zehen, die *Plantarflexion* des Vorfußes unter Erhöhung des Druckes auf die Unterlage (Abb. 6.13).

Die Wirkung der Dorsalflexion des Fußes auf die venöse Entleerung des Beines wurde bereits photopletysmographisch nachgewiesen. Dabei scheint die passive Expression der Muskelvenen durch eine Anspannung der *Achillessehne* effektiver zu sein als die Anspannung des M. triceps surae selbst, zum Beispiel bei Zehenständen.

Die Autorin hat beobachtet, dass bei fast allen Patienten schon das Anheben der Zehen beziehungsweise des Vorfußes zu einem ausgesprochen effektiven, orthograd gerichteten Blutfluss führt, der bis in die V. femoralis communis zu messen ist (Abb. 6.14). Auch in den Stämmen der Vv. saphenae ist nach dem Wunstorfer Manöver meist ein *orthograd gerichteter Fluss* nachzuweisen. Bei Klappeninsuffizienz – im tiefen wie im oberflächlichen Venensystem – folgt auf diesen orthograden Fluss nach der Muskelentspannung im entsprechenden Venensegment ein Rückfluss (Abb. 6.15).

Bei nur 6 von 1230 Patienten, die die Autorin zwischen April 1997 und Dezember 1999 untersuchte, reichte das Wunstorfer Manöver nicht aus, um einen Fluss in der Leiste zu verursachen. Alle sechs Patienten litten an ausgeprägten Unterschenkelödemen. Womöglich ist bei diesen Patienten die Muskelpumpe nicht funktionstüchtig, so dass auch während des normalen Bewegungsablaufes beim aufrechten Gang das tiefe Venensystem nicht adäquat entleert wird [59] (s. auch Kapitel 6.9).

Das provozierte Strömungsprofil entspricht dem beim aufrechten Gang natürlicherweise in der Vene vorliegenden Blutfluss. Es kann also beobachtet werden, wie sich der Blutfluss in den Venen unter „in-vivo"-Bedingungen verhält.

Ein ebenso interessanter Aspekt dieses Manövers ist, dass man bereits während der Untersuchung der Leistengegend Aufschluss darüber bekommt, ob die *Wiedereintrittsperforante* an der Wade oder oberhalb liegen. Befindet sich der Wiedereintritt an der Wade, wird ein Reflux nicht möglich sein, so lange der Patient die Zehen angehoben hat. Dies kann man an der Refluxkurve sehr gut ablesen (Abb. 6.15. und 6.16 b).

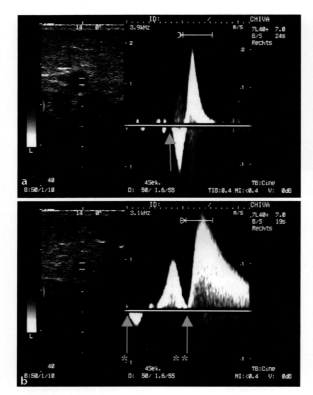

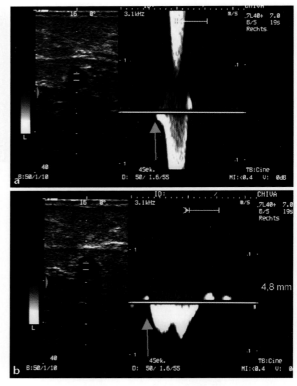

Abb. 6.16. Flusskurven bei kompletter Insuffizienz der V. saphena magna (Hach III) gemessen im mittleren Drittel des Oberschenkels: **a** Manuelle Kompression (Pfeil: Kompression der Wade). **b** Wunstorfer Manöver (* Anheben der Zehen, ** Lockern der Spannung)

Abb. 6.17. Flusskurven bei suffizienter V. saphena magna gemessen im mittleren Drittel des Oberschenkels: **a** Manuelle Kompression (Pfeil: Beginn der Kompression). **b** Wunstorfer Manöver (Pfeil: Anheben der Zehen)

Bereits am Anfang der Untersuchung sollte man während des PW-Modus in der V. femoralis communis den Patienten anhalten, verschiedene Formen des Wunstorfer Manövers durchzuführen: Zehen heben, Zehen krallen, Fuß auf den Boden drücken. So kann man feststellen, was dem konkreten Patienten leichter fällt und welche Bewegungsart einen besseren Blutfluss hervorruft.

Beim Wunstorfer Manöver handelt es sich um eine vom Patienten *selbstständig durchzuführende Bewegung*, die keine Schmerzen verursacht und zu der keine Hilfe vom Untersucher oder ein besonderes Verständnis von Seiten des Patienten erforderlich ist. Die Bewegung ermüdet ihn nicht und ermöglicht die funktionelle Untersuchung aller Venensegmente.

6.8 Manuelle Kompression und Wunstorfer Manöver im Vergleich

In derselben Vene können beide Manöver *unterschiedliche Blutmengen* beim Reflux provozieren und entsprechend differente PW-Kurven darstellen. In der Regel ist bei der manuellen Kompression die Menge des in der tiefen Beinvene orthograd bewegten Blutes geringer, so dass auch der Rückfluss nicht so umfangreich ausfällt. Abbildung 6.16 zeigt ein Beispiel am stehenden Patienten mit kompletter Insuffizienz der V. saphena magna im Hach-Stadium III, untersucht wurde am Oberschenkel. Die Auswertung beider Kurven zeigt deutlich, dass die Vene erkrankt ist, dennoch fällt eine signifikant größere Rückflussmenge nach Wunstorfer Manöver auf. Bei gesunder V. saphena magna kann es am Oberschenkel jedoch passieren, dass das Wunstorfer Manöver keinen oder nur einen geringen Blutfluss auslöst, da das Blut normalerweise bereits an der Wade über die Perforans-in die tiefen Beinvenen fließt (Abb. 6.17).

6.9 Orthostase-Manöver

Der registrierbare Reflux in einer Varize hängt nicht nur von der Menge an zurückfließendem Blut, sondern von weiteren Variablen ab: der Compliance der insuffizienten Vene und dem Durchmesser der Wiedereintrittsvene (s. Kapitel 3.2.3). So genannte *nicht drainierte Systeme* zeigen folgendes Verhalten: die Venen laufen nach dem Hinstellen „voll" und bleiben es ohne größere Volumenschwankungen und unabhängig vom Gang oder von anderen Muskelaktivitäten.

Steht der Patient schon einige Zeit, sind das Venensystem und insbesondere die Krampfadern, unabhängig von der Compliance, relativ gut gefüllt. Das Kaliber der *Reentry-Perforansvenen* hat dann eine wesentliche Auswirkung auf die messbare Flusskurve: es wird nur so viel Blut fußwärts fließen, wie durch die Perforansvene wieder in das tiefe Venensystem abfließen kann.

Bei so genannten *drainierten Systemen* ist der Durchmesser der Perforansvenen ähnlich dem Durchmesser der Varize und wird daher kein Strömungshindernis darstellen. Die PW-Flusskurve weist eine hohe Geschwindigkeit auf, der Reflux endet relativ schnell (nach 2–4 s). Sind die Perforansvenen dünner als die Varize, wird das Blut in der Varize sehr langsam fließen. Insofern der Fluss überhaupt messbar ist, ist die PW-Kurve lang und flach (Abb. 6.18); im FKDS wird meist kein Signal sichtbar sein.

Bei diesen Patienten erhalten wir in den ersten Minuten der Untersuchung im Stehen einen lang anhaltenden, nicht sehr schnellen Rückfluss. Anschließend scheint es so, als läge kein Fluss in der Vene vor und zwar unabhängig vom angewandten Provokationsmanöver. Manchmal tritt diese Situation erst nach ein paar Minuten auf. Es verwundert, dass in einer Vene, die eben noch refluxiv war, plötzlich kein Reflux mehr darstellbar oder in einer gedehnten Vene, von der man annimmt, sie sei refluxiv, *kein Fluss messbar* ist. Oft sehen die Venen dann auch „erythrozytengefüllt" aus und sind kaum von der Umgebung zu unterscheiden (Abb. 6.19). In diesen Fällen empfiehlt es sich, den Patienten *hinzulegen*, die Beine circa 20 Sekunden lang hochzuhalten, damit sie leer laufen

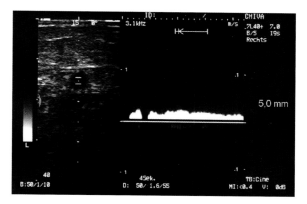

Abb. 6.18. Langsamer, lang anhaltender Reflux in einem nicht drainierten System

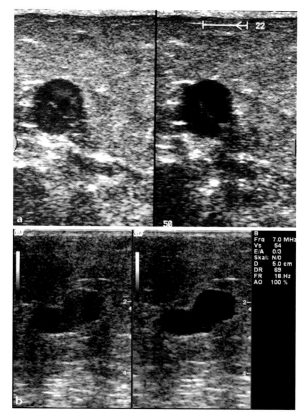

Abb. 6.19. a Querschnitt durch den Oberschenkel bei adipöser Patientin. Seitenast bei Z.n. Phlebitis, links im Bild nach langem unbewegten Stehen, rechts nach Provokationsmanöver. Im linken Bild hat man das Gefühl, dass durch den langsamen Fluss die Erythrozyten sichtbar sind, in der rechten Bildhälfte wurden sie „weggespült". **b** Übergang zwischen V. saphena magna und Seitenast; links nach langem Stehen, rechts nach Wunstorfer Manöver

Tabelle 6.1. Biologische Aspekte der verschiedenen Provokationsmanöver

Manöver	Biologische Vorteile	Biologische Nachteile
❚ Valsalva	nur teilweise physiologisch	entspricht nur der Situation bei Husten, Gewicht heben und Pressen; funktioniert nicht sicher bei kompetenten tiefen Beinvenen
❚ manuelle Kompression	keine	entspricht keiner physiologischen Situation; irreführend bei Perforantendiagnostik
❚ Paraná	physiologisch	keine
❚ Wunstorfer	physiologisch	keine
❚ Orthostase	physiologisch	gelegentlich Schwindelgefühl des Patienten nach dem Hinstellen

Tabelle 6.2. Technische Aspekte der verschiedenen Provokationsmanöver

Manöver	Technische Vorteile	Technische Nachteile
❚ Valsalva	bei Klappeninsuffizienz meist offensichtlicher Rückfluss	intelligente Kooperation des Patienten erforderlich, nicht unendlich wiederholbar
❚ manuelle Kompression	unendlich reproduzierbar	Verwacklungsgefahr, ggf. zweiter Untersucher nötig, Schmerzen beim Patienten; Fluss von Kraft des Untersuchers und seiner Handgröße abhängig
❚ Paraná	wiederholbar	unhöflich, Verwacklungsgefahr, ältere Patienten verlieren das Gleichgewicht
❚ Wunstorfer	wiederholbar, leicht durchführbar	keine
❚ Orthostase	wiederholbar, manchmal einzige Form, Fluss in einer Vene zu messen	sehr zeitaufwändig

können und ihn dann wieder hinzustellen. Nun kann man während der venösen Auffüllzeit die Venen ohne jedes Provokationsmanöver untersuchen. Man kann dieses Vorgehen so lange wiederholen, bis alle Segmente des Venensystems vollständig untersucht sind. Die Autorin schlägt vor, diese Maßnahme „Orthostase-Manöver" zu nennen.

Einen Überblick über die verschiedenen bis hierher dargestellten Provokationsmanöver geben die Tabellen 6.1 und 6.2.

6.10 Tipp-Manöver

Gelegentlich fällt es schwer herauszufinden, welche Vene oder Perforansvene einen refluxiven Seitenast füllt. In diesem Fall ist es hilfreich, den Schallkopf im Farb- oder effektiver noch im PW-Modus auf das sichtbare Gefäß zu halten und proximal davon (in dem Bereich, in dem man eine Perforansvene vermutet) leicht gegen das Bein zu tippen und dabei den ausführenden Finger so lange über das Bein zu bewegen, bis in dem untersuchten Gefäß ein dem Tippen *synchrones Zeichen* erscheint.

Ebenso kann es sein, das man dem *Patienten demonstrieren* möchte, dass die sichtbaren Venen an der Wade aus der V. saphena magna im Leistenbereich gefüllt werden, da Patienten oft nicht glauben möchten, dass ihre lediglich an

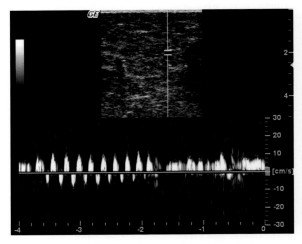

Abb. 6.20. PW-Ableitung an der refluxiven V. saphena magna im Oberschenkelbereich; der Finger tippt gegen einen Seitenast an der Wade = Tipp-Manöver. Im Film ist das Manöver in FKDS dargestellt (CD)

der Wade sichtbare Varikose tatsächlich einen Eingriff an der Leiste erforderlich macht. Dasselbe Vorgehen ist auch hier hilfreich: Man tippt mit dem Finger an das Gefäß an der Wade und hält den Schallkopf auf die V. saphena magna unmittelbar unterhalb der Leiste (Abb. 6.20). Beeindruckender für den Patienten ist das Manöver im PW-Modus, da er zusätzlich den Blutfluss hört.

6.11 Praktisches Vorgehen

Den Untersuchungsablauf kann selbstverständlich jeder Untersucher für sich selbst festlegen, es ist jedoch wichtig, eine eigene *Routine* zu verfolgen, die alle nötigen Schritte beinhaltet, sowohl für die Untersuchung aller Venensegmente (s. Kapitel 5.3.2) als auch die Provokationsmanöver.

Die Autorin beginnt die Untersuchung in der *Leiste* beim stehenden Patienten. Dort wird im PW-Mode der Blutfluss der V. femoralis communis unter Valsalva-Manöver, bei manueller Kompression der Wade und mit den verschiedenen Formen des Wunstorfer Manövers untersucht. Das Manöver, das zur besten Flusskurve führt, wird bei der nachfolgenden Untersuchung angewendet.

Bei einigen Patienten ist unter physiologischen Bedingungen (Wunstorfer Manöver) die Krosse kompetent, es tritt jedoch nach Valsalva-Manöver ein Rückfluss auf. Im Fall eines Rückflusses nur unter Valsalva- und nicht unter Wunstorfer Manöver oder manueller Kompression der Wade wird der Patient lediglich bei Dehnung der Venenwand (Druck aus dem Bauchraum) einen Rückfluss haben. In der Regel hat dies keine klinischen Konsequenzen und muss nicht therapiert, wohl jedoch beobachtet werden.

Die restlichen Venenabschnitte können mit demjenigen Manöver untersucht werden, das eine optimale Flusskurve hervorbrachte. Jederzeit kann man zusätzlich auch auf die manuelle Kompression der Wade zurückgreifen. In ganz seltenen Fällen reicht das Wunstorfer Manöver oder die manuelle Kompression der Wade nicht aus, um einen noch in der Leiste registrierbaren Fluss zu verursachen (s. Kapitel 6.7 und 6.9) respektive einen Reflux in allen insuffizienten Venensegmenten auszulösen. Bei diesen Patienten muss auf das Orthostase-Manöver zurückgegriffen werden. Die Untersuchung wird dadurch erheblich verlängert, dieses Vorgehen ist jedoch hier die einzige Möglichkeit, ein Ergebnis zu erzielen.

7 Untersuchung der Vena saphena magna

Die am häufigsten erkrankte – und untersuchte – Vene des oberflächlichen Venensystems ist die V. saphena magna.

7.1 Untersuchungsablauf

Auch hier gilt: jeder Untersucher kann seinen eigenen Untersuchungsablauf festlegen. Wichtig ist jedoch, eine *Routine* zu entwickeln, um keine Venensegmente zu übersehen. Die V. saphena magna in ihrer gesamten Länge, ihre Seitenäste und ihre Perforansvenen müssen untersucht werden.

Es bietet sich an, in der *Leiste* im Stehen zu beginnen und die Anatomie des Venensterns im B-Bild zu beurteilen. Anschließend muss unter Valsalva- und mindestens einem weiteren Provokationsmanöver die Kompetenz des saphenofemoralen Übergangs und der Venensternseitenäste geprüft werden. Hierzu wird der Duplex-Modus eingeschaltet, in dieser Region sinnvollerweise der Farb-Duplex-Modus.

Im B-Bild wird der *Verlauf* der V. saphena magna im gesamten Bein einmal abgefahren. Dabei wird auf Kalibersprünge, gedehnte Perforansvenen oder Seitenäste geachtet. Die Region der Dodd- und Boyd-Perforansvenen, ebenso wie der Abgang der vorderen und hinteren Bogenvene unterhalb des Kniegelenks sind besonders zu beachten. Im Verlauf der V. saphena magna muss immer wieder der Duplex-Modus eingeschaltet werden. Der PW- ist dabei effektiver als der Farb-Mode, da Änderungen der Flusskurve in diesem Modus deutlich stärker auffallen (s. Kapitel 7.5.2). Seitenäste und Perforansvenen sind in diesem ersten Durchlauf besser mit Farbe zu beurteilen. Sie dürfen aber nicht von der Untersuchung der Stammvene an sich ablenken.

7.2 Ziele der Untersuchung

Nach der Untersuchung der V. saphena magna müssen folgende Fragen beantwortbar sein:

- Ist der *saphenofemorale Übergang* suffizient?
- Sind die *Venensternseitenäste* suffizient?
- Liegt eine *Mündungsanomalie* der V. saphena magna vor?
- Ist ein *Aneurysma* zu sehen?
- Ist die V. saphena magna in ihrer gesamten Länge *im Faszienkanal* sichtbar?
- Ist der Verlauf über die gesamte Strecke *interfaszial*?
- Wie ist ihr *Durchmesser* an einer standardisierten Stelle?
- Hat sie auffällige *Kalibersprünge*?
- Ist ihr Verlauf typisch in Bezug auf die *topographische* Anatomie?
- Ist sie streckenweise *gedoppelt*?
- Ist ein Segment *phlebitisch* oder postphlebitisch?
- Liegt in der V. saphena magna ein *Reflux* vor?
- Ist dieser Reflux gut oder schlecht *drainiert*?
- Wie viele *Strecken* sind refluxiv?
- Welches ist der *proximale Insuffizienzpunkt*?
- Sind gedehnte *Seitenäste* oder *Perforansvenen* im Verlauf der V. saphena magna aufgefallen?
- Sind diese an der *Rezirkulation* beteiligt?
- Verlässt der Reflux die V. saphena magna über einen Seitenast oder eine Perforansvene (*distaler Insuffizienzpunkt*)?
- *Stadium nach Hach*?
- Für CHIVA-Anwender: Welcher *Shunt-Typ* liegt vor?
- Wie gestalten sich Kaliber und Verlauf der V. saphena magna *distal* des Refluxendes?
- Sind Auffälligkeiten im *Gewebe* um die V. saphena magna gefunden worden?
- Ist der Fluss in der gedehnten V. saphena magna orthograd, weil sie dem tiefen Venensystem als Drainage dient (*sekundäre Varikose*, s. Kapitel 15)?

7.3 Krossenregion

Zur Untersuchung der Krossenregion wird der Schallkopf in die Leistenbeuge des *stehenden Patienten* gelegt (Abb. 7.1). Im B-Bild wird die Anatomie der Krosse begutachtet. Anschließend werden die verschiedenen Provokationsmanöver auf ihre Effektivität hin beurteilt, dabei der Fluss in der tiefen Beinvene untersucht (s. Kapitel 6.11). Als nächstes wird der saphenofemorale Übergang untersucht, die Anatomie des Venensterns und der Fluss im saphenofemoralen Übergang sowie in den Venensternseitenästen und der V. saphena magna getestet.

Die Krosse der V. saphena und der so genannte Venenstern (s. Kapitel 2.4) haben zahlreiche *anatomische Varianten*, die in der Duplexsonographie und insbesondere in der Entscheidung der chirurgischen Therapie relevant sein können (Abb. 7.2; s. a. Kapitel 7.3.6). Während eines chirurgischen Eingriffs ist es hilfreich, wenn der Operateur weiß, wie viele Äste er vorfinden wird und wie diese miteinander verflochten sind. Die gelegentliche Verwechslung der Mündung der V. saphena accessoria lateralis in die V. saphena magna mit der eigentlichen Mündung der V. saphena magna in die tiefe

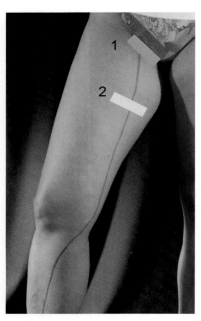

Abb. 7.1. Lokalisation des Schallkopfes während der Untersuchung der V. saphena magna beim stehenden Patienten. 1 = Untersuchung der Krosse, 2 = Untersuchung des Venendurchmessers am Oberschenkel

Beinvene kann vermieden werden, wenn der Operateur genau weiß, wieviele Äste in die V. saphena magna im Krossenbereich münden und aus welchen Richtungen sie kommen. Eine zwei- oder dreifach aufgeteilte V. epigastrica, die zur Krosse hin zusammenfließt und in die V. saphena accessoria lateralis mündet, kann schon an sich den Venenstern vortäuschen und oben beschriebener Verwechslung Vorschub leisten (s. Abb. 7.2 C, D, I, L, M, O, P u. Kapitel 7.3.1).

Die Venen des *Venensterns* sind:
- V. saphena accessoria lateralis von distal und lateral (s. Kapitel 7.3.7 und 10.4)
- V. circumflexa ileum superficialis von proximal und lateral (s. Kapitel 7.3.5)
- V. epigastrica superficialis von proximal und manchmal auch medial (s. Kapitel 7.3.5)
- V. pudenda externa von medial (s. Kapitel 7.3.4)
- V. saphena accessoria medialis von distal und medial (s. Kapitel 10.5).

Alle diese Venen können, müssen aber nicht vorhanden sein. Viele von ihnen, insbesondere die von *proximal* kommenden Vv. circumflexa ileum superficialis und epigastrica superficialis haben mehrere Zuflüsse, die im Krossenbereich in eine Vene zusammenfließen oder aber, unabhängig voneinander, in den Venenstern münden können. Ebenso verhält es sich mit der V. pudenda externa, die von *medial* oft direkt in die tiefe Beinvene oder in die V. saphena accessoria medialis münden kann. Zudem können alle diese Venen ineinander münden, bevor sie in den Venenstern übergehen.

Lanz und Wachsmuth haben die *Mündungsmöglichkeiten* systematisiert (Abb. 7.2). Sie gehen dabei vom Befund der Einmündung aller Venensternseitenäste in die V. femoralis communis aus (A) und beschreiben dann die verschiedenen Varianten für die Mündung der einzelnen Gefäße: B–E für die V. saphena accessoria lateralis, F–G für die V. saphena accessoria medialis, H–I für die Vv. pudendae externae, J–N für die V. epigastrica superficialis, O–R für die V. circumflexa ileum superficialis.

7.3.1 Normalbefund

Die V. saphena magna mündet von medial in die V. femoralis communis. Eine suffiziente V. saphena magna ist in der Regel nicht sehr kräftig, jedoch im Stehen im B-Bild stets zu sehen (Abb.

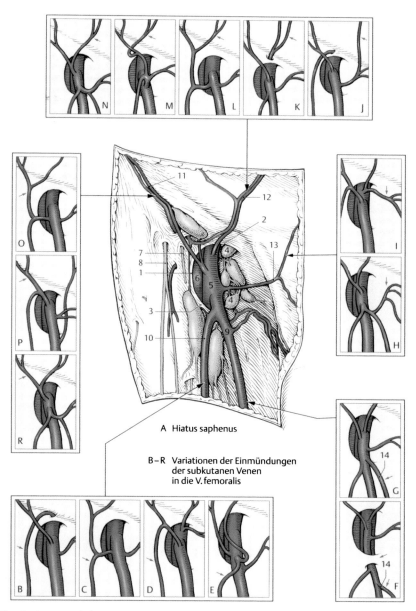

Abb. 7.2. Übersicht der verschiedenen Einmündungsmöglichkeiten der V. saphena magna und der Äste des Venensterns in die V. femoralis communis nach Lanz/Wachsmuth (mit freundlicher Genehmigung des Thieme Verlags) [65]. *1* Margo falciformis des Hiatus saphenus mit *2* Cornu superior, *3* Cornu inferior, *4* Nodi lymphoidei inguinales profundi, *5* Vena femoralis, *6* Arteria femoralis, *7* Ramus femoralis des N. genitofemoralis, *8* Rami cutanei des N. femoralis, *9* V. saphena magna, *10* V. saphena accessoria lateralis, *11* V. circumflexa ileum superficialis, *12* V. epigastrica superficialis, *13* V. pudena externa, *14* V. saphena accessoria medialis (Buchstaben s. Fließtext)

7.3). In Abhängigkeit von Körpergröße und Durchmesser der restlichen Venen des Patienten (sehr gut ersichtlich zum Beispiel am Kaliber der Venen am Handrücken), können auch suffiziente Venen ein sehr unterschiedliches Kaliber haben. Im Schnitt findet sich im Bereich des Venensterns beim Venengesunden nach ein paar Minuten in aufrechter Haltung ein Durchmesser in der V. saphena magna von 6,4 mm, bei Schwankungen von 3,5–11,0 mm (eigene, noch unveröffentlichte Daten). Im Liegen kann die V. saphena magna leichter übersehen werden.

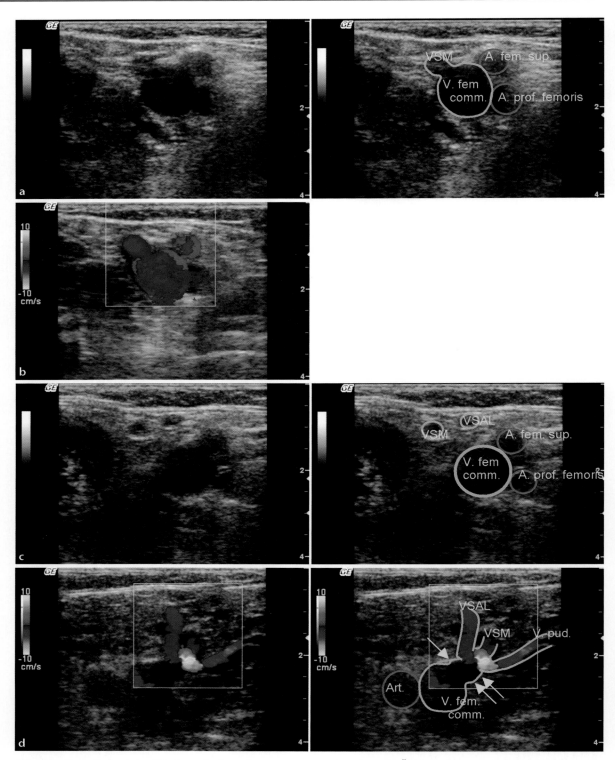

Abb. 7.3. Normalbefund der Mündung der V. saphena magna (VSM) in die V. femoralis communis. **a** B-Bild mit Querschnitt durch die linke Leiste im Stehen bei schlanker Patientin. Beachte: der gesamte Komplex, inklusive der tiefen Beinvenen, liegt nicht tiefer als 2 cm (seitliche Markierung). Der saphenofemorale Übergang ist nur angedeutet – im bewegten Bild ist dieser Befund besser nachzuempfinden ⬤. **b** Farb-Duplexsonographie derselben Patientin, identische Position des Schallkopfs; muskuläre Systole, orthograder Fluss in der V. femoralis communis und dem saphenofemoralen Übergang.

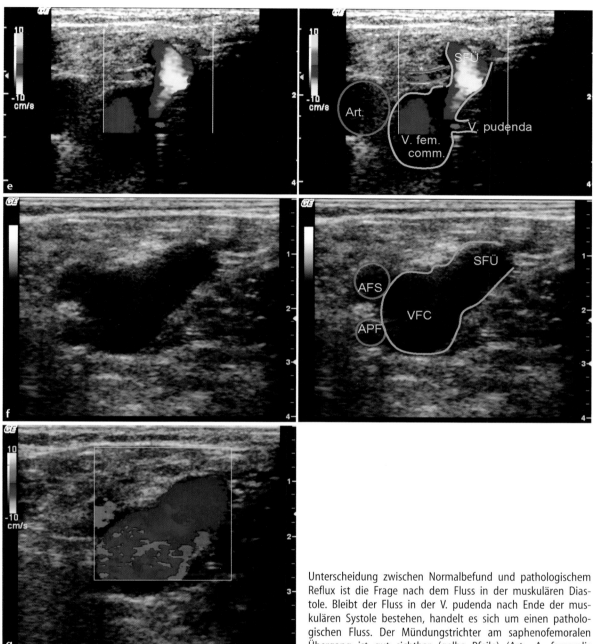

c B-Bild derselben Patientin, 1 cm weiter distal; der gemeinsame saphenofemorale Übergang hat sich in eine dünne V. saphena magna und eine dünne V. saphena accessoria lateralis (VSAL) aufgeteilt. **d** Querschnitt durch die rechte Leiste, stehender Patient, dünne Venen. Muskuläre Systole: blaues Signal in allen Venen, die von der Oberfläche in die Tiefe münden. Im Bereich ihrer Mündung macht bei dieser Patientin die V. pudenda eine kleine Krümmung nach ventral, um in die Rückseite der V. saphena magna zu münden. Dadurch kommt der orthograde Fluss (zum Venenstern hin) auf den Schallkopf zu und stellt sich rot dar. Wesentlich für die

Unterscheidung zwischen Normalbefund und pathologischem Reflux ist die Frage nach dem Fluss in der muskulären Diastole. Bleibt der Fluss in der V. pudenda nach Ende der muskulären Systole bestehen, handelt es sich um einen pathologischen Fluss. Der Mündungstrichter am saphenofemoralen Übergang ist gut sichtbar (gelbe Pfeile) (Art.= A. femoralis communis). **e** Querschnitt durch die rechte Leiste mit gemeinsamer Mündung der Vv. saphenae magna und accessoria lateralis über den saphenofemoralen Übergang (SFÜ), sowie der A. pudenda externa superficialis (*), die oft über die Krosse kreuzt ⏺CD. **f** Querschnitt durch die rechte Leiste mit breitem saphenofemoralen Übergang bei einem großen Mann, der auch am Handrücken stark sichtbare Venen hatte. Die Vene ist trotz relativ starken Kalibers suffizient (AFS = A. femoralis superficialis, APF = A. profunda femoris, VFC = V. femoralis communis). **g** Selbe Position wie in **f** mit Farbduplex: Muskuläre Systole; in der Diastole kein Reflux in die Stammvene über den saphenofemoralen Übergang

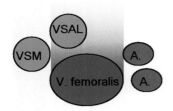

Abb. 7.4. Vv. saphenae magna und accessoria lateralis; Normalbefund. Schematische Darstellung eines Querschnitts durch die linke Leiste im Stehen, knapp distal der Mündung der V. saphena magna (VSM) in die V. femoralis. Die V. saphena accessoria lateralis (VSAL) liegt senkrecht über der V. femoralis, die V. saphena magna medial davon

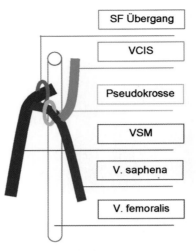

Abb. 7.5. Schematische Darstellung einer „Pseudokrosse", gebildet aus der Einmündung der V. circumflexa ileum superficialis (VCIS) und V. saphena accessoria lateralis (VSAL) in die V. saphena magna (VSM) (grüner Kreis); die tatsächliche Krosse liegt darunter (roter Kreis)

Häufig sieht man den auch aus der Phlebographie bekannten breiteren *Mündungstrichter*, aus dem dann die V. saphena magna kaliberschwächer entspringt (Abb. 7.3 d). Oft wird das Bild des Mündungstrichters auch durch die Klappensegel angedeutet (s. auch Abb. 7.6 und 7.7).

Die *V. saphena accessoria lateralis* zieht von seitlich kommend im spitzen Winkel zur V. saphena magna und mündet meist direkt im Venensternbereich. Im Querschnitt stellt sie sich lateral zur V. saphena magna dar, senkrecht über der V. femoralis (Abb. 7.3 c–e). Sie ist im B-Bild nicht immer zu sehen. Als Faustregel gilt: Legt man in Gedanken einen Strich an die mediale Kante der V. femoralis communis, liegt die V. saphena magna medial, die V. saphena accessoria lateralis lateral davon (Abb. 7.4) (zu Mündungsvarianten s. auch Kapitel 7.3.2, zum Reflux in die V. saphena accessoria lateralis Kapitel 7.3.7 und zum Verlauf Kapitel 10.4).

Die *V. circumflexa ileum superficialis* kann sowohl in die V. saphena magna als auch in die V. saphena accessoria lateralis münden. Ganz selten mündet sie direkt in die tiefe Beinvene. Im Ultraschall stellt sie sich meist als kraniale Verlängerung der Vv. saphenae magna oder accessoria lateralis dar. Wie die *V. epigastrica* kann sie aus mehreren Ästen bestehen, die vor ihrer Einmündung zusammenfließen oder einzeln münden. Geht eine dieser von kranial kommenden Venen in die V. saphena accessoria lateralis über, kann die Verbindung zwischen dieser und der V. saphena magna als Krosse verkannt werden (Abb. 7.5). Diese Fehlbeurteilung ist eine Fehlerquelle bei der Chirurgie des saphenofemoralen Übergangs (zum Reflux aus diesen Gefäßen s. auch Kapitel 7.3.5).

Im Bereich der Krosse stellt sich im B-Bild nicht immer eine *Klappe* dar. Bei bis zu 50% der untersuchten Patienten konnte diese im Ultraschall nicht gesehen werden (eigene unveröffentlichte Daten). Im Querschnitt sieht man die Klappensegel bei den diversen Provokationsmanövern in Bewegung (Abb. 7.6). Im Längsschnitt kann man die unterschiedlichen Ebenen sehen, in denen Klappen anzutreffen sind. Entweder direkt im Mündungsbereich (Abb. 7.7 a), im saphenofemoralen Übergang (Abb. 7.7 b u. c) oder distal des Venensterns (Abb. 7.8). Die Venenklappen im Mündungsbereich begrenzen den so genannten *Mündungstrichter* und machen ihn besser erkennbar. Im B-Bild kann man beurteilen, ob die Klappen sich bewegen. Starre Klappen weisen auf eine Pathologie hin, zarte, bewegliche Klappen schließen einen Reflux jedoch ebenfalls nicht aus – mit dem PW-Mode oder FKDS muss geprüft werden, ob ein Reflux vorliegt.

7.3.2 Normvarianten im Bereich der Krosse

Abweichend von den bisher beschriebenen Befunden zur Mündung der Seitenäste in die V. saphena magna, welche dann wiederum in die V. femoralis communis übergehen, gibt es zahlreiche *Einmündungskombinationen*. Alle Venensternseitenäste können *direkt in die tiefe Beinve-*

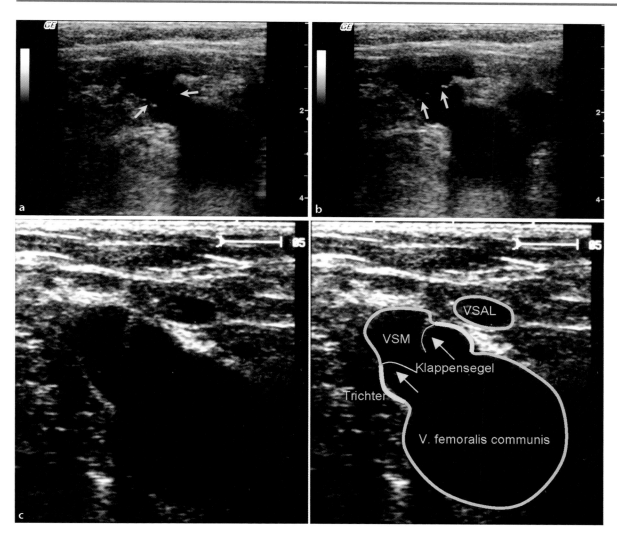

Abb. 7.6. Klappe im Bereich der Mündung der V. saphena magna, Querschnitt. **a** Linke Leiste in muskulärer Systole, die Klappen sind als weiße Striche zu sehen (Pfeile). **b** Selbe Leiste in muskulärer Diastole: die Klappe wölbt sich in die V. saphena magna herein (Krosse ist suffizient) (Ablauf einer muskulären Systole/Diastole auf ⓒⒹ). **c** Linke Krosse, Klappe (gelbe Pfeile) geöffnet bei muskulärer Systole. Man beachte den aus der Phlebographie bekannten Mündungstrichter (gelbe Kontur), aus dem die V. saphena magna (VSM) ausgeht. VSAL = V. saphena accessoria lateralis. **d** Selbe Leiste in muskulärer Diastole; das zurückstrebende Blut versucht, wieder in die V. saphena magna einzutreten. Die Klappensegel (Pfeile) schlagen in Richtung V. saphena magna zurück, die Klappe ist geschlossen. **e** Querschnitt durch die rechte Leiste bei kompletter Insuffizienz der V. saphena magna. Muskuläre Systole, die Klappensegel zeigen zur tiefen Beinvene. **f** Muskuläre Diastole zu **e**; die Klappen schlagen in die V. saphena magna zurück. Allein am Verhalten der Klappen im statischen B-Bild kann man nicht festmachen, ob ein Reflux vorliegt. Im Film kann man durch die sichtbare Bewegung des Blutflusses nachvollziehen, dass die Klappe insuffizient ist (ⓒⒹ)

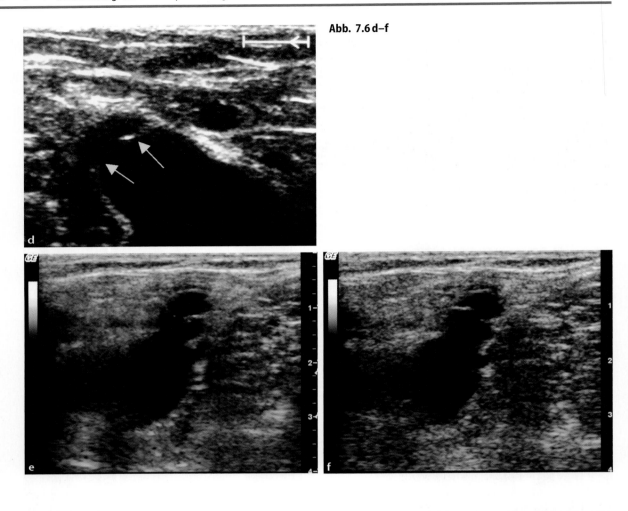

Abb. 7.6 d–f

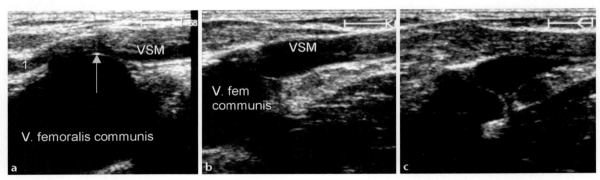

Abb. 7.7. Längsschnitt durch die Krosse, suffiziente Klappe der V. saphena magna (VSM). **a** Längsschnitt unter Valsalva-Manöver, die Klappe (Pfeil) wölbt sich in die Krosse hinein, zur V. saphena magna hin; links im Bild V. epigastrica (1).

b Klappensegel offen (muskuläre Systole). **c** Selber Patient wie in **b**. Klappensegel geschlossen und in die V. saphena magna gewölbt (Valsalva-Manöver) (Abbildung einer starren, unbeweglichen Klappe s. Abb. 7.14)

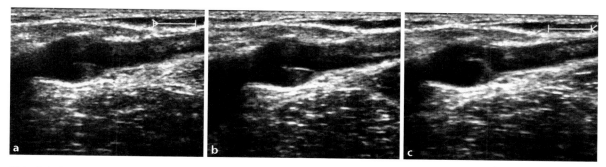

Abb. 7.8. Längsschnitt durch die V. saphena magna unmittelbar distal der Krosse. **a** Beide Segel sind sichtbar, ihre Form als „Schwalbennest" eindeutig. Klappe im Ruhezustand (ohne Manöver im Stehen). **b** Das von der Haut weiter entfernte Segel ist sehr gut sichtbar, Klappe im Ruhezustand. **c** Klappe in muskulärer Diastole; Klappenschluss

ne münden, am häufigsten geschieht dies bei der V. pudenda (Abb. 7.9). Wird dies übersehen und die entsprechende Vene bei der Operation nicht mit unterbunden, scheint es zu Rezidiven zu kommen.

Eine im Mündungsbereich *gedoppelte* V. saphena magna, die bei Rezidiven immer wieder postuliert wird, hat die Autorin in der Leiste noch nie beobachtet. Laut Caggiati gibt es diese Normvariante nicht. Die V. saphena magna kann direkt unter der Leistenbeuge in die tiefe Beinvene eintreten, sehr oft bis zu zwei Querfinger darüber, selten auch distal davon. In Hinblick auf einen operativen Eingriff ist die Angabe der *Mündungshöhe* deshalb wichtig.

Die *V. saphena accessoria lateralis* endet in der Regel im Bereich des saphenofemoralen Übergangs und mündet dabei in die V. saphena magna (Abb. 7.3). Gelegentlich mündet sie bis zu 5 cm weiter distal. Selten mündet sie direkt in die V. femoralis. Dabei kann sie dies unmittelbar lateral der V. saphena magna tun (Abb. 7.10) oder aber sehr selten zwischen A. femoralis superficialis und A. profunda femoris (Abb. 7.11). Ebenso selten findet man eine Doppelung der V. saphena accessoria lateralis im Mündungsbereich (Abb. 7.12). Ein Übersehen dieser Befunde präoperativ, insbesondere der Mündung eines refluxiven Gefäßes zwischen den beiden Arterien, erhöht die Wahrscheinlichkeit für Rezidive stark.

Die *V. saphena accessoria medialis* wird in den allermeisten Fällen nicht Bestandteil des Venensterns sein. Sie trifft im Bereich des Oberschenkels auf die V. saphena magna.

7.3.3 Reflux aus der V. femoralis communis

Die häufigste *Refluxquelle* der V. saphena magna ist der saphenofemorale Übergang. Hier wird die Stammvene aus der V. femoralis communis refluxiv gefüllt. Während des Valsalva-Manövers oder der muskulären Diastole fließt kontinuierlich Blut aus dem Bauchraum über die meist proximal klappenlose, tiefe Beinvene in die V. saphena magna. Dies kann man im B-Bild indirekt am Verhalten der Klappen und der Dehnung der Venenwand feststellen.

Im B-Bild stellt sich die *Mündung der V. saphena magna* meist gedehnt dar (Abb. 7.13). Oft nimmt das Kaliber der V. saphena magna nach wenigen Minuten Stehens noch zu. Allerdings gibt es immer wieder Situationen, in denen bei sehr dünner V. saphena magna im Mündungsbereich dennoch ein Reflux vorliegt.

Im *B-Bild* können auch bei Veneninsuffizienz zahlreiche Informationen gewonnen werden:
▪ Morphologie des saphenofemoralen Übergangs und der proximalen V. saphena magna.
▪ Morphologie des Venensterns
▪ Ausschluss einer *Thrombose* der V. femoralis communis oder einer *Phlebitis* der V. saphena magna (Kompressionsmanöver, s. Kapitel 11 und 14)
▪ Morphologie der Klappen
▪ Drainagesituation des Systems.

▪ **Morphologie des saphenofemoralen Übergangs und des Venensterns**

Es gibt verschiedene Fragen zu beantworten:
▪ Münden die Venen einzeln oder gemeinsam über die V. saphena magna in die V. femoralis?

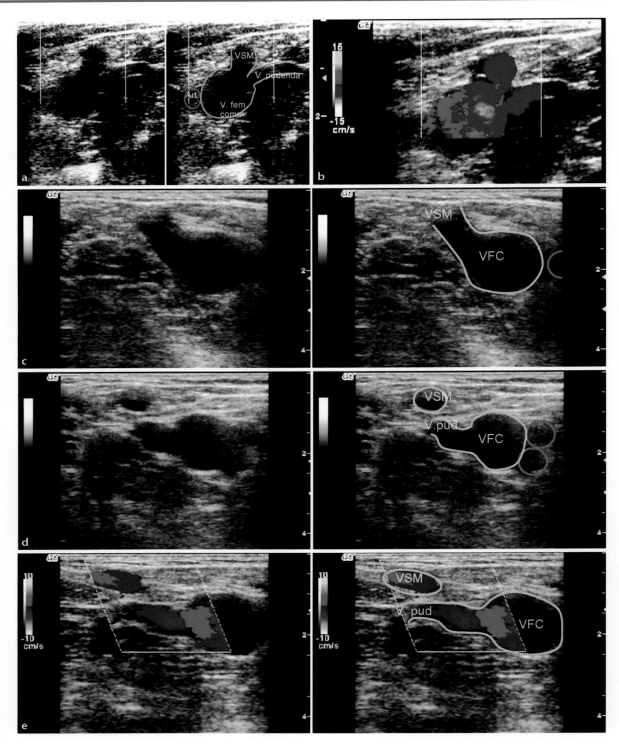

Abb. 7.9. Mündung der V. pudenda direkt in die V. femoralis communis. **a** Querschnitt durch die rechte Leiste: Darstellung ohne Farbe. **b** Selbe Position mit Blutfluss während der muskulären Systole. **c** Querschnitt durch die linke Leiste: Darstellung ohne Farbe (rot = A. femoralis communis), VFC = V. femoralis communis, VSM = V. saphena magna ⓒⒹ. **d** Quer-

schnitt ca. 1 cm weiter distal. Die V. saphena magna ist als eigenständiges Gefäß sichtbar, die sehr kräftige V. pudenda mündet weiter distal in die V. femoralis communis ⓒⒹ. **e** Selbe Position mit Farb-Duplex; der Schallkopf ist leicht gekippt, so dass beide Venen in einem Bild zu sehen sind. Aufnahme am Ende der muskulären Systole. In der V. saphena

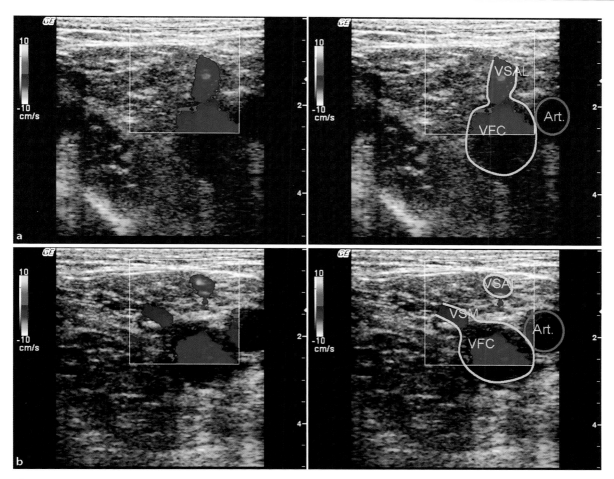

Abb. 7.10. Unabhängige Mündung der V. saphena accessoria lateralis (VSAL) in die V. femoralis communis (VFC) (CD). **a** Querschnitt durch die linke Leiste im Stehen; muskuläre Systole. Orthograder Fluss in der Mündung der V. saphena accessoria lateralis in die V. femoralis communis. **b** Quer-

schnitt 1 cm weiter distal als in **a**: die V. saphena magna mündet in die V. femoralis communis, die V. saphena accessoria lateralis ist als eigenständiges Gefäß lateral von der Mündung sichtbar

▌ Welche Venensternseitenäste sind vorhanden?
▌ Ist der saphenofemorale Übergang gedehnt?
▌ Liegt hier ein Aneurysma vor?

Ein besonderes Augenmerk verdienen die *Aneurysmata* im Bereich der Mündung der V. saphena magna. Es handelt sich entweder um spindelförmige Aufdehnungen der V. saphena magna selbst (Abb. 7.14) oder um Aussackungen, die von der Venenwand ausgehen (Abb. 7.15). Die

Chirurgie der Krosse der V. saphena magna wird durch diese manchmal gut golfballgroßen dünnwandigen Blutballons, die das OP-Feld überdecken, erschwert. Ein blindes Umfahren mit dem Overhold zum Unterbrechen des venösen Zuflusses sollte vermieden werden, da oft Seitenäste in das Aneurysma münden (Abb. 7.16).

Regelhaft sind unter Provokationsmanöver im B-Bild *Turbulenzen* in den Aneurysmata zu beobachten. In keinem Fall sah die Autorin eine

magna kurzer Umschlag (leichte rote Ansätze) bis zum Klappenschluss, in der V. pudenda zeigt sich jetzt ein lang anhaltender Fluss. Er ist blau, da das Blut vom Schallkopf weg

fließt und pathologisch, weil der Fluss zu lange dauert und die V. pudenda im Verhältnis zur V. saphena magna sehr gedehnt ist (CD)

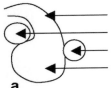

Mündung der VSAL
A. femoralis superficialis
A. profunda femoris
V. femoralis communis

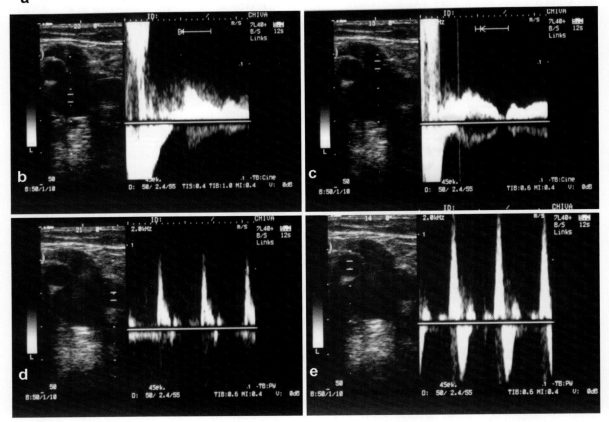

Abb. 7.11. Mündung der V. saphena accessoria lateralis (VSAL) zwischen A. femoralis superficialis und A. profunda femoris. **a** Schematische Darstellung der Gefäßverhältnisse; **b** Messung in der V. femoralis communis: der Reflux entspringt der tiefen Beinvene; **c** Messung in der Krosse der V. saphena accessoria lateralis, die eindeutig refluxiv ist; **d** und **e** Flussprofil in den beiden Arterien

Phlebitis in deren Lumen. Die Vermutung liegt nahe, dass ein Missverhältnis zwischen Krossenöffnung und refluxiver Blutmenge vorliegt, so dass das Blut mit einem Jet-Effekt auf die Venenwand stößt und diese aussackt, dieser Jet jedoch gleichzeitig das Auftreten von Gerinnseln verhindert.

Auch bei Insuffizienzen zeigt die *Klappe*, wenn sie im Ultraschall in der Krosse sichtbar ist, in der Regel eine Beweglichkeit. Sie schlägt dann während der muskulären Diastole (beim Reflux) oder unter Valsalva-Manöver in die V. saphena magna hinein. Ist die Klappe starr und unbeweglich, spricht dies für deren primären Defekt oder eine durchgemachte Phlebitis in diesem Bereich (Abb. 7.14).

Ist das System schlecht drainiert (s. Kapitel 3.2.3), findet man im B-Bild sehr schnell nach einem Provokationsmanöver eine Echobildung innerhalb der V. saphena magna. Sie kann homogen sein, so dass die Vene die Echogenität des umliegenden Gewebes annimmt. Dies liegt an der Ansammlung von Erythrozyten und der Bildung eines so genannten *Erythrozytensludge* (Abb. 7.17). Sie kann jedoch auch inhomogen sein als Zeichen von Turbulenzen und unter-

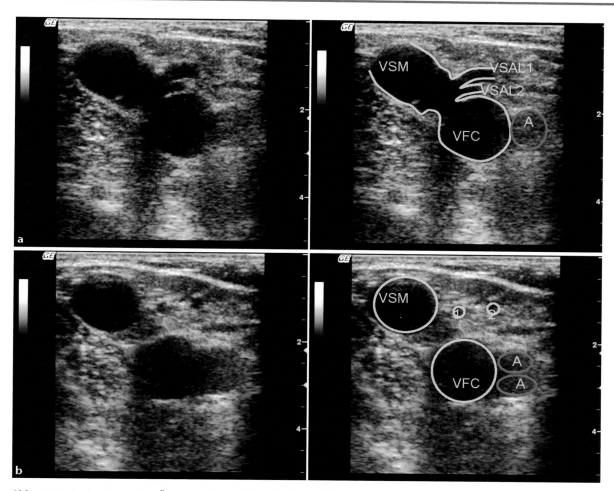

Abb. 7.12. Saphenofemoraler Übergang (Querschnitt durch die linke Leiste im Stehen) mit insuffizienter Krosse und gedehnter V. saphena magna (VSM) (zieht nach links oben im Bild) und zwei suffizienten Vv. saphenae accessoriae laterales (VSAL). **a** Mündungsregion der V. saphena accessoria lateralis; **b** 1 cm weiter distal

schiedlichen Flussgeschwindigkeiten (Abb. 7.14). Patienten mit diesem Erscheinungsbild (Turbulenzen) entwickeln in der Regel ein Aneurysma im Krossenbereich (s. o.), insofern dies nicht bereits vorliegt.

Am Erythrozytensludge kann man auch im B-Bild die Flussrichtung des Blutes ersehen. Viel eindeutiger jedoch kann man den Reflux mittels *Duplexsonographie* darstellen. Folgende Fragen können wir klären:

- ▪ Tritt der Reflux aus der V. femoralis über den saphenofemoralen Übergang in das oberflächliche Venensystem?
- ▪ Füllt er die V. saphena magna, die V. saphena accessoria lateralis oder beide refluxiv?
- ▪ Ist zusätzlich ein Venensternseitenast refluxiv?
- ▪ Ist ein Venensternseitenast isoliert refluxiv?

Bei *kompletter Insuffizienz* der V. saphena magna und Reflux aus der V. femoralis communis über den saphenofemoralen Übergang wird sowohl in der tiefen Beinvene als auch in Mündungsbereich und V. saphena magna ein Reflux messbar sein (Abb. 7.18). Dieser Befund ist von der inkompletten Insuffizienz vom Sternseitenasttyp zu unterscheiden, bei der der Reflux nicht aus der tiefen Beinvene, sondern aus einem Sternseitenast entspringt (s. Kapitel 7.3.4 und 7.3.5).

Nicht selten ist zusätzlich zum Reflux aus der V. femoralis communis ein Seitenast (in der Regel ist es die V. pudenda) refluxiv, zumindest jedoch überraschend gedehnt (Abb. 7.19). In der muskulären Systole wird in beiden Venen ein orthograder Fluss auftreten. Durch den Verlauf der V. pudenda, die von medial und aus der

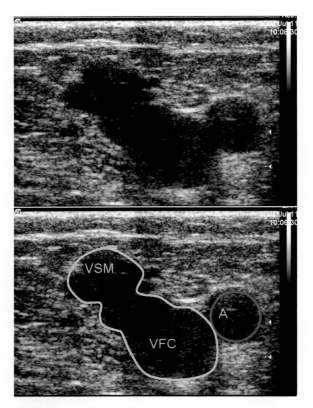

Abb. 7.13. Insuffiziente Krosse der linken V. saphena magna (VSM) im B-Bild. V. saphena magna hat in diesem Fall einen stark vergrößerten Durchmesser (vgl. Abb. 7.3). A = A. femoralis communis, VFC = V. femoralis communis

Tiefe kommend in die Krosse mündet, kann dies im Farb-Duplex eine rote Farbe bedeuten (Fluss auf den Schallkopf zu). In der Diastole muss geklärt werden, ob aus der tiefen Beinvene ein Fluss in die V. saphena magna zu beobachten ist (rot), ob die V. pudenda einen lang anhaltenden Fluss aufweist (in der Regel blau), ob dieser Fluss aus der V. pudenda die V. saphena magna refluxiv füllt oder über die Krosse in das tiefe Venensystem drainiert wird (s. auch Kapitel 7.3.6).

Gelegentlich findet sich ein *widersprüchlicher Befund* an der Krosse: Sie ist im Valsalva-Manöver suffizient und in einem anderen Provokationsmanöver insuffizient bzw. umgekehrt. Oder sie ist nacheinander unter demselben Manöver suffizient und insuffizient. In der Regel handelt es sich um nicht sehr gedehnte Venen. Der Widerspruch kann in der Intensität des Manövers begründet sein (wurde beide Male gleich stark gepresst, die Zehe angehoben), in der Frequenz der Manöver (es sammelt sich wieder mehr oder weniger Blut im Bein an) oder aber in der Tatsache, dass das System nicht gut drainiert ist (s. Kapitel 3.2.3). Im letzten Fall wird ein Orthostase-Manöver Klarheit bringen (s. Kapitel

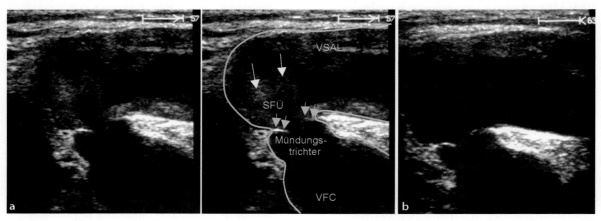

Abb. 7.14. Aneurysma der Mündung der V. saphena magna und V. saphena accessoria lateralis (VSAL) bei kompletter Insuffizienz der V. saphena magna im Hach-Stadium I. **a** Querschnitt durch die linke Leiste: saphenofemoraler Übergang (SFÜ) während der muskulären Diastole. Es fließt Blut aus dem tiefen Venensystem über die Krosse in die V. saphena magna und direkt in die lateral gelegene V. saphena accessoria lateralis. Man kann die Turbulenzen in der spindelförmig gedehnten Vene feststellen (gelbe Pfeile). Obwohl es sich um die Diastole handelt und ein Reflux vorliegt, zeigen die Klap-

pensegel aufeinander, das heißt, sie sind nicht in die V. saphena magna gewölbt, wie man dies bei Reflux erwartet, sondern starr (blaue Pfeile) (VFC = V. femoralis communis). **b** Selbe Position nach Ende der Diastole; der Erythrozytensludge ist nicht mehr zu sehen, die Klappen verweilen starr in derselben Position wie in der Diastole. Zwar ist bei diesem Patienten die Mündung der V. saphena magna selbst sehr weit, vermutlich verursacht das enge Lumen durch die starren Klappen aber den Jet-Effekt, der das Aneurysma ausbildet (CD)

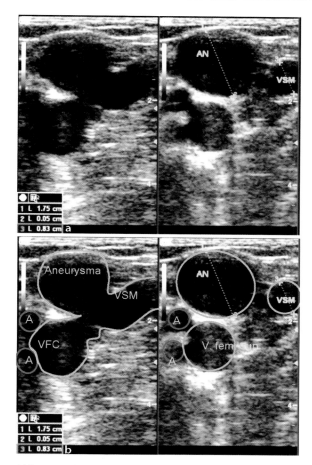

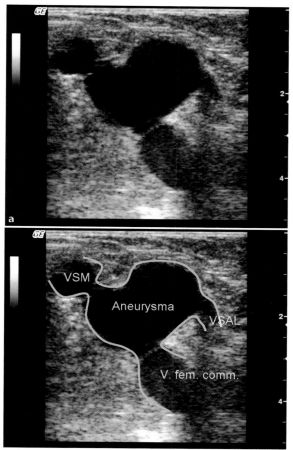

Abb. 7.15. Aneurysma mit seitlicher Aussackung der Venenwand. **a** Querschnitt durch die rechte Leiste: insuffiziente Mündung der V. saphena magna (VSM). Das Aneurysma sitzt wie ein Pilz auf der V. saphena magna auf. **b** 1 cm weiter distal erscheinen Aneurysma (AN) und V. saphena magna wie zwei unterschiedliche Gefäße

6.9): nachdem der Patient aufgestanden ist, wird ein lang anhaltender, langsamer Reflux in der Vene zu sehen sein. Ist der Widerspruch nicht auflösbar, muss man den Patienten erneut einbestellen. In der Regel handelt es sich zudem um wenig ausgeprägte Befunde, allenfalls beginnende Insuffizienzen, bei denen das Ergebnis der Untersuchung gewiss keine sofortige therapeutische Konsequenz nach sich ziehen würde.

Die *V. profunda femoris* mündet im Bereich des proximalen Oberschenkels von dorsal in die V. femoralis superficialis ein, um gemeinsam die V. femoralis communis zu bilden. Normalerweise sieht man diesen Zusammenfluss bei der Beobachtung der Krosse der V. saphena magna nicht. Die V. profunda femoris kann im spitzen

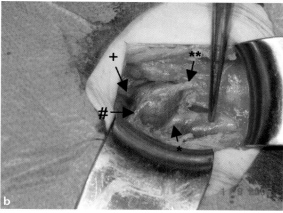

Abb. 7.16. Seitliches Aneurysma der V. saphena magna (VSM) im Krossenbereich. **a** B-Bild: Querschnitt durch die linke Leiste. In das Aneurysma mündet die V. saphena accessoria lateralis (VSAL). Zwischen dem Aneurysma und V. saphena magna kreuzt die A. pudenda externa superficialis (*) ⓒⅮ. **b** Intraoperatives Bild zu **a**: nach Freilegen des Aneurysma ist ersichtlich, dass auch die Vv. pudenda (#) und epigastrica (+) darin münden. Die Pinzette zeigt auf die distale V. saphena magna. ** V. saphena accessoria lateralis

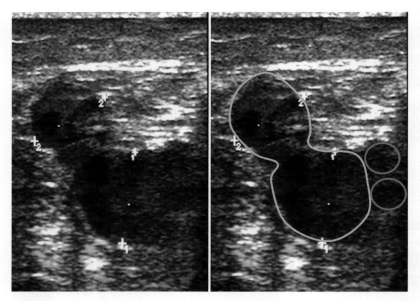

Abb. 7.17. Insuffiziente Krosse (hellblaue Kontur) der V. saphena magna des linken Beines bei nicht drainiertem System. In der V. saphena magna sieht man unterschiedlich gefärbte Bereiche. Sie stellen den Erythrozytensludge dar und sind durch den langsamen Blutfluss bedingt. Der Durchmesser der V. saphena magna im Mündungsbereich ist mit 15,1 mm sehr groß. D1 = Durchmesser der V. femoralis communis = 17,3 mm; D2 = Durchmesser der V. saphena magna = 15,1 mm

Winkel münden, dann fällt sie im Farb-Duplex nicht auf, da der Blutfluss ebenfalls blau dargestellt sein wird. Gelegentlich fällt jedoch ein roter Farbjet in die V. femoralis communis aus der Venenrückseite auf (Abb. 7.20 a u. b). Dann mündet die V. profunda von dorsal im rechten Winkel ein. Der Befund ist nicht pathologisch.

Eine besondere Situation stellt der Reflux aus der *V. profunda femoris direkt in die V. saphena magna* dar (Abb. 7.20 c u. d). In seltenen Fällen mündet die V. profunda femoris genau gegenüber des saphenofemoralen Übergangs. Sie trifft von dorsal auf die V. femoralis, so dass ihr Blut nach ventral in dieselbe und von dort direkt in die V. saphena magna fließt. Bereits bei zwei Patienten konnte die Autorin beobachten, dass beim CHIVA-Verfahren lediglich die Unterbrechung des saphenofemoralen Übergangs in dieser Konstellation zur Abheilung der Varikose führt. Es ist denkbar, dass der Fluss aus der V. profunda femoris wie ein Jet auf die Klappe der V. saphena magna stößt und diese dem Druck nicht standhält. Bei den Verfahren, die die V. saphena magna ohne Krossektomie verschließen (VNUS Closure und Endo-LASER), könnten bei dieser seltenen Konstellation Rezidive über unbehandelte Sternseitenäste auftreten.

Bei ständigem Reflux aus der V. femoralis communis in eine sehr gedehnte V. pudenda muss an einen ipsilateralen Verschluss der V. iliaca mit Ausbildung einer Anastomose zur kontralateralen Seite gedacht werden (so genannter *Spontanpalma*, s. Kapitel 15).

7.3.4 Reflux aus der V. pudenda

Die V. pudenda zieht von medial zur Krosse. Sie kann in die V. saphena magna, in den saphenofemoralen Übergang oder auch direkt in die V. femoralis münden. Gelegentlich mündet sie von dorsal in die V. saphena magna. Konkrete Hinweise auf diese Varianten sind für den Chirurgen hilfreich. Ein Reflux aus der V. pudenda bei Mündung derselben im saphenofemoralen Übergang kann leicht mit einem Reflux aus der tiefen Beinvene verwechselt werden (Abb. 7.21). Zur Unterscheidung eignet sich der Farb-Duplex besser als der PW-Modus.

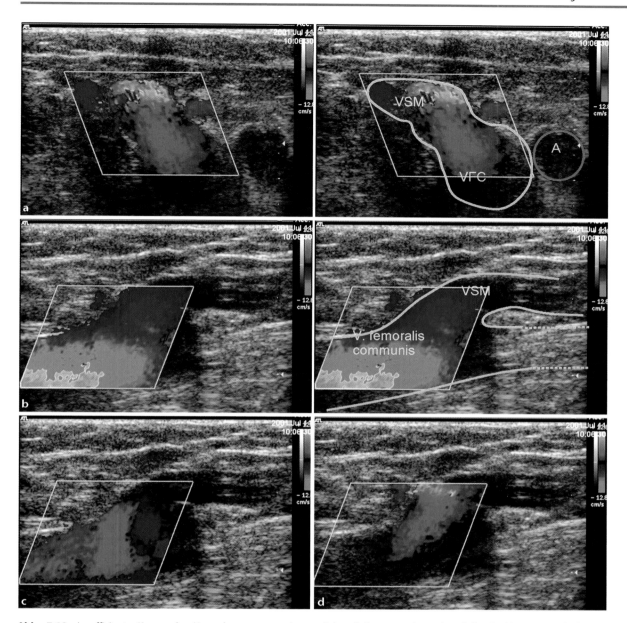

Abb. 7.18. Insuffiziente Krosse der V. saphena magna im FKDS (Patientin aus Abb. 7.13 a). **a** Muskuläre Diastole: Reflux aus der V. femoralis communis (VFC) im Querschnitt durch die Leiste: Das Blut fließt aus der tiefen Beinvene auf den Schallkopf zu (rot). Wichtig ist, dass auch in der V. femoralis communis eine Rotfärbung sichtbar ist. **b** Längsschnitt durch die Krosse bei derselben Patientin: muskuläre Systole. Das Blut fließt sowohl in der tiefen als auch in der oberfläch-

lichen Beinvene orthograd. **c** Selbe Position wie in **b**: beginnende muskuläre Diastole; das Blut ändert seine Richtung und fließt aus der tiefen Beinvene in die V. saphena magna (VSM) zurück. **d** Selbe Einstellung wie **b**: muskuläre Diastole; das Blut fließt aus der tiefen Beinvene in die V. saphena magna. Nur bei diesem eindeutigen Befund kann man von einer Krosseninsuffizienz der V. saphena magna sprechen

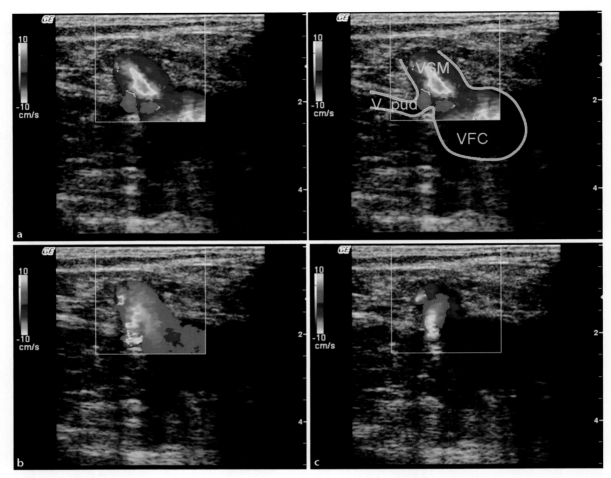

Abb. 7.19. Insuffizienter saphenofemoraler Übergang und zusätzlich refluxive V. pudenda (CD). **a** Querschnitt durch die linke Leiste, muskuläre Systole: orthograder Fluss in beiden Venen (Vv. saphena magna und pudenda). In der V. pudenda ist nur im Zusammenfluss mit der V. saphena magna (VSM) ein Fluss darstellbar, da sie im weiteren Verlauf parallel zum Schallkopf liegt und daher in ihr ein Fluss nicht messbar ist;

b beginnende muskuläre Diastole: eindeutiger Reflux über den saphenofemoralen Übergang aus der tiefen Beinvene. Der Reflux aus der V. pudenda ist hier nicht beurteilbar; **c** letzte Phase der muskulären Diastole: nun ist eindeutig, dass zusätzlich zum Reflux aus der V. femoralis (VFC) aus der V. pudenda Blut refluxiv die V. saphena magna füllt

7.3.5 Reflux aus den Vv. epigastricae und circumflexae ileum superficiales

Die von proximal kommenden Venen (Vv. epigastrica und circumflexa ileum superficialis) können ebenso für eine Insuffizienz der V. saphena magna zusätzlich zum Reflux aus dem saphenofemoralen Übergang oder unabhängig davon führen. Wie bei der V. pudenda gilt auch hier, dass nur eine exakte Untersuchung diese unterschiedlichen Refluxquellen zutage fördern kann (Abb. 7.22 und 7.23).

7.3.6 Unterscheidung zwischen physiologischen und pathologischen Flussverhältnissen in den Venensternseitenästen

Die Entscheidung, ob ein Sternseitenast refluxiv ist oder nicht, fällt oft schwer. Es handelt sich um Gefäße, deren physiologischer Fluss sich in die V. saphena magna entleert, weshalb wir allein aus der *Flussrichtung* keine Schlussfolgerungen ziehen können.

An dieser Stelle ist die *Analyse der Flusskurve* entscheidend. Nach der manuellen Kompression

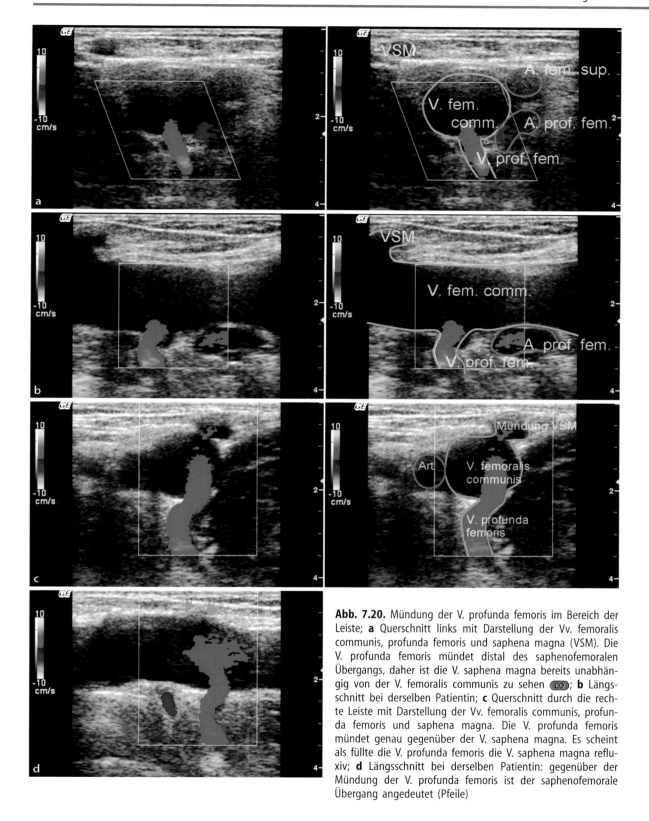

Abb. 7.20. Mündung der V. profunda femoris im Bereich der Leiste; **a** Querschnitt links mit Darstellung der Vv. femoralis communis, profunda femoris und saphena magna (VSM). Die V. profunda femoris mündet distal des saphenofemoralen Übergangs, daher ist die V. saphena magna bereits unabhängig von der V. femoralis communis zu sehen ⬤; **b** Längsschnitt bei derselben Patientin; **c** Querschnitt durch die rechte Leiste mit Darstellung der Vv. femoralis communis, profunda femoris und saphena magna. Die V. profunda femoris mündet genau gegenüber der V. saphena magna. Es scheint als füllte die V. profunda femoris die V. saphena magna refluxiv; **d** Längsschnitt bei derselben Patientin: gegenüber der Mündung der V. profunda femoris ist der saphenofemorale Übergang angedeutet (Pfeile)

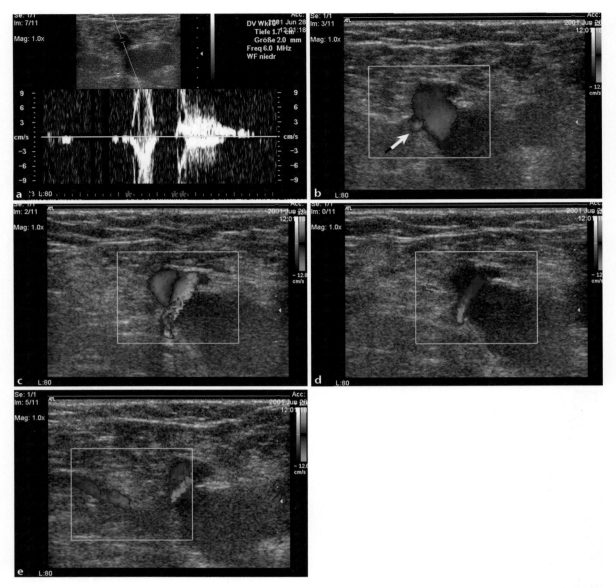

Abb. 7.21. Querschnitt durch die linke Leiste. **a** Messung knapp unterhalb der Krosse in der V. saphena magna: orthograder Fluss während der Systole (*), retrograder Fluss nach Entspannung der Zehen (**); **b** muskuläre Systole im Farb-Duplex: orthograder Fluss in der V. saphena magna. Über die V. pudenda sehen wir einen Zufluss (Pfeil); **c** muskuläre Diastole: kein Reflux aus der tiefen Beinvene, lediglich aus der V. pudenda in die V. saphena magna; **d** Fluss aus dem Sternseitenast „in Ruhe". Der Patient steht und bewegt sich nicht; **e** Darstellung der V. pudenda nach medial und kranial in Ruhe, permanenter Fluss, Reflux der Vv. pudenda und epigastrica auf CD

der Wade, dem Wunstorfer oder unter Valsalva-Manöver ist ein kurzer, nicht sehr schneller Fluss in den Sternseitenästen normal. Die Bezeichnung „kurz" wäre in diesem Zusammenhang zu präzisieren: in Varizen darf ein Rückfluss höchstens eine Sekunde lang sein, um noch als physiologisch angesehen zu werden

(der Reflux dieser Länge ist nötig, um einen Venenklappenverschluss auszulösen). Bei den Sternseitenästen möchte die Autorin jedoch keine Zeit festlegen, da sich diese Venen physiologischerweise während der muskulären Diastole in das tiefe Venensystem entleeren. Es kommt auf das Zusammenspiel mehrerer Komponenten

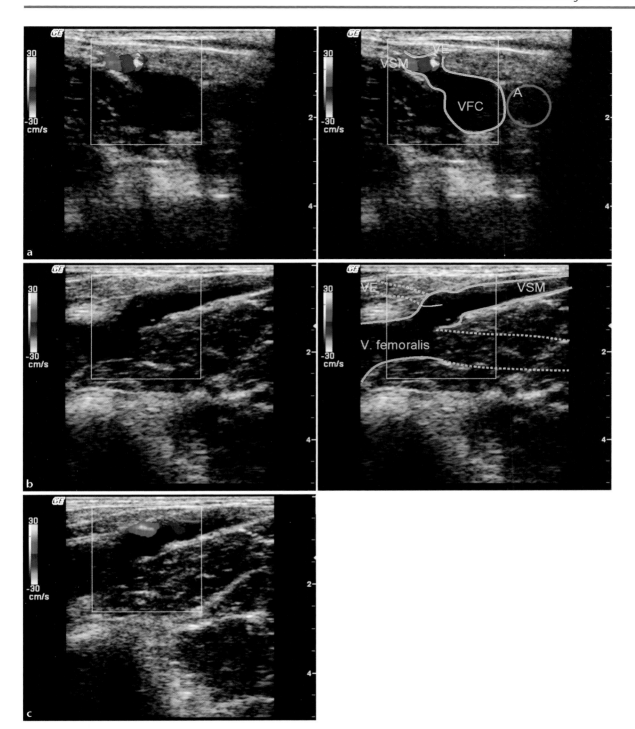

Abb. 7.22. a Querschnitt durch die linke Leiste. Reflux aus der V. epigastrica (VE) in die V. saphena magna (VSM) ohne Insuffizienz des saphenofemoralen Übergangs. Der Reflux aus der V. epigastrica fließt vom Schallkopf weg in die V. saphena magna, daher stellt er sich blau dar ⬤CD (VFC = V. femoralis communis); **b** Längsschnitt durch dieselbe Leiste. Die V. epigastrica verläuft nicht in dieser Ebene und ist daher lediglich gestrichelt angedeutet, ebenso wie der distale Verlauf der V. femoralis superficialis; gelb dargestellt ein Klappensegel; **c** Längsschnitt in der muskulären Diastole. Reflux aus der V. epigastrica in die V. saphena magna

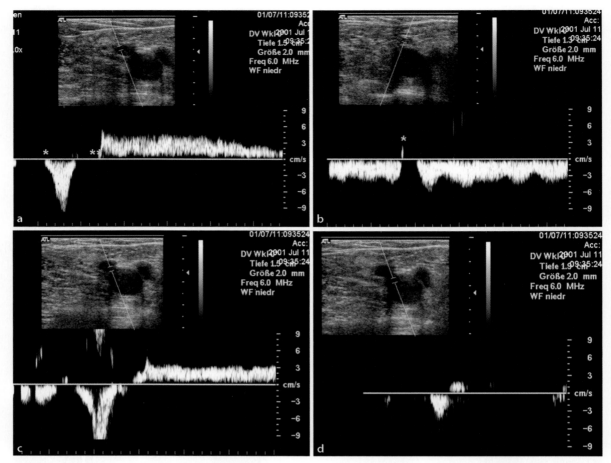

Abb. 7.23. a PW-Messung in der V. saphena magna unmittelbar nach dem saphenofemoralen Übergang; * muskuläre Systole, die einen orthograden Fluss verursacht, ** muskuläre Diastole, die einen Reflux zutage fördert; **b** Messung beim selben Patienten in der V. epigastrica; dauerhafter Fluss, dessen Richtung in der V. epigastrica immer fußwärts ist bzw. zum saphenofemoralen Übergang hin, daher ist hier nur die Flusslänge in der Zeit relevant. Während der muskulären Systole (*) kurzes Unterbrechen des Flusses; **c** Messung beim selben Patienten im Krossenbereich; hier könnte man an- nehmen, dass der Reflux aus der tiefen Beinvene stammt, da er in ihrer unmittelbaren Nähe zu messen ist; **d** Messung in der V. femoralis communis unmittelbar im saphenofemoralen Übergang. Hier ist kein Reflux dokumentierbar. Die V. epigastrica füllt die V. saphena magna. Im Übrigen stimmt das Refluxprofil aus der V. epigastrica (**b**) mit dem der V. saphena magna überein (**a**), was zusätzlicher Anhalt dafür ist, dass die Blutmenge in der V. saphena magna aus der V. epigastrica stammt

an, wie in den Abbildungen 7.24 und 7.25 dargestellt. Der Begriff „Flussmengen" im Diagramm ist semiquantitativ zu verstehen und meint die Fläche unter der Flusskurve.

Gesunde Sternseitenäste sind im B-Bild als dünne Gefäße zu sehen, meist nur dann, wenn man sie gezielt sucht. Im Farb-Duplex findet man sie während der muskulären Diastole leichter. Ein Sternseitenast, der bereits während der B-Bild-Untersuchung auffällt, ist meist pathologisch und bedarf des besonderen Augenmerks.

Ist der Fluss in dem Sternseitenast deutlich länger als eine Sekunde, muss seine Kurvenmorphologie mit der in der V. saphena magna verglichen werden.

Bei so genannten nicht drainierten Systemen (s. Kapitel 3.2.3) liegt häufig ein Reflux aus einem Venensternseitenast vor. Die Identifikation eines refluxiven Sternseitenastes ist für die *Prognose* nach der Therapie wichtig. Der oberste Refluxpunkt liegt bei diesen Patienten nicht im Bein und wird daher – ganz gleich, welches the-

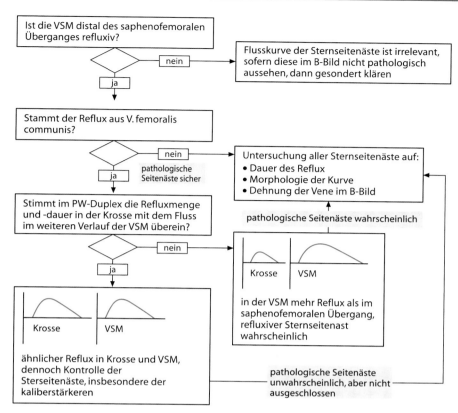

Abb. 7.24. Algorithmus zur Diagnostik des Reflux aus saphenofemoralem Übergang und Venensternseitenästen zur Bestimmung der kompletten und/oder inkompletten Insuffizienz der V. saphena magna (VSM)

rapeutische Verfahren gewählt wird – nicht mit behandelt. Der Hinweis auf eventuelle frühe Rezidive ist für den Patienten wichtig.

KASUISTIK

Untersuchungen haben ergeben, dass bei Patientinnen mit Reflux aus Sternseitenästen erhöhte Werte an Östradiol, aber erstaunlicherweise bei Männern auch Testosteron im Varizenblut vorhanden sind [63]. Diese Erkenntnis muss weiter auf prognostische Implikationen untersucht werden, bestätigt aber an sich die Tatsache, dass gonadales venöses Blut in den Venen des Beines anzutreffen ist.

7.3.7 Reflux aus dem saphenofemoralen Übergang in die V. saphena accessoria lateralis

Die V. saphena accessoria lateralis mündet im Krossenbereich in die V. saphena magna, selten auch direkt in die V. femoralis communis; gelegentlich ist sie im Mündungsbereich gedoppelt (Abb. 7.2–7.6 u. 7.10–7.12).

Üblicherweise kann man die V. saphena accessoria lateralis von der V. saphena magna dadurch unterscheiden, dass die V. saphena accessoria lateralis lateral der V. saphena magna bzw. über oder lateral der V. femoralis communis liegt (Abb. 7.4). Gelegentlich ist jedoch diese Anatomie so nicht anzutreffen; im *Verlauf* stellt sich heraus, dass diese lateral in die Leiste mündende Vene weiter distal der V. saphena magna entspricht (s. Kapitel 7.4). Ob hier eine Aplasie des proximalen Anteils der V. saphena magna mit Verbindung des Blutes über eine V. communicans zur V. saphena accessoria lateralis

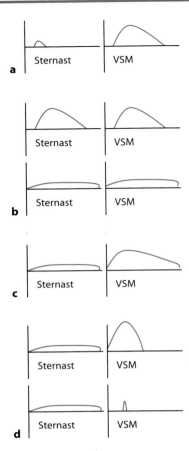

Abb. 7.25. Vergleiche der Kurvenmorphologie zwischen Sternseitenast und V. saphena magna. **a** Reflux im Venensternseitenast kurz und geringes Volumen: Seitenast ist gesund; **b** Reflux im Venensternseitenast ähnlich wie in der V. saphena magna: Der Seitenast ist eindeutig für den Reflux in der V. saphena magna verantwortlich; **c** Reflux in der V. saphena magna ausgeprägter als im Venensternseitenast, aber ebenso lang anhaltend: Seitenast ist mitverantwortlich für den Reflux (Sternseitenast ist also pathologisch), offensichtlich füllt sich die V. saphena magna aus mehreren Quellen; **d** Reflux in der Vena saphena magna ist kürzer als im Venensternseitenast oder in der V. saphena magna ist kein Reflux. Der Sternseitenast hat einen deutlich pathologischen Fluss, der zur Zeit über die Krosse in das tiefe Venensystem abfließt oder in der kaliberstärkeren Vena saphena magna nicht messbar ist. Dieser Sternseitenast muss auch als pathologisch angesehen werden

im proximalen Bereich vorliegt, ist nicht untersucht.

Bei Reflux in der V. saphena accessoria lateralis im Bereich der Leiste können mehrere Befunde vorliegen:

▌ Reflux aus dem tiefen Venensystem über den saphenofemoralen Übergang
  – mit gesunder V. saphena magna im weiteren Verlauf: komplette Insuffizienz der V. saphena magna im Hach-Stadium I (Abb. 7.26 u. 7.28 a)
  – mit insuffizienter V. saphena magna, in diesem Fall ist die V. saphena accessoria lateralis ein refluxiver Seitenast einer refluxiven V. saphena magna (Abb. 7.27 u. 7.28 b).
▌ Reflux aus dem Venenstern in die V. saphena accessoria lateralis ohne Beteiligung der V. saphena magna oder des saphenofemoralen Übergangs (Abb. 7.28 c).
▌ Reflux aus der orthograd fließenden V. saphena magna in die V. saphena accessoria lateralis. Bei dieser Rezirkulation ist das tiefe Venensystem nicht beteiligt (Abb. 7.28 d).

Eine Unterscheidung dieser Befunde ist mit Blick auf Therapieentscheidung und Prognose wichtig (schlechtere Prognose bei Reflux aus dem Venenstern).

7.3.8 Reflux aus dem kleinen Becken über I- und P-Punkt

Bei Reflux aus dem kleinen Becken kann man den Übertritt des Blutes aus dem intrapelvinen in das subkutane Kompartiment an zwei Punkten beobachten (s. auch Kapitel 3.3.6).

Sonographische Lokalisation des *I-Punkts*: Beim stehenden Patienten findet man den I-Punkt circa 1 bis 3 cm oberhalb und lateral des saphenofemoralen Übergangs sowie medial der epigastrischen Venen. Bei Insuffizienz des I-Punkts existiert im Querschnitt oberhalb des Leistenbandes eine refluxive V. ligamentum rotundum im inguinalen Kanal. Unter Valsalva-Manöver ist hier ein eindeutiger Reflux zu beobachten; weniger ausgeprägt aber meist ebenfalls vorhanden ist er auch unter anderen Provokationsmanövern.

Der *P-Punkt* wird in Steinschnittlage geschallt, der Schallkopf quer oder leicht schräg neben den Labien angesetzt. Die Patientin wird gebeten, ein Valsalva-Manöver auszuführen. Bei Insuffizienz des P-Punktes kommt es zu einem starken Reflux zwischen der Vaginalhöhle und dem ischiopubischen Knochen (Abb. 7.29).

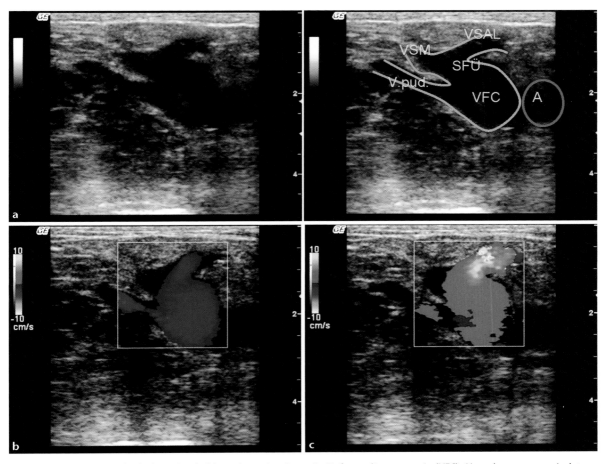

Abb. 7.26. Querschnitt durch die Leiste bei kompletter Insuffizienz der V. saphena magna im Hach-Stadium I; **a** breiter saphenofemoraler Übergang (SFÜ) mit Abgang der Vv. saphenae magna (VSM) und accessoria lateralis (VSAL). Nebenbefund: unabhängige Mündung der V. pudenda; **b** selbe Position wie in **a**: muskuläre Systole. Orthograder Fluss (blau) in V. femoralis communis (VFC), V. saphena accessoria lateralis, V. pudenda; kein Fluss in der V. saphena magna; **c** selbe Position wie in **a**: muskuläre Diastole; Reflux über den saphenofemoralen Übergang in die V. saphena accessoria lateralis, kein Reflux in die V. saphena magna (komplette Insuffizienz der V. saphena magna im Hach Stadium I) (CD)

7.3.9 Dokumentation des Befundes am Venenstern

Die Dokumentation in der Akte kann graphisch erfolgen, der Befund verbal beschrieben werden. Schneller und übersichtlicher erscheint das Festhalten des Befundes in einer Tabelle (Tabelle 7.1).

7.4 B-Bild-Untersuchung entlang des Verlaufs der Vena saphena magna

Die *Anatomie* der V. saphena magna wurde bereits beschrieben (Kapitel 2.4.1–2.4.5). Geht man in deren anatomischen Beschreibung vom Ursprung der Vene (am Fuß) aus, wird die V. saphena magna in der Regel von der Leiste zum Fuß hin sonographisch untersucht. An diese Reihenfolge hält sich auch das vorliegende Kapitel.

Zur Untersuchung der gesamten V. saphena magna muss der Patient sein Bein leicht abspreizen und die Fußspitze sollte nach lateral zeigen (s. Abb. 7.1). Als Routine sollte nach

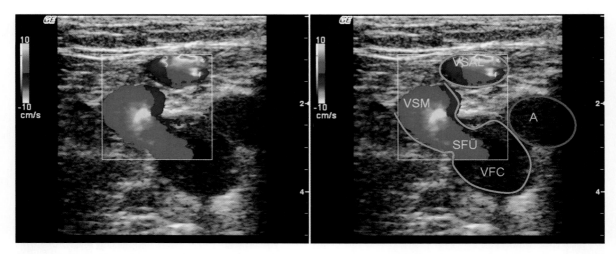

Abb. 7.27. Geschlängelte V. saphena accessoria lateralis (VSAL) im Krossenbereich. Der saphenofemorale Übergang (SFÜ) ist refluxiv, der Reflux geht sowohl in die V. saphena magna (VSM) als auch in die V. saphena accessoria lateralis über. Die V. saphena accessoria lateralis ist so geschlängelt, dass in der Darstellung der Krosse die V. saphena accessoria lateralis bereits als eigenständiges Gefäß sichtbar ist. Sie liegt lateral der Linie durch den medialen Rand der V. femoralis communis (VFC) (s. auch Abb. 7.4)

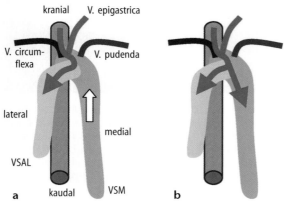
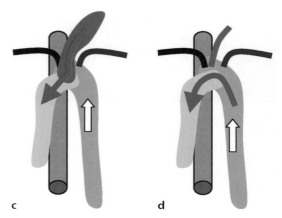

Abb. 7.28. Möglichkeiten des Reflux in der Mündung der V. saphena accessoria lateralis am Beispiel einer rechten Leiste. **a** Reflux (roter Pfeil) aus der tiefen Beinvene über den saphenofemoralen Übergang in die V. saphena accessoria lateralis, V. saphena magna im weiteren Verlauf gesund mit orthogradem Fluss (weißer Pfeil); **b** Reflux (roter Pfeil) aus der tiefen Beinvene über den saphenofemoralen Übergang in die Vv. saphenae accessoria lateralis und magna im weiteren Verlauf; **c** Reflux (roter Pfeil) aus der V. epigastrica, die direkt in die V. saphena accessoria lateralis mündet; V. saphena magna im weiteren Verlauf gesund mit orthogradem Fluss (weißer Pfeil); **d** Reflux (roter Pfeil) aus der V. saphena magna in die V. saphena accessoria lateralis, saphenofemoraler Übergang und V. saphena magna sind suffizient

Identifikation der Äste des Venensterns und ihrer Blutflüsse (s. Kapitel 7.3) ein *Kompressionsmanöver* des saphenofemoralen Übergangs und der tiefen Beinvene durchgeführt und dokumentiert werden (Abb. 7.30).

Der *Durchmesser* der V. saphena magna wird häufig zur Verlaufskontrolle bei venöser Insuffizienz und für Studienzwecke gemessen. Es besteht noch kein Konsens über einen einheitlichen Messpunkt, daher sollte man bei Befundmitteilung den Ort der Messung angeben. Üblicherweise wird der Durchmesser im Bereich der Krosse oder im Verlauf der V. saphena magna am Oberschenkel gemessen (Abb. 7.31).

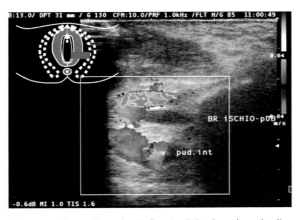

Abb. 7.29. Darstellung des Reflux im P-Punkt neben der linken Labie; der Schallkopf ist quer angesetzt, wie aus der schematischen Zeichnung zu ersehen

KASUISTIK

In einem Vergleich der Durchmesser zwischen Krosse und Oberschenkel konnte eine viel höhere Variabilität im Bereich der Krosse als am Oberschenkel festgestellt werden (eigene unveröffentlichte Daten). Der Durchmesser in der Krosse war immer größer als im Verlauf der V. saphena magna. Es konnte eine statistisch sehr hohe Korrelation zwischen dem Durchmesser am Oberschenkel, 10–15 cm entfernt von der Leiste, und dem Hach-Stadium festgestellt werden.

Der *mittlere Durchmesser* der V. saphena magna am Oberschenkel beim Venengesunden liegt zwischen 3 und 5 mm, der mittlere Durchmesser bei Reflux bei 5,9 mm; die höchsten gemessenen Werte betragen an dieser Stelle 13 mm.

Tabelle 7.1. Befunddokumentation am Venenstern

Vene	Vorhanden bzw. gesehen?	Anzahl	Gedehnt	Refluxiv	Besonderheiten
▌ V. saphena accessoria lateralis	ja / nein		ja / nein	ja / nein	
▌ V. circumflexa ileum superficialis	ja / nein		ja / nein	ja / nein	
▌ V. epigastrica	ja / nein		ja / nein	ja / nein	
▌ V. pudenda	ja / nein		ja / nein	ja / nein	
▌ V. saphena accessoria medialis	ja / nein		ja / nein	ja / nein	

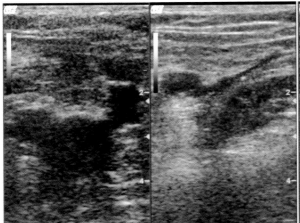
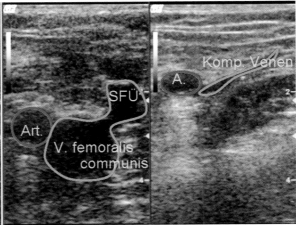

Abb. 7.30. Kompressionsmanöver in der Leiste. Querschnitt rechts beim stehenden Patienten. In der linken Bildhälfte normaler saphenofemoraler Übergang (SFÜ), rechts unter Kompression mit dem Schallkopf. Die Arterie ist zu sehen, die Venen nur als dünner Strich

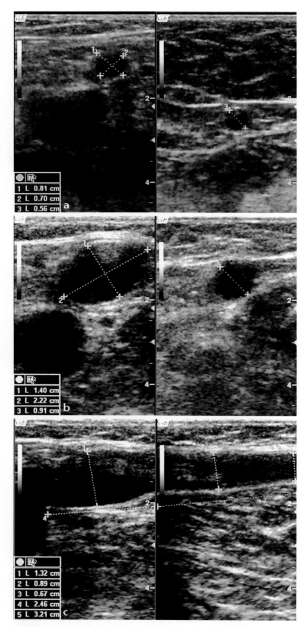

Abb. 7.31. Durchmesserermittlungen der V. saphena magna.
a Querschnitt durch die rechte Leiste (linke Bildhälfte) und durch den Oberschenkel 10–15 cm entfernt von der Leiste (rechte Bildhälfte). Die V. saphena magna wird an beiden Stellen ausgemessen. In der Leiste beträgt der Durchmesser 0,81 bzw. 0,7 cm je nach gewählter Achse, am Oberschenkel mit 0,56 cm etwas weniger. Die Vene ist gesund; **b** Querschnitt durch die rechte Leiste bei venöser Insuffizienz. Es stellt sich die V. saphena magna eindeutig elliptisch dar, je nach gewählter Achse wurden daher sehr unterschiedliche Werte gemessen (1,4 bis 2,2 cm), am Oberschenkel mit 0,9 cm bedeutend weniger. **c** Längsschnitt durch die proximale V. saphena magna (linker und rechter Bildabschnitt folgen dem Verlauf); die progressive Kaliberabnahme der V. saphena magna ist eindeutig

Aufgrund der höheren *Reproduzierbarkeit* und der geringeren Chance eines Messfehlers bevorzugt die Autorin das Messen des Durchmessers am Oberschenkel, 10–15 cm entfernt von der Krosse, an einem Segment, an dem die V. saphena magna parallele Wände und weder Zunoch Abfluss hat. Die ideale Schallkopfposition entspricht in etwa der Höhe des gelben Strichs in Abbildung 7.1.

Im B-Bild kann durch Kompressionsmanöver eine Phlebitis der V. saphena magna ausgeschlossen werden (s. auch Kapitel 11). Außerdem können der *Venenverlauf* zur Faszie (s. Kapitel 7.4.1) wie eventuell vorliegende aplastische Segmente (s. Kapitel 7.4.2) oder Doppelungen (s. Kapitel 7.4.3) festgestellt werden.

Generell wird die Vene quer zu ihrem Verlauf geschallt, um Seitenäste und Perforansvenen nicht zu übersehen. *Kaliberschwankungen* müssen stets aufmerksam untersucht werden. Es ist wichtig, auch in diesem Fall das distale Segment nach Abgang eines refluxiven Seitenastes auf einen Reflux zu prüfen! Häufig ist die distale, dünne V. saphena magna suffizient, dies muss jedoch nicht der Fall sein.

7.4.1 Saphenaauge

Bailly hat den Begriff Saphenaauge für das typische Erscheinungsbild der V. saphena magna im Bein, besonders am Oberschenkel geprägt. Das Auge besteht aus der Muskelfaszie (unteres Lid), der Fascia saphena (oberes Lid) und der V. saphena magna selbst, die Iris und Pupille darstellt (Abb. 7.32 u. 7.33). Die Fascia saphena liegt direkt auf oder sehr nahe über der V. saphena magna. Gelegentlich ist im Unterhautfettgewebe zusätzlich noch eine dünnere Faszie sichtbar (Abb. 7.34 a u. 7.36). Sie trennt zwei Fettgewebsschichten voneinander und läuft konstant parallel zur Muskelfaszie.

Kann man bei einer Vene diese Strukturen (Ober- und Unterlid) im Querschnitt nicht identifizieren, so handelt es sich nicht um die V. saphena magna. Jede geschlängelte und äußerlich sichtbare Struktur ist ein Seitenast. Aufgrund der bindegewebigen Aufhängungen kann die V. saphena magna sich in der Faszienloge nicht schlängeln. Venen, die Konvolute bilden, sind stets Seitenäste. Dies ist auch im Röntgenbild sehr gut sichtbar. Diese Unterscheidung ist mit Blick auf die *Hach-Stadien-Einteilung* ausgesprochen wichtig (s. Kap. 4.1).

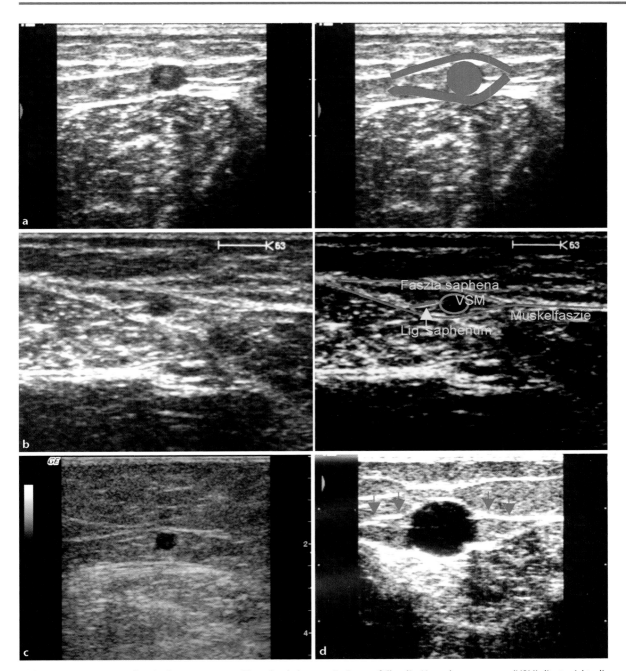

Abb. 7.32. Variationen des Saphenaauges am Oberschenkel. **a** Querschnitt durch die Oberschenkelinnenseite mit regelrechter Darstellung des Saphenaauges; **b** in Abhängigkeit von Höhe des Querschnitts und Fettgehalt des Beines ggf. asymmetrische Darstellung; **c** zwischen Augenlidern und Iris kann bei hohem Fettgehalt Platz sein – die Faszienloge ist mit Fett gefüllt, die V. saphena magna (VSM) liegt nicht direkt auf der Muskelfaszie auf, da sich dort Fett befindet; **d** bei refluxiver V. saphena magna ist die Iris sehr groß. In diesem Bild sind die bindegewebigen Aufhängungen der V. saphena magna sehr gut zu erkennen: die Ligamenti sapheni (Pfeile)

Refluxive *Seitenäste* können beim flüchtigen Untersuchen anmuten wie die V. saphena magna, sie gehen teilweise annähernd geradlinig ineinander über (Abb. 7.34).

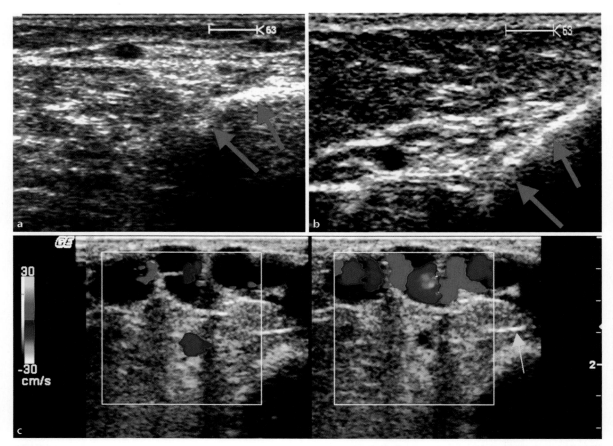

Abb. 7.33. Saphenaauge am Unterschenkel. **a** Querschnitt durch den linken Unterschenkel, ca. 10 cm distal des Kniegelenkspaltes: an der Wade ist das Saphenaauge nicht immer so gut erkennbar, da hier sehr viel weniger Fettgewebe vorliegt. Rechts im Bild stellt sich die Tibiakante dar (Pfeile); **b** selten ist es möglich, auch an der Wade das Auge gut vom umgebenden Gewebe zu unterscheiden, wie hier bei einem adipösen Patienten am linken Bein (Pfeile an der Tibiakante); **c** die Faszienloge hilft auch im Bereich der Wade den Unterschied zwischen Stammvene und Seitenast zu dokumentieren: refluxiver Seitenast und V. saphena magna in muskulärer Systole links im Bild – die V. saphena magna wird orthograd (blau) durchflossen. Rechts im Bild muskuläre Diastole, die V. saphena magna zeigt keinen Fluss, die Seitenäste werden refluxiv gefüllt. Die Faszie wird lediglich im lateralen Anteil der Loge schwach am rechten Farbfensterrand, genau oberhalb der Tibiakante (Pfeil) sichtbar

Abb. 7.34. Übergang von der V. saphena magna in einen Seitenast. **a** Längsschnitt durch die Oberschenkelinnenseite mit Abgang eines refluxiven Seitenastes. Üblicherweise ist die Achse der proximalen (refluxiven) und distalen (suffizienten) V. saphena magna (VSM) geradlinig, wie hier im Bild. Der Seitenast bildet einen mehr oder weniger großen Winkel am Abgang. In diesem Fall ist am Abgang des Seitenastes in der V. saphena magna ein Klappensegel sichtbar (in der Legende gelb angezeichnet). Auffällig ist ebenso die scharfe weiße Kontur der V. saphena magna durch die kräftige Venenwand und die Faszie; der Seitenast hat hingegen keinen weißen „Saum" (Fascia saphena gelbe Pfeile, Faszie im Unterhautfettgewebe rote Pfeile); **b** Längsschnitt durch die Oberschenkelinnenseite bei refluxiver V. saphena magna (#). Diese gibt einen refluxiven Seitenast (*) ab (geschlängelt und daher im Bild nicht im weiteren Verlauf dargestellt). Die V. saphena

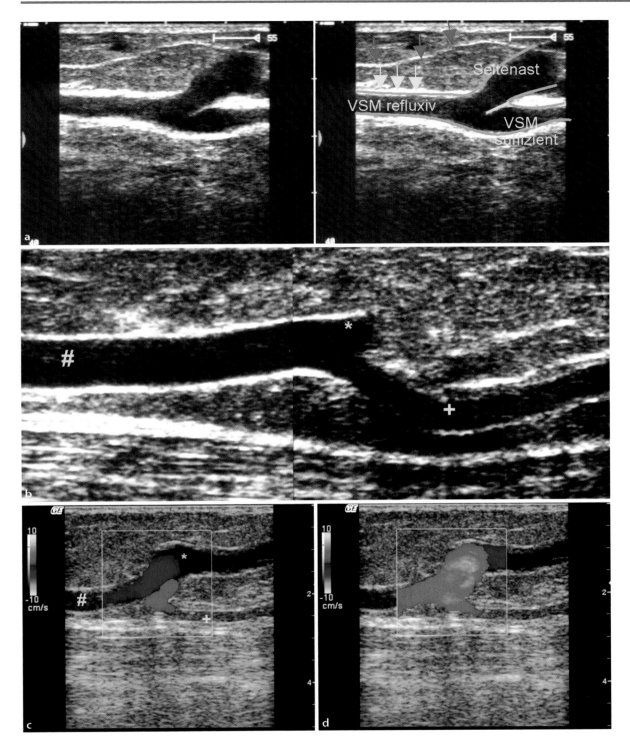

magna selbst ist im distalen Anteil (+) suffizient. Das starke Kaliber der Achse V. saphena magna/Seitenast lässt fälschlicherweise annehmen, dass die distale V. saphena magna ein Seitenast ist, da sie einen Winkel zu oben genannter Achse bildet; **c** ähnliches Bild wie in **b** mit fast geradlinig verlaufendem Übergang V. saphena magna/Seitenast. Muskuläre Systole mit orthogradem Fluss in allen Venen (durch die Wölbung der distalen V. saphena magna zur Haut hin erscheint der orthograde Fluss in ihr als roter Fluss, da er in diesem Segment zur Haut hin und ein wenig in den gedehnten Seitenast hinein fließt ⬤); **d** muskuläre Diastole mit Reflux in den Seitenast hinein

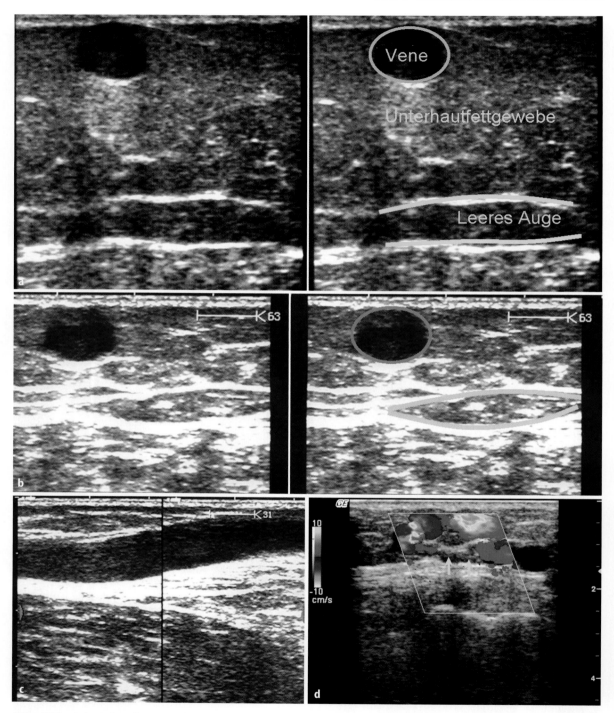

Abb. 7.35. Aplastisches Segment der V. saphena magna. **a** „Leeres" Faszienauge an der Oberschenkelinnenseite mit kräftigem Seitenast direkt unter der Haut; **b** ähnliches Bild wie in **a** doch weniger Fettgewebe. Das „Auge" ist kleiner. Querschnitt oberhalb des aplastischen Segments und am Übergang der V. saphena magna in den extrafaszialen Seitenast auf ⬤CD⬤; **c** Längsschnitt im selben Bein; am Ort des Faszienaustritts des Seitenastes. Es bleibt keine sichtbare Vene in der Faszienloge zurück; **d** sehr kurzes, aplastisches Segment: Längsschnitt durch den distalen Oberschenkel im Farbduplex. Im Farbfenster aplastisches Segment der refluxiven V. saphena magna (Pfeile), der Reflux tritt kurz oberhalb in einen Seitenast über und distal wieder in die V. saphena magna ein. Suffiziente V. saphena magna mit aplastischem Segment auf ⬤CD⬤

7.4.2 Aplasie der Vena saphena magna

Bei 12% der Venengesunden und 24% der Patienten mit refluxiver V. saphena magna findet sich ein aplastisches Segment derselben (s. Kapitel 2.4.4). Parallel zu diesem aplastischen Segment läuft ein geradliniger oder geschlängelter Seitenast im Unterhautfettgewebe, der das Blut von der distalen zur proximalen V. saphena magna (oder umgekehrt bei Reflux) leitet. Bei der Aplasie ist das Saphenaauge „leer" (Abb. 7.35). Arbeitet man das leere Faszienauge histologisch auf, findet man dort immer ein Stammvenenrudiment an (s. Kapitel 2.6.3).

7.4.3 Doppelung der Vena saphena magna

Wie bereits beschrieben (s. Kapitel 2.4.3), kann man lediglich Venen, die in der Faszienloge verlaufen, als V. saphena magna werten – bei einer Doppelung müssen also beide parallel verlaufenden Äste innerhalb der Faszie liegen. Eine *echte Doppelung* ist bei 1% der Patienten zu finden (Abb. 7.36). Eine parallel zur V. saphena magna im Unterhautfettgewebe verlaufende Vene findet man in 26% der Beine am Oberschenkel (Pseudodoppelung, Abb. 7.37). Das Lumen dieser akzessorischen Vene kann auch beim Venengesunden kaliberstärker sein als das der V. saphena magna. Da in der Phlebographie der intra- bzw. extrafaszielle Venenverlauf nicht voneinander zu unterscheiden ist, wurden Pseudodoppelungen und echte Doppelungen früher unwissentlich zusammengefasst und die Häufigkeit der Doppelung der V. saphena magna fälschlicherweise mit 27% angegeben (s. Kapitel 2.4.3).

Bei refluxiver V. saphena magna müssen nicht immer beide Lumen der Doppelung refluxiv sein (Abb. 7.38).

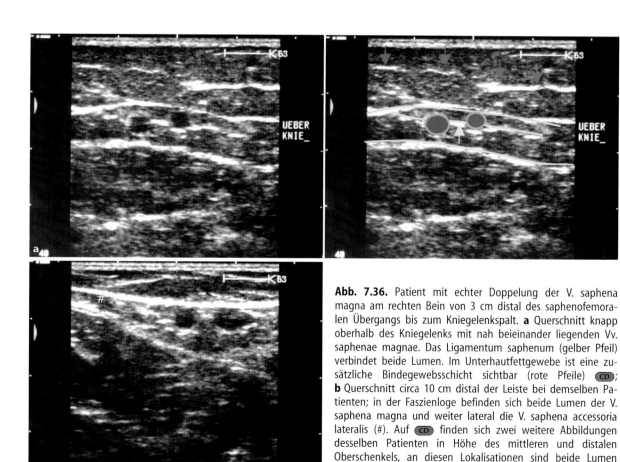

Abb. 7.36. Patient mit echter Doppelung der V. saphena magna am rechten Bein von 3 cm distal des saphenofemoralen Übergangs bis zum Kniegelenkspalt. **a** Querschnitt knapp oberhalb des Kniegelenks mit nah beieinander liegenden Vv. saphenae magnae. Das Ligamentum saphenum (gelber Pfeil) verbindet beide Lumen. Im Unterhautfettgewebe ist eine zusätzliche Bindegewebsschicht sichtbar (rote Pfeile) (CD); **b** Querschnitt circa 10 cm distal der Leiste bei demselben Patienten; in der Faszienloge befinden sich beide Lumen der V. saphena magna und weiter lateral die V. saphena accessoria lateralis (#). Auf (CD) finden sich zwei weitere Abbildungen desselben Patienten in Höhe des mittleren und distalen Oberschenkels, an diesen Lokalisationen sind beide Lumen etwas weiter auseinander, jedoch immer noch in derselben Loge und mit dem Ligamentum miteinander verbunden

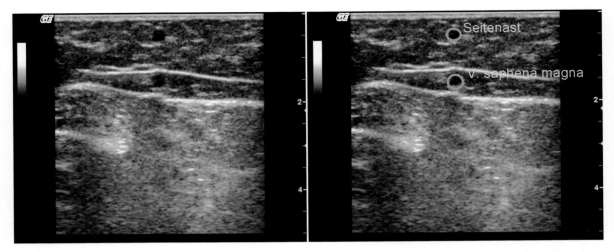

Abb. 7.37. Pseudodoppelung der V. saphena magna. Querschnitt durch die Oberschenkelinnenseite. Parallel zur V. saphena magna verläuft im Unterhautfettgewebe ein zweiter Ast, ein Seitenast oder eine akzessorische Vene ⬤D

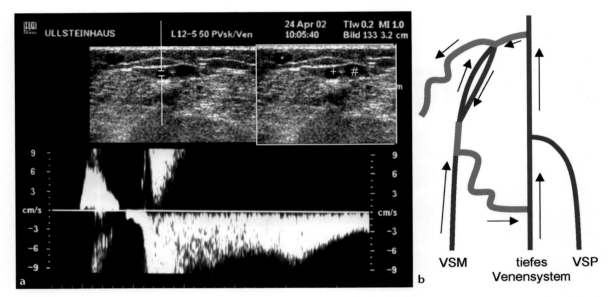

Abb. 7.38. a Querschnitt durch die Oberschenkelinnenseite mit Doppelung der V. saphena magna (VSM) in der Faszienloge und zusätzlicher akzessorischer Vene (*). Das rechte Lumen der gedoppelten V. saphena magna (#) und der Seitenast sind refluxiv ⬤D, das linke Lumen der Doppelung (+) ist suffizient (s. Flusskurve im unteren Bereich des Bildes). Da das refluxive Lumen weiter distal auf das hier untersuchte, suffiziente stößt und den Reflux auch in dieses Segment abgibt, fließt in diesem Lumen während der muskulären Diastole das Blut orthograd (rechts selbes B-Bild wie links mit ergänzten Markierungen); **b** schematische Darstellung des Refluxbildes im Bein, der refluxive Anteil der gedoppelten V. saphena magna ist dunkelrot dargestellt (VSP = V. saphena parva)

7.4.4 Identifikation der Vena saphena magna im Verlauf

In der Regel stellt sich die V. saphena magna sonographisch medial am Venenstern als kräftigstes Gefäß nach distal ziehend dar (Abb. 7.39). Bei Provokationsmanövern wird sie das meiste (orthograd fließende) Blutvolumen führen. Gelegentlich hat die V. saphena magna in der Leiste zunächst einen Verlauf, der stärker *lateral* oder *medial* liegt, so dass man sie mit den Vv. saphenae accessoria lateralis oder accessoria

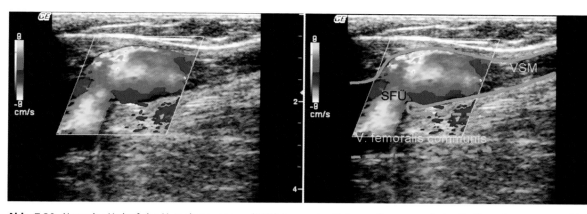

Abb. 7.39. Normaler Verlauf der V. saphena magna (VSM) in der Leiste: refluxive Krosse der V. saphena magna im Längsschnitt während muskulärer Diastole. Turbulenter Fluss aus der V. femoralis communis in die V. saphena magna. Die V. femoralis communis verlässt die Bildebene, daher ist sie gestrichelt. SFÜ = saphenofemoraler Übergang

medialis verwechseln könnte (s. Kapitel 10.4 u. 10.5).

Es gibt jedoch verschiedene Möglichkeiten, eine Vene sicher als die V. saphena magna zu identifizieren:

- Geht man mit dem Schallkopf im Querschnitt an die *Oberschenkelinnenseite* und bewegt den Schallkopf am Bein nach vorn und hinten, wird man immer das Saphenaauge finden (voll oder leer; s. Abb. 7.32 u. 7.35). Am distalen Oberschenkel kann eine Faszienlockerung vorliegen, die von außen als „Lücke" im Gewebe tastbar ist und so u. U. den Durchtritt einer Perforansvene durch die Muskulatur vortäuscht. Im B-Bild stellt man jedoch fest, dass keine Perforansvene vorliegt, sondern die Vene spindelförmig (Abb. 7.40 a) bzw. asymmetrisch (Abb. 7.40 b u. c) gedehnt ist.
- Im *Kniebereich* liegt die V. saphena magna immer lateral bis dorsal des medialen Kondylus (Abb. 7.41).
- Eine bis zwei Handbreit unter dem Knie liegt die V. saphena magna stets in einem Dreieck zwischen *Tibiakante* und M. extensor hallucis longus (Abb. 7.33 a–c).
- Am *Knöchel* liegt die V. saphena magna auf dem Malleolus medialis auf (Abb. 2.5). Sie ist hier sonographisch sehr schwer darstellbar, da die Auflagefläche für den Schallkopf minimal ist. Verfolgt man diese Achse jedoch nach proximal, trifft man wenige Zentimeter oberhalb des Knöchels auf die V. saphena magna.

Trotz dieses systematischen Vorgehens findet man gelegentlich dennoch keine Vene in ihrem typischen Verlauf, besonders, wenn der Patient schon länger steht (Abb. 7.42). Bei diesen Patienten sammelt sich Erythrozytensludge in der Vene an, weshalb sie dann homogen grau gefüllt und nicht mehr schwarz ist und eine Unterscheidung vom umgebenden Gewebe schwer fallen kann. Es gibt mehrere Möglichkeiten, die Vene „frei" zu bekommen, damit sie sich wieder als echoleere Struktur darstellt: Kompression mit dem Schallkopf auf die Vene, manuelle Kompression der Wade, Wunstorfer Manöver. Hauptanliegen ist das Auslösen eines Flusses in der Vene, der die Erythrozyten aus dem Gefäß spült.

7.5 Flussmessung entlang des Verlaufs der Vena saphena magna

Zur Messung des Blutflusses in der V. saphena magna stehen üblicherweise zwei Möglichkeiten der Duplexsonographie zur Verfügung: PW (Flusskurvenanalyse) und FKDS (farbkodierte Duplexsonographie). Im Gegensatz zu den Arterien kommt es bei den Venen nicht auf die tatsächliche Geschwindigkeit an; eine *semiquantitative* Auswertung der Flusskurve ist gänzlich ausreichend (Abb. 1.20). Daher muss der Winkel zum Gefäßverlauf wie bei den Arterien nötig nicht festgelegt werden.

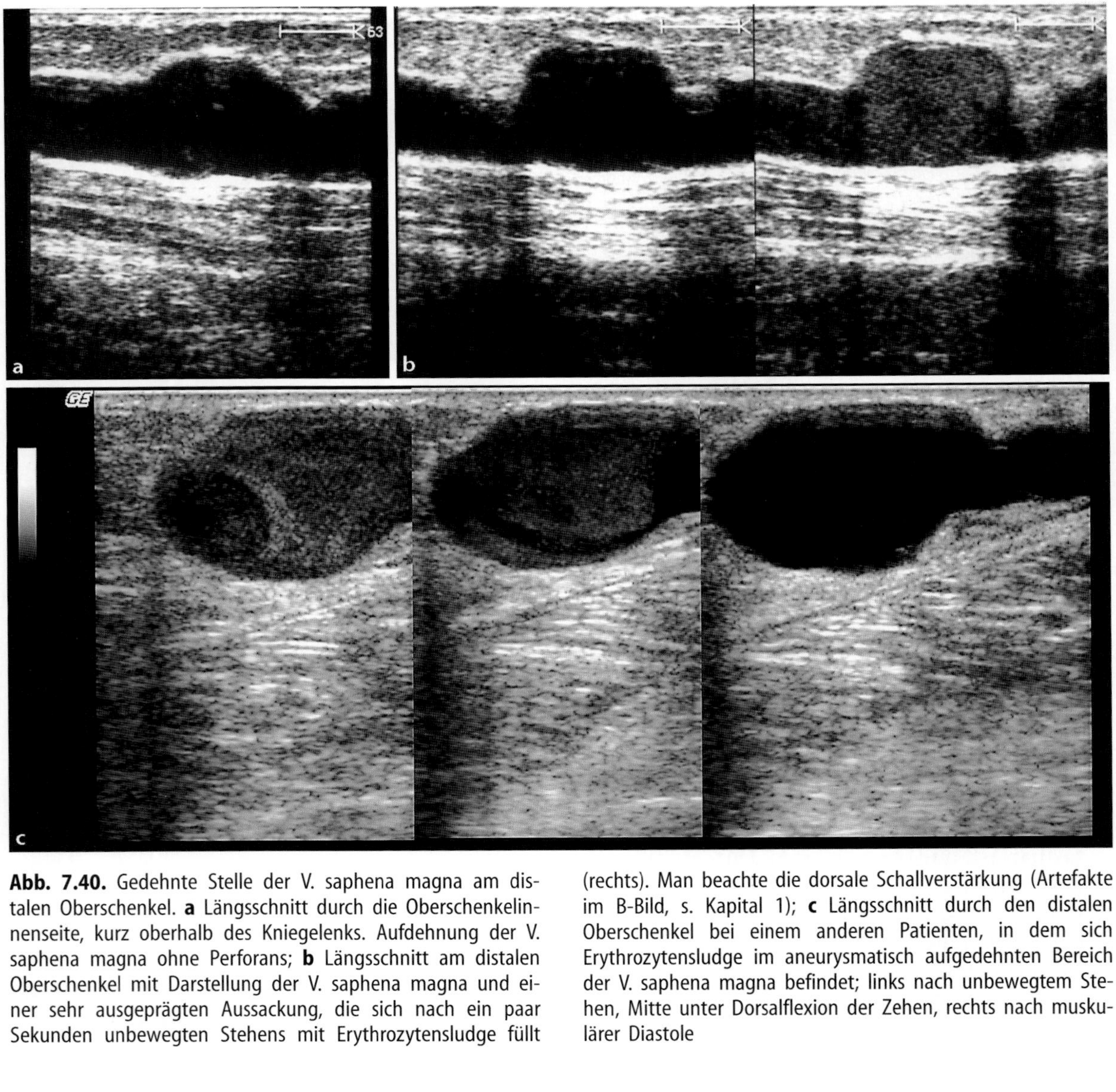

Abb. 7.40. Gedehnte Stelle der V. saphena magna am distalen Oberschenkel. **a** Längsschnitt durch die Oberschenkelinnenseite, kurz oberhalb des Kniegelenks. Aufdehnung der V. saphena magna ohne Perforans; **b** Längsschnitt am distalen Oberschenkel mit Darstellung der V. saphena magna und einer sehr ausgeprägten Aussackung, die sich nach ein paar Sekunden unbewegten Stehens mit Erythrozytensludge füllt (rechts). Man beachte die dorsale Schallverstärkung (Artefakte im B-Bild, s. Kapital 1); **c** Längsschnitt durch den distalen Oberschenkel bei einem anderen Patienten, in dem sich Erythrozytensludge im aneurysmatisch aufgedehnten Bereich der V. saphena magna befindet; links nach unbewegtem Stehen, Mitte unter Dorsalflexion der Zehen, rechts nach muskulärer Diastole

7.5.1 Normalbefund

Am stehenden, unbewegten Menschen zeigt die V. saphena magna in der Regel keinen oder einen kaum messbaren, aufwärts gerichteten Fluss. Es ist nötig, *Provokationsmanöver* anzuwenden, um den Blutfluss in der Vene zu beurteilen (Abb. 7.43 a u. b; s. auch Kapitel 6).

Bei gesunder V. saphena magna reicht die Muskelkontraktion an der Wade (Wunstorfer Manöver) manchmal nicht aus, um einen ausreichenden Fluss zu provozieren, da bei diesen Patienten das Blut die V. saphena magna über Perforansvenen vorher ganz oder teilweise verlässt (Abb. 7.43 b). Zur Messung am proximalen Oberschenkel sollte man daher beide Manöver (Muskelkontraktion und manuelle Kompression) anwenden (Abb. 7.43 a u. b). Bei gesunden Venen liegt ein *orthograder Fluss* vor: im PW geht die Flusskurve nach „unten" (Abb. 7.43 a u. b), im FKDS färbt sich die Vene blau (Abb. 7.43 c). Auf diesen orthograden Fluss kann ein kurzer Rückfluss folgen: im PW zeigt sich ein kleiner Ausschlag nach „oben" (Abb. 7.43 a u. b), im FKDS eine kurz anhaltende Rotfärbung im Gefäß (Abb. 7.43 c).

Dieser kurze Rückfluss ist durch Schwerkraft und Klappenmechanik bedingt: das Blut fließt retrograd, der Schwerkraft folgend, bis es zum *Klappenschluss* kommt. Da die Klappen beim

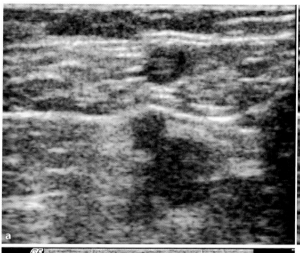

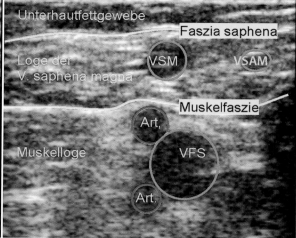

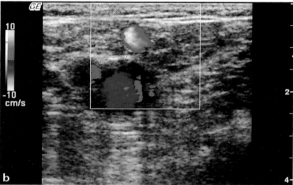

Abb. 7.41. a Querschnitt durch die rechte Leiste, knapp unterhalb des saphenofemoralen Übergangs. Es kommen zwei Venen zur Darstellung, ein kräftigeres Gefäß weiter lateral, ein weniger ausgeprägtes weiter medial. Klassischerweise würde man von einer insuffizienten V. saphena accessoria lateralis (s. auch Abb. 7.10 b) ausgehen und die V. saphena magna als gesund beurteilen. Im weiteren Verlauf (CD) zeigt sich, dass die refluxive Vene, die in der Leiste lateral verläuft, die V. saphena magna (VSM) ist, die suffiziente Vene die V. saphena accessoria medialis (VSAM); **b** Querschnitt durch dasselbe Bein etwas weiter proximal und mit Farb-Duplex. Die lateral gelegene Vene ist refluxiv (rot gefüllt), die medial gelegene, viel kleinere Vene nicht (kein Signal im FKDS)

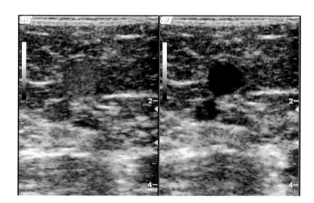

Abb. 7.42. Erythrozytensludge nimmt der Vene den Kontrast zum umliegenden Gewebe. Querschnitt durch die Oberschenkelinnenseite mit vermeintlich abwesender V. saphena magna in der linken Bildhälfte. Selbes Bild nach Wunstorfer Manöver rechts im Bild. Es stellt sich die V. saphena magna und ein refluxiver Seitenast dar

orthograden Fluss nach oben schwingen, benötigen sie ein gewisses retrograd strömendes Volumen, um mit dieser Blutströmung wieder in das Lumen hinein zu schwenken und die Klappensegel zu schließen.

Die Beurteilung des *Durchmessers* allein reicht nicht aus, um eine Vene als suffizient oder insuffizient anzusehen. Es ist nicht selten, dass kaliberstarke Venen suffizient (Abb. 7.43 d u. e) und sehr dünne Venen refluxiv sind (Abb. 7.43 f). Besonderes Augenmerk muss auf kaliberstarke Venen mit exklusiv oder vorwiegend orthogradem Fluss gelenkt werden, insbesondere wenn dieser eher in der Muskeldiastole auftritt – es kann sich hier um eine sekundäre Dehnung bei Verschluss des tiefen Venensystems handeln (s. Kapitel 15).

Bei suffizienter Krosse der V. saphena magna und Abwesenheit von sichtbaren Varizen am Bein könnte man versucht sein, die restliche Vene nicht weiter zu untersuchen. Auch wenn man im B-Bild keinerlei auffällige Perforansvene oder

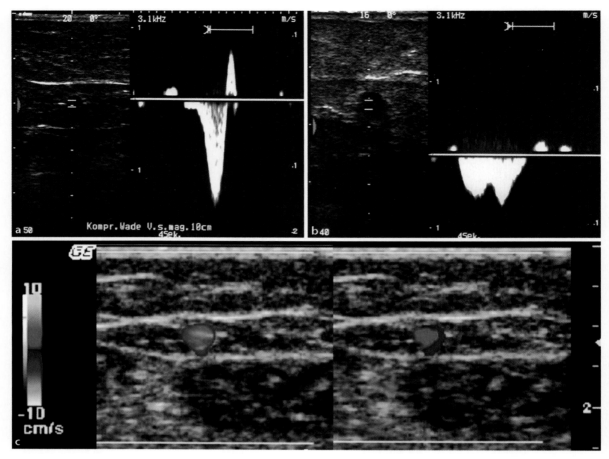

Abb. 7.43. Bei jedem Patienten fällt das orthograde Flussvolumen in Abhängigkeit vom Provokationsmanöver unterschiedlich aus. **a** PW-Messung in der V. saphena magna 10 cm von der Leiste entfernt unter manueller Kompression der Wade; **b** Messung in der V. saphena magna am Oberschenkel unter Wunstorfer Manöver. Der Fluss ist in diesem Fall nicht so kurz und schnell wie in **a** unter manueller Kompression; **c** Farb-Duplexdarstellung in der V. saphena magna 10 cm von der Leiste entfernt; links unter Wunstorfer Manöver zeigt sich ein orthograder Fluss (blau) zum Herzen hin. Nach Absenken der Zehe zeigt sich ein kurzer roter Farbumschlag, der dem kurzen Rückfluss bis zum Klappenschluss entspricht; **d** kaliberstarke (Durchmesser 6,1 mm), suffiziente V. saphena magna am Oberschenkel in FKDS; **e** Messung in derselben Vene im PW-Modus; orthograder Fluss mit kurzem Rückfluss; **f** Reflux in der V. saphena magna am Oberschenkel, obwohl deren Durchmesser nur 3,5 mm beträgt

Seitenäste findet, sollte man an mehreren Punkten den Blutfluss untersuchen. Als *Minimalanforderung* empfiehlt die Autorin die Untersuchung der V. saphena magna an folgenden Positionen:

▍ Punkt, an dem der Durchmesser gemessen wird (10–15 cm entfernt von der Krosse)
▍ distaler Oberschenkel (auf der Höhe der Hunter-Perforansvene)
▍ unterhalb des Kniegelenks (auf der Höhe der Boyd-Perforansvene)
▍ am distalen Unterschenkel.

Ein seltener Befund ist die Beteiligung der V. saphena magna an einer Rezirkulation, ohne dass sie retrograd gefüllt wird: Sie wird aus einer Perforansvene oder einem Seitenast mit refluxivem Blut gefüllt, führt dieses orthograd einem refluxiven Seitenast zu. Im B-Bild fällt eine Kaliberzunahme auf, die Flusskurve zeigt einen sowohl systolisch als diastolisch orthograd gerichteten Fluss, wobei in der Diastole die Flussmenge in der Regel viel größer ist (s. Abb. 9.10). Man könnte diesen Zustand eine *orthograde Insuffizienz* nennen.

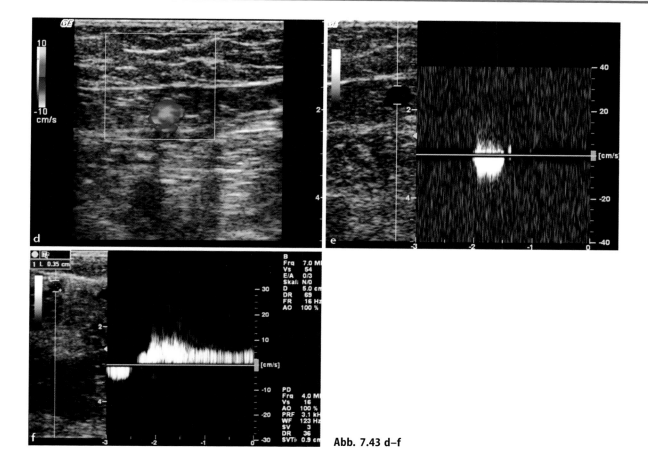

Abb. 7.43 d–f

7.5.2 Refluxive Vena saphena magna

Im Stehen wird bei insuffizienter V. saphena magna dem orthograden Fluss während eines Provokationsmanövers ein *Rückfluss* folgen, der in der Regel mehr Blutvolumen führt als der orthograde Fluss. Der Reflux kann kurz und schnell (Abb. 7.44 a) oder langsam und lang anhaltend (Abb. 7.44 b) sein oder alle denkbaren Mischungen dieser beiden Extreme aufweisen. Im FKDS stellt sich der Reflux als rote Färbung des Lumens dar (Abb. 7.44 c u. d). Hört im PW-Duplex die Aufzeichnung der Kurve nach einem kurzen schnellen Rückfluss bis zum Klappenschluss auf, kann man einen langsamen Reflux übersehen (Abb. 7.45).

Der *Reflux* ist dasjenige Blutvolumen, das unter einem Provokationsmanöver in der untersuchten Vene – in diesem Fall die V. saphena magna – nach proximal geflossen ist, um nach Ende des Manövers wieder nach distal zu strömen (s. Kapitel 3). Per definitionem im internationalen Konsens [23] muss der retrograd gerichtete Fluss mindestens eine Sekunde dauern, um pathologisch zu sein und als Reflux angesehen zu werden.

Nicht immer ist die Kurve *eindeutig*. So können Refluxphänomene vorliegen, deren Volumen annähernd dem orthograden Fluss entsprechen (Abb. 7.46 a). Bei Anwendung unterschiedlicher Provokationsmanöver kann Klärung geschaffen werden (Abb. 7.46 b). Aufmerksam muss der Untersucher werden, wenn Beschwerden vorliegen, die für eine chronisch venöse Insuffizienz sprechen (insbesondere Ödem), die V. saphena magna nur mäßig geweitet und insgesamt kaum ein Fluss zu provozieren ist bzw. der orthograde und der retrograde Fluss minimale Ausschläge in der PW-Kurve verursachen. Das Orthostase-Manöver (s. Kapitel 6.9) kann hier Aufschluss geben.

Gelegentlich sind auch im Verlauf der V. saphena magna bei gedehnter Vene im Längsschnitt die *Klappen* in muskulärer Systole und

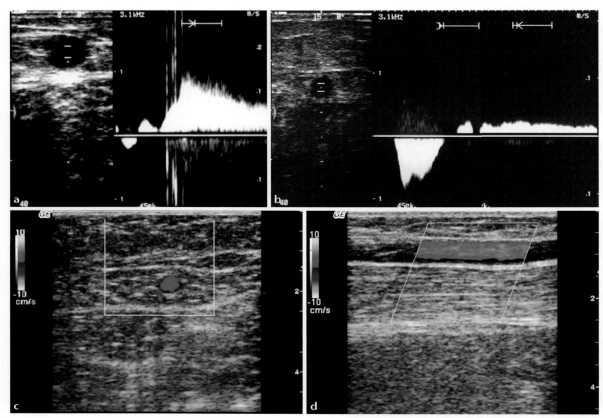

Abb. 7.44. a Querschnitt durch die Oberschenkelinnenseite mit refluxiver V. saphena magna. Im PW stellt sich ein kurzer orthograder Fluss (Ausschlag nach unten) und ein lang anhaltender Rückfluss (Ausschlag nach oben) dar; **b** Querschnitt durch die Oberschenkelinnenseite mit refluxiver, aber nicht gut drainierter V. saphena magna. Der Reflux ist lang anhaltend und langsam. Im FKDS könnte er übersehen werden;

c Querschnitt durch die Oberschenkelinnenseite mit FKDS. Die V. saphena magna zeigt sich lang anhaltend rot gefüllt ⓒⒹ; **d** Längsschnitt durch die V. saphena magna mit Reflux im FKDS. Diese Darstellung wird nur durch das Anwinkeln des Messfensters möglich, da die V. saphena magna parallel zur Haut läuft

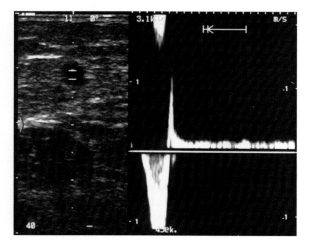

Abb. 7.45. Querschnitt durch den Oberschenkel, Messung im PW-Modus. Nach Provokationsmanöver (orthograder Fluss) kurzer schneller Reflux bis zum Klappenschluss, dann langsamer anhaltender Reflux: der erste Teil der Kurve entsprach dem Rückfluss bis zum Klappenschluss der Schleusenklappe in der Leiste, der zweite, langsame Teil dem Reflux, der über die V. saphena accessoria medialis in die V. saphena magna geführt wurde. Diesen Befund übersähe man, würde die Untersuchung nach Erheben der kurzen Refluxkurve bis zum Klappenschluss abgebrochen

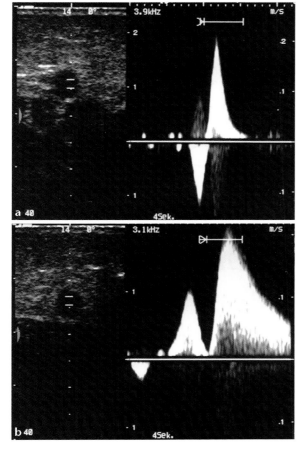

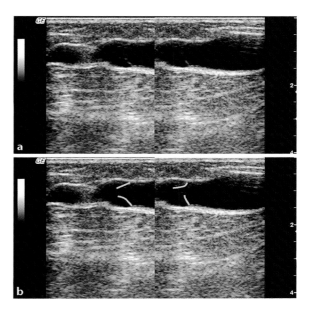

Abb. 7.47. Klappen in einer refluxiven V. saphena magna. **a** Längsschnitt durch die Oberschenkelinnenseite bei demselben Patienten wie in Abb. 7.44d etwas weiter proximal in muskulärer Systole (linke Bildhälfte) und in muskulärer Diastole (rechte Bildhälfte). Die Klappe, die weiter oben im Bild abgebildet ist, scheint starr zu sein, sie bewegt sich nicht in das Venenlumen hinein ⬤; **b** Klappensegel gekennzeichnet (gelb)

Abb. 7.46. Inkomplette Insuffizienz der V. saphena magna vom Perforanstyp (Boyd). **a** Untersuchung der V. saphena magna an der Wade mit manueller Kompression. Im B-Bild liegt das sample volume in der V. saphena magna distal der Einmündung der insuffizienten Perforansvene, der Reflux ist relativ kurz; **b** Untersuchung derselben V. saphena magna mit Wunstorfer Manöver. Der orthograde Fluss ist zwar geringer, der Reflux dafür umso ausgeprägter. Gerade bei Insuffizienz von Perforansvenen ist das Wunstorfer Manöver aussagekräftiger als die manuelle Kompression

Diastole offen und geschlossen zu sehen – auch wenn die Vene refluxiv ist. Der Klappenschluss ist durch die Venenwanddehnung dann offensichtlich nicht mehr ausreichend (Abb. 7.47).

▮ Wo wird die Vena saphena magna refluxiv gefüllt?

Bei der Suche nach dem proximalen Insuffizienzpunkt der V. saphena magna ist zu beachten, dass sich die Vene zwar in den allermeisten Fällen nur aus einem Punkt refluxiv füllt (z. B. dem saphenofemoralen Übergang), dass aber dennoch wenn auch selten weitere pathologische Zuflüsse möglich sind (z. B. zusätzlich refluxiver Sternseitenast, Perforansvene, Zufluss aus der ebenfalls aus der Leiste refluxiv gefüllten V. saphena accessoria lateralis). *Cave:* Die meisten gedehnten Perforansvenen im Lauf einer refluxiven V. saphena magna sind drainierende, nicht refluxive Perforansvenen (s. Kapitel 3 und 9)!

Nach der Untersuchung der *Mündung* der V. saphena magna in die tiefe Beinvene (s. Kapitel 7.3) ist bekannt, ob diese suffizient oder refluxiv ist. Sind der saphenofemorale Übergang oder ein Venensternseitenast insuffizient und füllen die V. saphena magna refluxiv, ist der proximale Insuffizienzpunkt bekannt (Abb. 7.39 a).

Ist die Mündung der V. saphena magna *suffizient*, wird die V. saphena magna von proximal nach distal im Querschnitt mit dem Schallkopf abgefahren, um festzustellen, ob gedehnte Perforansvenen oder Seitenäste zur Vene stoßen, die einen Reflux in der V. saphena magna auslösen könnten. In der Regel gehen diese Zuflüsse mit Kaliberschwankungen einher – proximal ist die Vene schlanker als distal des Zuflusses (Abb. 7.48 a).

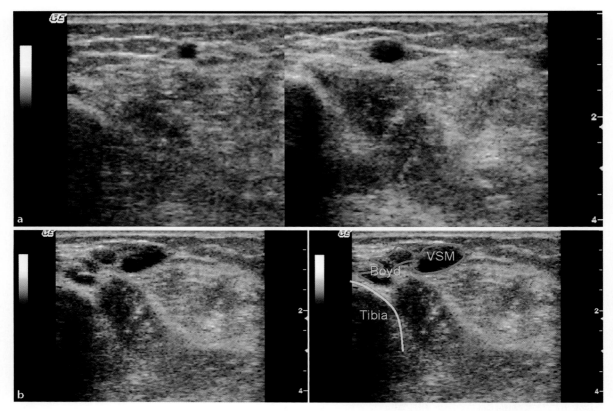

Abb. 7.48. Refluxbeginn bei der Boyd-Perforansvene. **a** V. saphena magna unterhalb des Kniegelenks, linke Bildhälfte proximal der Boyd-Perforansvene, rechte Bildhälfte distal davon. In beiden Lokalisationen ist die Faszienumhüllung gut zu sehen. Deutlicher Kalibersprung: die distale V. saphena magna ist refluxiv, die proximale suffizient ⓒⒹ; **b** Querschnitt durch die Wadeninnenseite auf Höhe der Boyd-Perforansvene bei demselben Patienten wie in **a**. Die Einmündung der refluxiven Boyd-Perforansvene in die V. saphena magna ist sichtbar ⓒⒹ

Typische Einmündungspunkte für refluxive Gefäße in die V. saphena magna:

▌ V. saphena accessoria medialis; das Blut stammt aus der V. saphena parva (Abb. 4.9 a), aus dem kleinen Becken über die Labienvenen (Abb. 4.7 b) oder aus der Hach-Perforansvene an der Oberschenkelrückseite (Abb. 4.8 b)

▌ Dodd-Perforansvene (Abb. 4.8 a)

▌ Verbindungsvene zwischen den Vv. saphenae accessoria lateralis und magna Mitte des Oberschenkels (Abb. 4.7 c)

▌ Boyd-Perforansvene (Abb. 7.48 b)

▌ V. communicans zwischen den Vv. saphenae parva und magna an der Wade (Abb. 4.9 b)

▌ V. communicans zwischen der hinteren Bogenvene und der V. saphena magna an der distalen Wade (Abb. 4.8 c)

Seltene Einmündungspunkte für refluxive Gefäße in die V. saphena magna:

▌ Perforansvene aus der V. profunda femoris ca. 5–10 cm von der Leiste entfernt

▌ Hunter-Perforansvene

▌ paratibiale Perforansvenen (sind selten primär refluxiv – *Cave:* Zustand nach Tibiasplitterfraktur; s. Kapitel 9.10).

Beim Untersuchen der V. saphena magna von proximal nach distal muss diesen Punkten besondere Beachtung geschenkt werden. Sie können den proximalen Insuffizienzpunkt darstellen oder bei einem nicht sehr ausgeprägten Reflux aus der Krosse einen zusätzlichen pathologischen Zufluss bieten. Wird diese zweite Variante präoperativ übersehen, ist das *Rezidiv* vorprogrammiert (das eigentlich kein Rezidiv, sondern ein primär nicht vollständig versorgtes

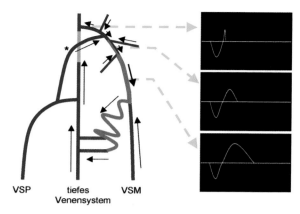

Abb. 7.49. Reflux ohne Insuffizienzpunkt nach Cappelli und Franceschi: suffiziente Krosse der V. saphena magna (VSM). Das Blut aus den gesunden Seitenästen (blaue Striche), die in die V. saphena magna einmünden sowie aus der V. saphena accessoria medialis (*) fließt in der V. saphena magna nicht nach proximal, sondern füllt diese refluxiv. Es liegt keine pathologische Verbindung zum tiefen Venensystem vor, daher sind die Refluxkurven (für die verschiedenen Etagen schematisch rechts abgebildet) wenig ausgeprägt (VSP = V. saphena parva) **CD**

Krampfaderbild genannt werden muss). Dies ist besonders bei refluxiver Dodd-Perforansvene und Reflux in die V. saphena magna über die V. saphena accessoria medialis der Fall.

Gelegentlich gibt es die Situation, welche Cappelli und Franceschi *Reflux ohne Insuffizienzpunkt* genannt haben [56]: die Mündung der V. saphena magna ist suffizient, im Verlauf der Vene nach distal münden gesunde Seitenäste ein, deren Blut nicht nach proximal fließt, sondern retrograd abläuft. So baut sich im Venenverlauf nach distal ein zunehmendes Refluxvolumen auf, obwohl kein konkreter Insuffizienzpunkt vorliegt. Das Blut in der Vene stammt nicht aus der tiefen Beinvene, sondern lediglich aus den Seitenästen. Der Durchmesser der V. saphena magna ist in diesen Fällen gering, die Refluxmenge ebenfalls klein (Abb. 7.49 und Kapitel 3.3.4).

▪ Wohin entleert die Vena saphena magna ihren Reflux?

Der Reflux kann die V. saphena magna an mehreren Stellen verlassen. Es kommen Seitenäste und Perforansvenen in Frage. Fast alle im Verlauf der V. saphena magna sichtbaren, gedehnten *Perforansvenen* stellen Wiedereintrittspunkte

für den Reflux dar (s. Kapitel 3.4 und 9.3). Endet der refluxive Anteil der V. saphena magna an einer solchen Perforansvene, dann ist hier der distale Insuffizienzpunkt festzulegen (Abb. 7.50).

Offensichtlich ist dieser Sachverhalt in der *Phlebographie* nicht eindeutig sichtbar, daher ging Hach immer von einer konjugierenden Seitenastvarikose am distalen Insuffizienzpunkt aus und erwähnte die oben beschriebene Möglichkeit nicht. Eine drainierende Perforansvene auf der V. saphena magna tritt bei immerhin 47% ihrer Insuffizienzen auf, meist zusätzlich zu refluxiven Seitenästen [58].

Bei 53% der Rezirkulationen, die die V. saphena magna betreffen, wird der Reflux ausschließlich über *Seitenäste* drainiert, die dann wiederum ihren Reflux über Perforansvenen oder die jeweils andere Stammvene der tiefen Beinvene zuführen. In der Regel sind diese Seitenäste klinisch auch an der Beinoberfläche als geschlängelte Konvolute zu sehen.

Bei einer Erhebung an 82 Beinen (Tab. 7.2) fanden sich 48 Beine (59%), bei denen lediglich ein refluxiver Seitenast vorlag, der den gesamten Reflux aus der V. saphena magna drainierte (Abb. 7.51 a). Bei 32% der Beine fanden sich zwei refluxive Seitenäste, bei 8% wurde die Vene über drei, bei 1% über vier Seitenäste drainiert. Der jeweils am weitesten distal gelegene Seitenast machte den *distalen Insuffizienzpunkt* aus. Die distale V. saphena magna muss bis zum Knöchel suffizient sein. In der Regel ist am distalen Insuffizienzpunkt ein Kalibersprung in der V. saphena magna zu sehen (Abb. 7.51 c).

▪ Wie viele Segmente der Vena saphena magna sind refluxiv?

Ein refluxiver Seitenast kann die distale, orthograd fließende V. saphena magna erneut refluxiv füllen (Kapitel 4.1.3). Daher muss die V. saphena magna auch distal des ersten aufgefundenen suffizienten Segmentes komplett untersucht werden. 16% der Insuffizienzen der V. saphena magna zeigen zwischen dem proximalen und dem distalen Insuffizienzpunkt eine suffiziente Strecke, oberhalb derer ein refluxiver Seitenast den Reflux übernimmt und ihn distal wieder der V. saphena magna zuführt (s. Abb. 4.11 a).

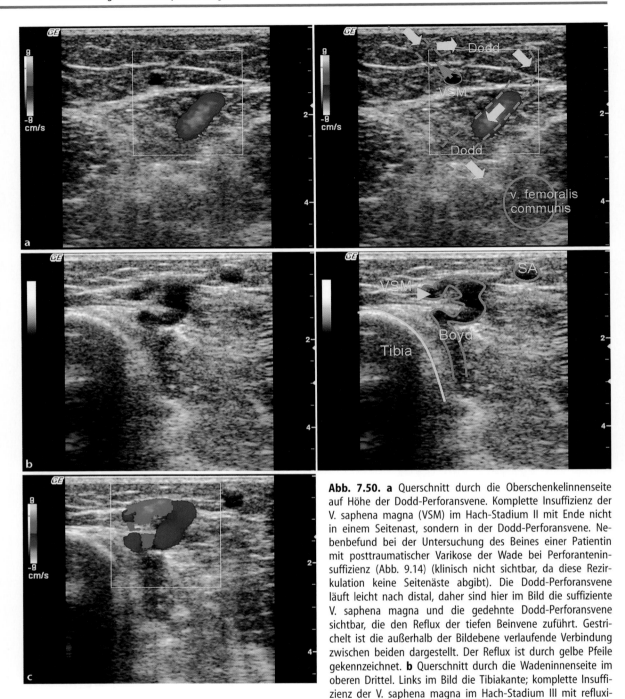

Abb. 7.50. a Querschnitt durch die Oberschenkelinnenseite auf Höhe der Dodd-Perforansvene. Komplette Insuffizienz der V. saphena magna (VSM) im Hach-Stadium II mit Ende nicht in einem Seitenast, sondern in der Dodd-Perforansvene. Nebenbefund bei der Untersuchung des Beines einer Patientin mit posttraumatischer Varikose der Wade bei Perforanteninsuffizienz (Abb. 9.14) (klinisch nicht sichtbar, da diese Rezirkulation keine Seitenäste abgibt). Die Dodd-Perforansvene läuft leicht nach distal, daher sind hier im Bild die suffiziente V. saphena magna und die gedehnte Dodd-Perforansvene sichtbar, die den Reflux der tiefen Beinvene zuführt. Gestrichelt ist die außerhalb der Bildebene verlaufende Verbindung zwischen beiden dargestellt. Der Reflux ist durch gelbe Pfeile gekennzeichnet. **b** Querschnitt durch die Wadeninnenseite im oberen Drittel. Links im Bild die Tibiakante; komplette Insuffizienz der V. saphena magna im Hach-Stadium III mit refluxivem Seitenast (SA), der die V. saphena magna kurz oberhalb der Boyd-Perforansvene verlässt (⬤CD). Der Reflux in der V. saphena magna endet in der Boyd-Perforansvene, der dessen Hauptanteil der tiefen Beinvene zuführt; **c** selbe Position wie in **b** mit FKDS

Tabelle 7.2. Refluxive Seitenäste der V. saphena magna

Anzahl refluxiver Seitenäste	Anzahl der untersuchten Beine	Prozent [%]
1	48	58,6
2	26	31,7
3	7	8,5
4	1	1,2
Gesamt	82	100

▮ Liegt auf der refluxiven Strecke eine drainierende Perforansvene vor?

Für die Anwender der *CHIVA-Methode* ist die Unterscheidung der Shunt-Typen wichtig: wird bei Vorliegen einer Perforansvene auf dem reflu-

xiven Segment der V. saphena magna (Shunt-Typ I) der proximale Insuffizienzpunkt unterbrochen, bei Abwesenheit einer Perforansvene (Shunt-Typ III) der distale. Abgesehen von der Untersuchung im B-Bild gibt ein einfacher Test hierüber Aufschluss (Abb. 7.52 u. 4.26): zunächst wird im proximalen Bereich der refluxiven V. saphena magna im PW-Modus eine Flusskurve unter Wunstorfer Manöver abgeleitet. Dann wird der refluxive Seitenast mündungsnah mit einem Finger komprimiert, möglichst ohne dabei die V. saphena magna selbst zu drosseln (Abb. 4.26). Der Patient wird gebeten, die Zehen zu heben oder zu krallen. Liegt in der proximalen V. saphena magna ein orthograder Fluss vor, ist gewährleistet, dass die V. saphena magna selbst am Abgang des Seitenastes nicht komprimiert ist. Liegt *keine drainierende Perforansvene*

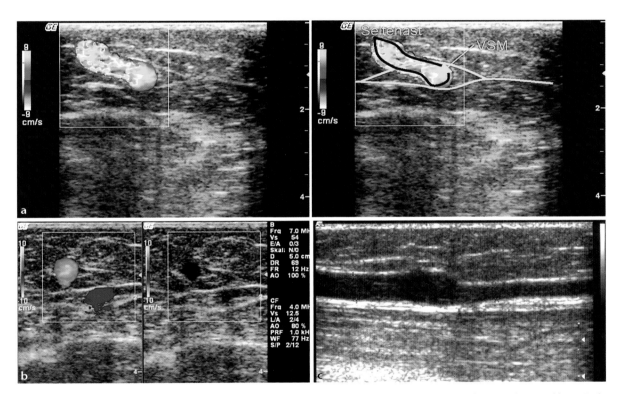

Abb. 7.51. Abgang lediglich eines Seitenastes aus der V. saphena magna (VSM). **a** Refluxiver Seitenast im FKDS: Querschnitt durch die Oberschenkelinnenseite; komplette Insuffizienz der V. saphena magna im Hach-Stadium II: im Faszienauge sichtbar die refluxive V. saphena magna, die einen Seitenast füllt. Distal davon ist die V. saphena magna suffizient. Die Farbe „überzeichnet" das B-Bild, die Vene scheint hier größer zu sein, als im B-Bild (schwarze Kontur) (CD); **b** Querschnitt distal des refluxiven Seitenastes. Die V. saphena mag-

na ist suffizient, der Seitenast refluxiv. Links im Bild am Ende der muskulären Systole – in der V. saphena magna ist der Fluss noch orthograd (blau), im Seitenast bereits refluxiv (rot). Rechts im Bild bei unbewegtem Stehen (CD); **c** Kalibersprung nach Abgang des refluxiven Seitenastes bei kompletter Insuffizienz der V. saphena magna im Hach-Stadium II: Längsschnitt durch die V. saphena magna am Oberschenkel. In der linken Bildhälfte beträgt der Durchmesser der V. saphena magna 4,8, in der rechten Bildhälfte 2,9 mm

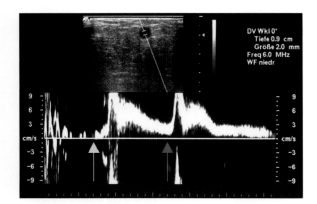

Abb. 7.52. Querschnitt durch den Oberschenkel mit PW-Messung in der V. saphena magna. Refluxive V. saphena magna mit zwei drainierenden Seitenästen, die vom Untersucher digital komprimiert werden. Flusskurve (unten): links Fluss und Bewegungsartefakte bei Heben und Senken der Zehen durch den Patienten, beim gelben Pfeil wurde der Finger am proximalen Seitenast gelöst, beim roten Pfeil am distalen Seitenast. Zwischen dem linken Bildrand (Provokationsmanöver) und dem Lösen des ersten Fingers tritt kein Reflux auf – daraus kann man schließen, dass keine drainierende Perforansvene vorliegt

zwischen Schallkopf und komprimiertem Seitenast, wird nach dem orthograden Ausschlag der Kurve auch solange kein Fluss registrierbar sein, bis die digitale Kompression des Seitenasts nachlässt. In Abbildung 7.52 lagen zwei refluxive Äste vor, die mit zwei Fingern komprimiert und nacheinander freigegeben wurden.

8 Untersuchung der Vena saphena parva

Auch wenn die V. saphena parva seltener refluxiv ist als die V. saphena magna, sollte sie bei jeder duplexsonographischen Untersuchung der Beinvenen mit erfasst werden. In diesem Kapitel wird nur auf diejenigen Aspekte eingegangen, die bei der V. saphena parva anders sind als bei der V. saphena magna. Grundlegende für die V. saphena parva ebenso zutreffende Dinge, wie Flussmessung sowie Zunahme und Abnahme der Refluxmenge wurden in Kapitel 7 erläutert.

8.1 Untersuchungsablauf

Wie im Fall der V. saphena magna ist es wichtig, eine *Routine* zu entwickeln, um keine Venensegmente zu übersehen. Die Vene muss in ihrer gesamten Länge, inklusive Seitenäste und Perforansvenen, untersucht werden.

Es bietet sich an, im Stehen in der *Kniekehle* zu beginnen. Zunächst kann die V. poplitea und ihr Fluss beurteilt (s. Kapitel 14), danach im Querschnitt die Mündung der V. saphena parva gesucht, die Anatomie der Muskelvenen und die Anwesenheit der V. Giacomini erkundet werden. Unter Provokationsmanövern (wobei das Valsalva-Manöver für die V. saphena parva weniger geeignet ist) wird anschließend der Fluss in der Vene gemessen. Hierzu wird in dieser Region sinnvollerweise der Farb-Duplex-Modus eingeschaltet. Die Sonographie der Oberschenkelrückseite auf der Suche nach einer ggf. refluxiven Giacomini-Anastomose ist ebenfalls Bestandteil der Untersuchung.

Im B-Bild wird der *Verlauf* der V. saphena parva im gesamten Bein einmal abgefahren. Dabei wird auf Kalibersprünge, gedehnte Perforansvenen oder Seitenäste geachtet. Unterhalb des Kniegelenkspalts kann der Durchmesser im B-Bild gemessen werden. Im Verlauf der V. saphena parva muss immer wieder der Duplex-Modus eingeschaltet werden. Der PW- ist dabei effektiver als der Farb-Mode, da Änderungen der Flusskurve in diesem Modus deutlich stärker auffallen (s. Kapitel 7.5.2). Seitenäste und Perforansvenen sind in diesem ersten Durchlauf besser mittels FKDS (= farbkodierte Duplexsonographie) zu beurteilen. Sie dürfen aber nicht von der Untersuchung der Stammvene an sich ablenken.

8.2 Ziele der Untersuchung

Folgende Fragen müssen durch die Untersuchung beantwortet werden:

- *Mündet* die V. saphena parva in die V. poplitea?
- In welcher *Höhe* mündet sie?
- Hat die V. saphena parva im Mündungsbereich Verbindung zu *Muskelvenen*?
- Liegt eine *V. Giacomini* vor?
- Ist die *V. Giacomini suffizient*?
- Sind die *Muskelvenen suffizient*?
- Liegt eine *Mündungsanomalie* der V. saphena parva vor?
- Ist die Mündung der V. saphena parva *refluxiv*?
- Ist ein *Aneurysma* zu sehen?
- Ist die V. saphena parva in der gesamten Länge *im Faszienkanal* sichtbar?
- Ist der Verlauf über die gesamte Strecke *interfaszial*?
- Wie ist ihr *Durchmesser* an einer standardisierten Stelle?
- Weist sie auffällige *Kalibersprünge* auf?
- Ist ihr Verlauf typisch in Bezug auf die *topographische* Anatomie?
- Ist sie streckenweise *gedoppelt*?
- Ist ein Segment *phlebitisch* oder postphlebitisch?
- Liegt in der V. saphena parva im Verlauf ein *Reflux* vor?

▮ Ist dieser Reflux gut oder schlecht *drainiert*?

▮ Wie viele *Strecken* sind refluxiv?

▮ Welches ist der *proximale Insuffizienzpunkt*?

▮ Sind gedehnte *Seitenäste* oder *Perforansvenen* im Verlauf der V. saphena parva aufgefallen?

▮ Sind diese an der *Rezirkulation* beteiligt?

▮ Verlässt der Reflux die V. saphena parva über einen Seitenast oder eine Perforansvene (*distaler Insuffizienzpunkt)*?

▮ *Hach-Stadium*?

▮ Für CHIVA-Anwender: Welcher *Shunt-Typ* liegt vor?

▮ Wie gestalten sich Kaliber und Verlauf der V. saphena parva *distal* des Refluxendes?

▮ Sind Auffälligkeiten im *Gewebe* um die V. saphena parva gefunden worden?

▮ Ist der Fluss in der gedehnten V. saphena parva orthograd, weil sie dem tiefen Venensystem als Drainage dient (*sekundäre Varikose*, s. Kapitel 15)?

8.3 Mündung der Vena saphena parva

Die Mündung der V. saphena parva unterliegt einer sehr hohen *Variabilität* (s. Kapitel 2.5.1 und Abb. 2.31). Die Duplexsonographie hat zunächst die Aufgabe, die Mündung überhaupt zu finden, was bei weitem nicht so einfach ist wie im Fall der V. saphena magna. Der Schallkopf wird quer auf die Kniekehle aufgelegt und im B-Bild nach proximal und distal gefahren, um die V. poplitea zu orten und distal der Kniekehle die V. saphena parva, die dort so gut wie immer zu finden ist. Ist dies nicht der Fall, muss die V. saphena parva von Mitte der Wade nach proximal verfolgt werden.

8.3.1 Normalbefund

Die V. saphena parva verläuft in ihrer Loge von der Wade zur *Kniekehle*. Die Loge liegt zunächst auf der Rinne zwischen beiden Mm. gastrocnemii auf, um sich zur Fossa poplitea hin zu erweitern. Wie die V. saphena magna hat auch die V. saphena parva im Mündungsbereich keine enge Faszienhülle. Sie mündet mit einem kleinen Bogen in die V. poplitea (Abb. 8.1).

Bei 65% der Patienten stößt im Mündungsbereich der V. saphena parva die V. Giacomini von proximal auf die selbe und scheint ihren

Verlauf Richtung Oberschenkel fortzusetzen. Es handelt sich um die so genannte *Giacomini-Anastomose* oder V. femoropoplitea (Abb. 8.2). Sie drainiert im weiteren Verlauf an der Oberschenkelrückseite in die tiefen Beinvenen oder geht in die V. saphena accessoria medialis über, die Kontakt zur V. saphena magna hat (s. Kapitel 2.5.3).

Üblicherweise werden oberflächliche Beinvenen im Querschnitt besser erfasst; aufgrund ihrer Anatomie kann man die Mündung der V. saphena parva oft jedoch besser im Längsschnitt dokumentieren.

8.3.2 Refluxive Mündung der Vena saphena parva in der Fossa poplitea

Im Fall einer *Insuffizienz* der V. saphena parva wird sich diese in der hier beschriebenen normalen Lokalisation je nach Refluxmenge in der Fossa poplitea mehr oder weniger schlängeln (Abb. 8.3 a u. b). Bei seit langem vorliegendem Reflux ist es nicht mehr möglich, die Vene in einer Bildebene darzustellen, da sie sich in mehr als einer Ebene schlängelt (Abb. 8.3 c u. d). Diese für Stammvenen untypische Fähigkeit, sich ausgeprägt zu schlängeln, liegt womöglich an der Tatsache, dass die V. saphena parva in der Fossa poplitea nicht durch die Faszien in einer Bahn gehalten wird und der Abstand zwischen der Vorderwand der V. poplitea und dem Beginn der Faszienscheide der V. saphena parva bedeutend größer ist als bei der V. saphena magna, die im Mündungsbereich höchstens Aneurysmata ausbildet, sich aber so gut wie nie schlängelt.

Selten bildet sich auch in der Mündung der V. saphena parva ein *Aneurysma* (Abb. 8.4 und 8.5), in dessen Lumen sich Thromben bilden können (s. Abb. 11.5 b).

8.3.3 Unterschiedliche Einmündungshöhe der Vena saphena parva

Verfolgt man die V. saphena parva ab Mitte der Wade nach proximal, wird man in ganz seltenen Fällen (< 1%; s. Kapitel 2.5.1) einen Übergang in Muskelvenen oder V. communicans zur V. saphena magna (Abb. 8.6) mit nicht mehr darstellbarer V. saphena parva im Faszienkanal im proximalen Anteil der Wade finden. Diese Patienten haben in der Fossa poplitea *keine Mün-*

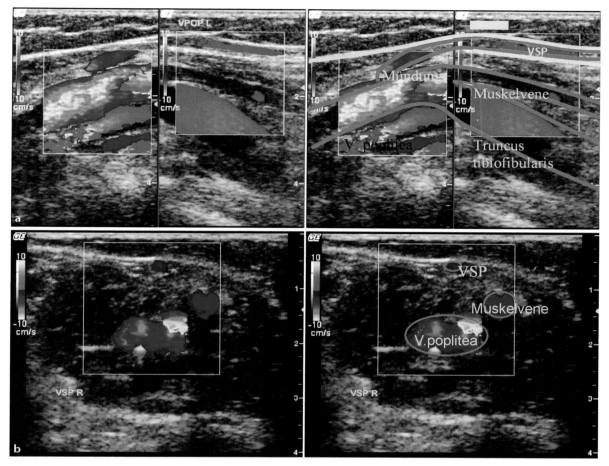

Abb. 8.1. Mündung der V. saphena parva (VSP) in der Fossa poplitea ohne Reflux. **a** Längsschnitt durch die Fossa poplitea mit Darstellung der gekrümmten V. poplitea (links mit Fluss vom Schallkopf weg (in die Tiefe des Oberschenkels), blau dargestellt, rechts mit Fluss auf den Schallkopf zu im Truncus tibiofibularis und der Muskelvene). Ebenso zeigt die V. saphena parva einen gekrümmten Verlauf, in der linken Bildhälfte mündet sie in die V. poplitea, der Fluss zieht vom Schallkopf weg (blau), in der rechten Bildhälfte zieht er leicht auf den Schallkopf zu (rot). Gelb dargestellt die Faszien: die Muskelfaszie zieht mit den Gastrocnemiusköpfen nach lateral und in die Tiefe und bildet den Boden der Fossa poplitea, die von der Fascia saphena komplett überspannt wird ⬤CD. **b** Querschnitt durch die Fossa poplitea während der muskulären Systole bei gesunden Venen; der Schallkopf ist leicht nach proximal gekippt

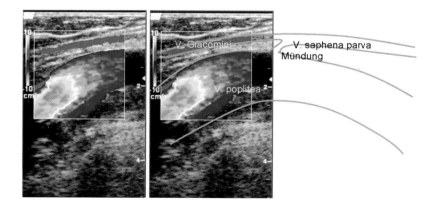

Abb. 8.2. Längsschnitt durch die Fossa poplitea mit Darstellung der V. Giacomini ⬤CD

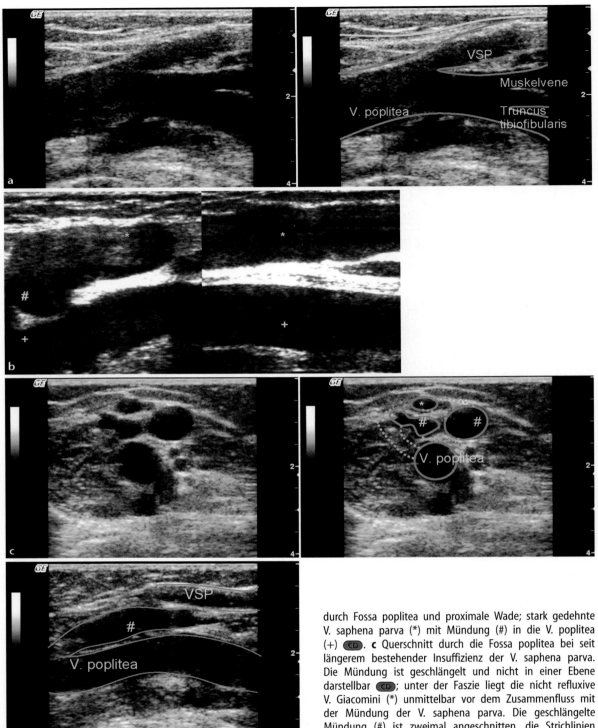

Abb. 8.3. Refluxive V. saphena parva (VSP) bei typischer Mündung in der Fossa poplitea. **a** Frühe Insuffizienz: die V. saphena parva erscheint kaliberstark, die Anatomie ist fast wie der Normalbefund ohne Reflux ⬤CD. **b** Längsschnitt durch Fossa poplitea und proximale Wade; stark gedehnte V. saphena parva (*) mit Mündung (#) in die V. poplitea (+) ⬤CD. **c** Querschnitt durch die Fossa poplitea bei seit längerem bestehender Insuffizienz der V. saphena parva. Die Mündung ist geschlängelt und nicht in einer Ebene darstellbar ⬤CD; unter der Faszie liegt die nicht refluxive V. Giacomini (*) unmittelbar vor dem Zusammenfluss mit der Mündung der V. saphena parva. Die geschlängelte Mündung (#) ist zweimal angeschnitten, die Strichlinien bauen den Verlauf der Vene nach. **d** Längsschnitt durch dieselbe Fossa poplitea; die Mündung der V. saphena parva kommt als längs verlaufende Vene zur Darstellung (#) – bei ihr handelt es sich nicht um eine Muskelvene, da man sie nicht weiter nach distal verfolgen kann. Nach einem Knick trifft sie dann auf die V. saphena parva

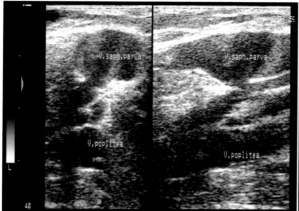
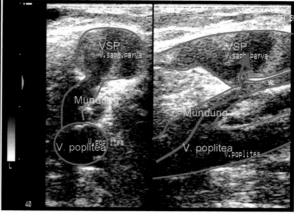

Abb. 8.4. Links Quer-, rechts Längsschnitt durch die Fossa poplitea bei Aneurysma der Mündung der V. saphena parva (VSP); sie mündet gemeinsam mit einer suffizienten Muskel- vene (*) in die V. poplitea, das Aneurysma ist teilweise thrombosiert (s. Abb. 11.5 b). Der Pfeil zeigt die Flussrichtung des refluxiven Blutes an

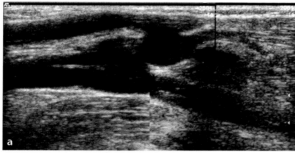
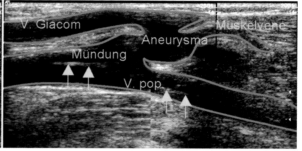
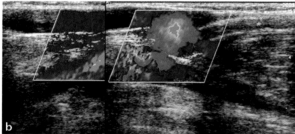

Abb. 8.5. a Längsschnitt durch die Fossa poplitea bei einem Patienten mit Z.n. Thrombose der Vv. femoralis superficialis und poplitea und der typischen Septumbildung im tiefen Venensystem (Pfeile), das refluxiv ist (s. **b**). Gedehnte V. Giacomini und refluxive Mündung der V. saphena parva; die Muskelvene ist suffizient ⬚CD⬚. **b** Selbes Bein wie in **a** mit FKDS während der muskulären Diastole: orthograder Fluss in tiefer Beinvene und V. Giacomini, die sich über die Mündung der V. saphena parva füllt (daher rot dargestellt). Rechte Bildhälfte geringfügig weiter nach lateral verschobener Schallkopf mit Darstellung der V. saphena parva (*)

dung der V. saphena parva, die Vene ist in der Kniekehle nicht darstellbar.

Nach Caggiati münden 54% der Vv. saphenae parvae proximal der Kniekehle in die Fossa poplitea und 38% proximal der Fossa poplitea (s. Kapitel 2.5.1). In der ersten Gruppe sind präoperativ diejenigen Fälle zu identifizieren, deren *Mündung unter der distalen Oberschenkelmusku-*

latur liegt, da die Präparation in örtlicher Betäubung bei diesen Patienten sehr erschwert ist (Abb. 8.7 und 2.31 d). Die V. saphena parva durchstößt zwar den Muskel nicht, verläuft aber mehr oder weniger lang unter der Muskulatur nach proximal. Häufiger liegt die Mündung eher lateral der Mittellinie; die Vene trifft in diesen Fällen in einem Bogen von lateral auf die V.

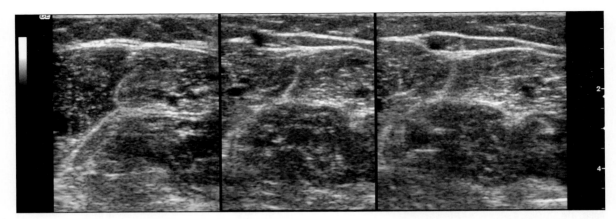

Abb. 8.6. Querschnitt durch die Wadenrückseite: Agenesie der Mündung der V. saphena parva. Im oberen Drittel der Wade geht der Fluss aus der V. saphena parva in eine V. communicans zur V. saphena magna über. Links (proximal) ist die leere Faszienloge der V. saphena parva dargestellt, in der Mitte tritt der Ast durch die Faszie. Im Bild rechts und von da nach distal findet sich in der Faszienloge die typische V. saphena parva (CD)

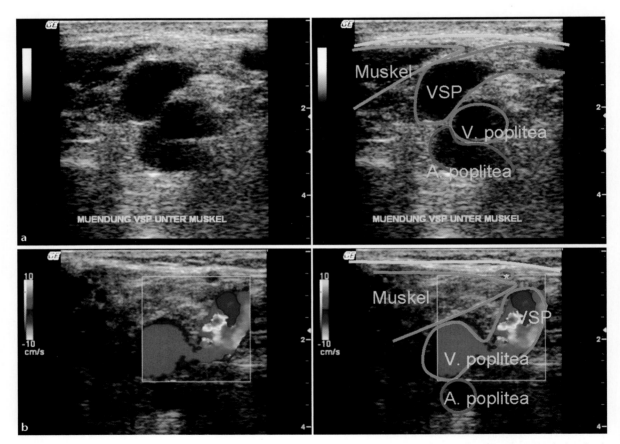

Abb. 8.7. a Querschnitt ca. 7 cm proximal der linken Kniekehle; Mündung der V. saphena parva (VSP) proximal davon, in der Fossa poplitea, jedoch schon unter der Muskulatur des Oberschenkels. Typisch ist die Einmündung in die V. poplitea von lateral wie hier dargestellt (CD). **b** Querschnitt durch den distalen Oberschenkel des linken Beines mit seltener Mündung der V. saphena parva von medial in die V. poplitea (* V. Giacomini)

poplitea (Abb. 8.7 a). Ebenso ist es aber möglich, dass der Verlauf mittig oder medial ist, d.h. die Mündung direkt auf die Rückseite der V. poplitea zuläuft oder von medial auf sie trifft (Abb. 8.7 b). Die Nn. tibialis und peroneus verlaufen bei dieser hohen Mündung in der Nähe der Venen (s. Kapitel 17.6). Präoperativ ist es stets wichtig, diese Informationen zu dokumentieren, da sie bei der Präparation das Auffinden und Identifizieren erleichtern.

Bei einer *Mündung proximal der Fossa poplitea* ist das zur Therapie erforderliche chirurgische Freilegen der tiefen Beinvene am Mündungspunkt nur mit großer Schnittführung machbar. Für die Planung der chirurgischen Strategie ist es auch hier besonders wichtig, exakte Angaben vom Diagnostiker zu erhalten. Die Mündung liegt in diesen Fällen sehr tief unter der Oberschenkelmuskulatur (Abb. 8.8).

8.3.4 Reflux in die Vena saphena parva aus der Vena femoropoplitea

Bei Insuffizienz der Vv. saphenae magna und accessoria medialis kann der Reflux aus der Leiste über die V. Giacomini bis zur Mündung der V. saphena parva gelangen und diese refluxiv füllen (s. Abb. 4.16 a). Eine Operation der Mündung der V. saphena parva mit oder ohne deren Exhairese, ohne Behandlung des proximalen Segments ist für Rezidive prädestiniert. Der Blick mit dem Schallkopf auf die *Oberschenkelrückseite* bei der Untersuchung der V. saphena parva ist daher obligat.

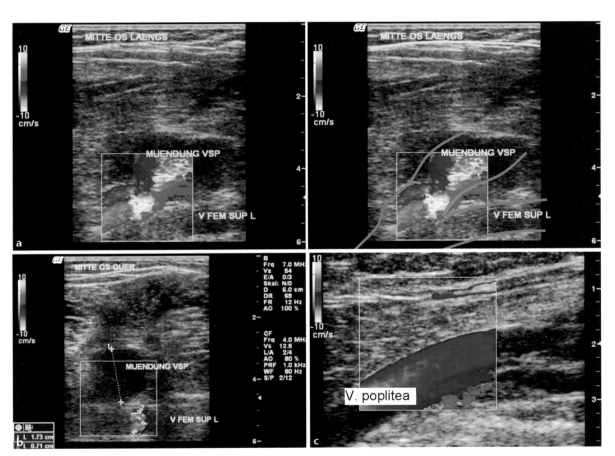

Abb. 8.8. Mündung der V. saphena parva an der Oberschenkelrückseite. **a** Längsschnitt mit Darstellung des Zusammenflusses der V. saphena parva (VSP) mit der V. femoralis superficialis in 6 cm Tiefe unter der Muskulatur ⬤CD⬤. **b** Querschnitt 2 cm distal der Mündung der V. saphena parva; selber Patient wie in **a**: der Durchmesser der V. saphena parva ist mit 17,3 deutlich größer als der der V. femoralis superficialis mit 7,1 mm. **c** Längsschnitt durch die Fossa poplitea mit durchlaufender V. saphena parva ohne Mündung in die V. poplitea ⬤CD⬤

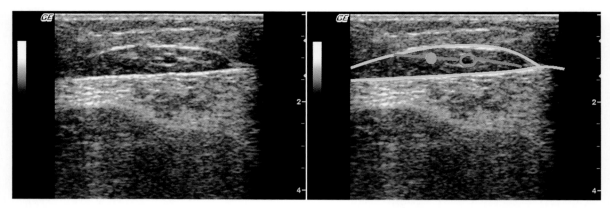

Abb. 8.9. Querschnitt durch die Wadenrückseite mit Darstellung der normalen V. saphena parva (blau) in der Faszienloge (gelb) und ihrer Faszienaufhängung (Lig. saphenum, grün).

Selten ist der begleitende N. suralis in der Faszienloge zu sehen (orange) (CD)

8.4 Vena saphena parva im Verlauf

8.4.1 Normalbefund

Die V. saphena parva verläuft in der Faszienloge sehr konstant an der Wadenrückseite, die Faszienloge birgt mehr oder weniger Fettgewebe, je nach Konstitution der Person (Abb. 8.9 sowie Abb. 2.33 und 2.34). Es sind, abgesehen von den seltenen Aplasien im Mündungsbereich (s. Abb. 8.6), im Verlauf keine aplastischen Segmente beschrieben.

Es gibt keinen Konsens zur Messung des Durchmessers der V. saphena parva, die Autorin bevorzugt einen Punkt circa 5 cm distal der Kniekehle. Der *Durchmesser* wird im Stehen im Querschnitt gemessen und das Bild dokumentiert (Abb. 8.10).

Doppelungen der V. saphena parva treten in 4% der Fälle auf (s. Kapitel 2.5.2). Es können beide Lumen suffizient, beide refluxiv (Abb. 8.11 a) und nur eines refluxiv sein (Abb. 8.11 b). Zu unterscheiden ist die Doppelung von refluxiven Vasa vasorum, die selten auftreten und sich um die V. saphena parva winden (Abb. 8.12).

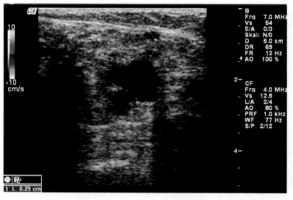

Abb. 8.10. Dünne V. saphena parva distal der Mündung im Querschnitt durch die obere Wadenrückseite. Der Durchmesser der Vene beträgt nur 2,9 mm, sie ist dennoch refluxiv (CD)

knöchel. In Abhängigkeit von der Refluxmenge ist die Vene gedehnt (s. Abb. 8.3 b und 8.4). Eine sehr dünne Vene schließt jedoch einen Reflux nicht aus (s. Abb. 8.10).

Bei Z. n. *Phlebitis* zeigt die V. saphena parva ein typisches Bild einer Doppelkontur (s. Abb. 11.6).

▌ Der Reflux verlässt die V. saphena parva

Der Reflux kann die V. saphena parva in ihrem gesamten Verlauf verlassen, das sonographische Bild dieser *Seitenäste* entspricht dem der V. saphena magna (s. Kapitel 7.5.2 und 10.6.3).

Im Bereich der Kniekehle kann der Reflux die V. saphena parva über die V. Giacomini oder über Seitenäste verlassen beides stellt ein

8.4.2 Refluxive V. saphena parva

Die V. saphena parva füllt sich am häufigsten im Bereich der Kniekehle refluxiv an, sei es aus ihrer Mündung oder aus der V. Giacomini. Wie die V. saphena magna kann sie sich in der Faszienloge *nicht schlängeln* und verläuft daher mehr oder weniger geradlinig Richtung Außen-

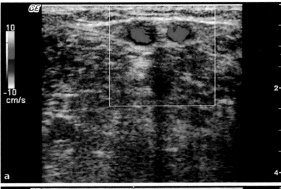

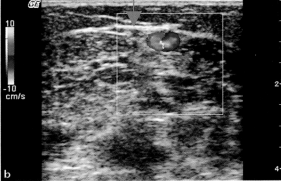

Abb. 8.11. Gedoppelte V. saphena parva. **a** Querschnitt durch die Wadenrückseite mit doppeltem Lumen der V. saphena parva in der Faszienloge, beide sind refluxiv ⟨CD⟩; **b** nur das laterale Lumen ist refluxiv, das mediale suffiziente Lumen ist sehr dünn (Pfeil) ⟨CD⟩

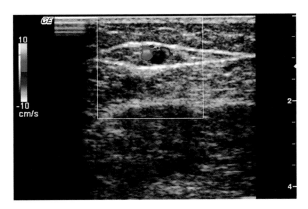

Abb. 8.12. Refluxive Vasa vasorum der V. saphena parva; eine Doppelung ist von sehr selten auftretenden refluxiven Vasa vasorum zu unterscheiden. Querschnitt durch die Wadenrückseite in der muskulären Diastole, die V. saphena parva selbst ist suffizient (das Lumen bleibt schwarz), die Vasa vasorum sind refluxiv ⟨CD⟩

Hach-Stadium I dar (Abb. 8.13 a, 4.9 a u. 4.18 a). Der Reflux aus der V. saphena parva über die V. Giacomini in die V. saphena magna wird bei oberflächlicher Untersuchung der Beinvenen gerne übersehen. Nach Therapie der klinisch auffälligen V. saphena magna entsteht dann ein frühes „Rezidiv", da der Insuffizienzpunkt nicht therapiert wurde.

Im Verlauf kann die refluxive V. saphena parva mehrere Äste abgeben. Mitte der Wade haben diese refluxiven Seitenäste sehr häufig Verbindung zu *Perforansvenen*, insbesondere zu May-Perforansvene oder Muskelvenen, die in der Regel als Wiedereintritt für den Reflux dienen (Abb. 8.13 b).

Im distalen Drittel der Wade kann ein interfaszialer *Ast von medial* kommen, der die V. saphena parva mit der hinteren Bogenvene verbindet. Er ist sonographisch sehr schwer darstellbar, da das Bein hier kaum eine Auflagefläche bietet; klinisch ist sie jedoch sehr auffällig. Dieses Gefäß kann den Reflux der V. saphena parva zum Innenknöchel führen.

Bei einem *Hach-Stadium III* der V. saphena parva kann es sein, dass die refluxive V. saphena parva im gesamten Verlauf keinen refluxiven Seitenast abgibt. Der Reflux geht dann am Knöchel in das tiefe Venensystem oder in Fußvenen über.

▌ Die Vena saphena parva wird im Verlauf refluxiv

Bei suffizienter Mündung der V. saphena parva kann diese im Verlauf aus der V. Giacomini (s. o. und Abb. 4.14 a, 4.15 b u. 4.16 a), über Seitenäste der V. saphena magna, Perforansvenen oder Muskelvenen refluxiv werden. Die häufigste Refluxquelle für die distale V. saphena parva ist die V. saphena magna über die V. communicans der Wadeninnenseite (s. Kapitel 10.6.4 u. Abb. 4.16 b).

Ebenso kann die V. saphena parva aus einer refluxiven V. saphena accessoria lateralis von lateral über Seitenäste refluxiv gefüllt werden (s. Abb. 4.14 b).

Die *May-Perforansvene* als eigenständige Refluxquelle und damit als proximaler Insuffizienzpunkt ist sehr selten. In der Anamnese findet sich in diesem Fall meist ein Trauma auf der Wadenrückseite (s. Abb. 4.15 a).

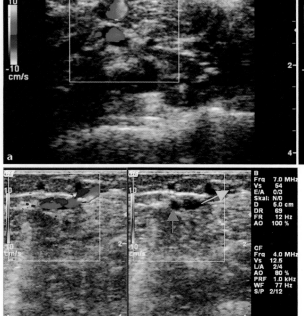
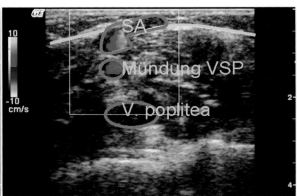

Abb. 8.13. Seitenäste der V. saphena parva (VSP). **a** Refluxiver Seitenast direkt in der Fossa poplitea. Querschnitt durch die Kniekehle, die Mündung der V. saphena ist refluxiv, kaum hat sie die Faszie erreicht, gibt sie den Reflux bereits in einen Seitenast (SA) ab und ist im weiteren Verlauf suffizient; **b** refluxiver Seitenast der V. saphena parva im mittleren Bereich der Wade. Die V. saphena parva liegt in der Mitte der Faszienloge (blauer Pfeil), der Seitenast zieht nach lateral und durchtritt die Faszie (gelber Pfeil), häufig gehen von diesen Seitenästen Perforansvenen ab CD

Eine bei der V. saphena parva einzigartige Refluxquelle liegt in den *Muskelvenen*, die den Reflux aus dem tiefen Venensystem über die Muskelloge der Wade der V. saphena parva (oder dem epifaszialen Venensystem) zuführen können.

8.5 Muskelvenen und Vena saphena parva

In der Fossa poplitea münden Muskelvenen in unterschiedlicher Anzahl und Verlauf in die V. saphena parva (s. Abb. 8.4, 8.5 und 8.14–8.17) oder in die V. poplitea (s. Abb. 8.1a und 8.3a). Sie bilden den proximalen Abfluss aus dem *Muskelreservoir* der Wade (s. Kapitel 3.1). Wie in der Abbildung 8.14a und b dargestellt, verlaufen sie manchmal dergestalt parallel zur V. saphena parva, dass sie auch in gutachterlichen Fragestellungen nach Operation der V. saphena parva mit dieser (dann abwesenden Vene) verwechselt werden können (Abb. 8.14d). In seltenen Fällen kann eine refluxive Muskelvene die V. saphena parva erst im weiteren Verlauf refluxiv füllen (Abb. 8.15).

Das *Unterscheidungsmerkmal* ist der Bezug zu Muskulatur und Fascia saphena: die V. saphena parva liegt in ihrem Verlauf stets auf der Muskulatur auf, zwischen der Fascia saphena und der Muskelfaszie und ändert ihren Verlauf (parallel zur Haut) nicht. Die Muskelvenen können zunächst parallel zur V. saphena parva verlaufen, ziehen dann aber in die Muskulatur hinein und entfernen sich von der Haut (Abb. 8.14b).

Präoperativ sind Diagnostik und Dokumentation der Muskelvenen und ihres Bezugs zur V. saphena parva sowie zur V. poplitea ausgesprochen hilfreich. Folgende Spielarten sind zu beachten:

∎ Refluxive V. saphena parva und refluxive Muskelvenen in der Fossa poplitea, die im weiteren Verlauf keinen Kontakt zueinander haben.

∎ Refluxive V. saphena parva und refluxive Muskelvenen in der Fossa poplitea, die im weiteren Verlauf Kontakt zueinander haben (Abb. 8.15c). Nach proximaler Ligatur der V. saphena parva ohne Stripping können diese Muskelvenen, wenn sie nicht zusätzlich an der V. saphena parva abgesetzt werden, deren distalen Anteil erneut refluxiv füllen.

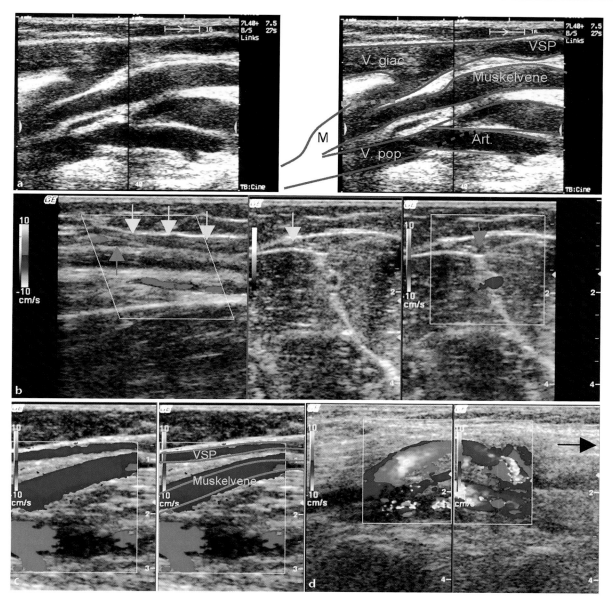

Abb. 8.14. a Längsdarstellung der Fossa poplitea bei refluxiver V. saphena parva (VSP) und gesunder, jedoch gedehnter Muskelvene. Beide münden (M) gemeinsam in die V. poplitea. Der Zusammenfluss der V. saphena parva mit der Muskelvene kann intraoperativ leicht mit der Mündung in die V. poplitea verwechselt werden, so dass die V. saphena parva an dieser Stelle abgesetzt würde (gestrichelte orange Linie). Es ist leicht vorstellbar, dass nach Entfernung der V. saphena parva in diesem Fall die Muskelvene eine intakte V. saphena parva vortäuschen könnte (s. a. **d**) ⟨CD⟩; **b** suffiziente V. saphena parva und Muskelvene im Verlauf, distal der Fossa poplitea, alle Bilder muskuläre Systole. Links Längsschnitt, Mitte und rechts Querschnitt mit und ohne Fluss. Die Muskelvene (blaues Flusssignal im rechten Bild, langstreckiges rotes Flusssignal im linken Bild) verläuft im Septum zwischen den bei-

den Mm. gastrocnemii. Die V. saphena parva ist sehr dünn (blauer Pfeil), die Fascia saphena liegt eindeutig in der Nähe der V. saphena parva (gelbe Pfeile); **c** suffiziente V. saphena parva (Mündung knapp oberhalb des Kniegelenkspalts) und suffiziente Muskelvene im Verlauf der proximalen Wade. Es sieht so aus, als wolle die Muskelvene den Verlauf der V. saphena parva nehmen. Zu unterscheiden sind sie jedoch eindeutig voneinander, da die V. saphena parva direkt auf dem Muskel und unter der Faszie (gelb) läuft ⟨CD⟩; **d** Längsschnitt durch die Fossa poplitea bei Z. n. Stripping der V. saphena parva und Thrombose der V. poplitea. Refluxive Muskelvene, die zunächst zur Haut zieht (linke Bildhälfte), dann aber wieder in das Muskelgewebe hinein und eindeutig nicht in der Ebene der Saphenaloge (Pfeil) verläuft und somit sicher von der V. saphena parva unterschieden werden kann

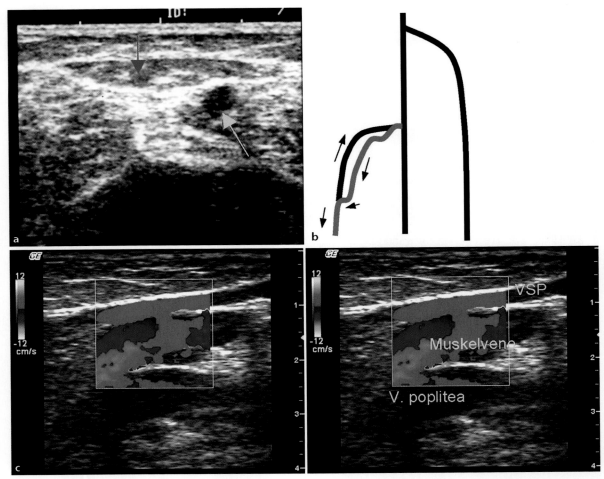

Abb. 8.15. a Querschnitt durch die Wadenrückseite mit Darstellung der suffizienten V. saphena parva (blauer Pfeil) und einer refluxiven Muskelvene (gelber Pfeil); **b** schematische Darstellung des Rezirkulationskreises bei Insuffizienz einer Muskelvene in der Fossa poplitea: diese füllt die distale V. saphena parva refluxiv (CD); **c** Längsschnitt durch die distale Fossa poplitea mit Darstellung einer ähnlichen Situation wie in **a**; V. saphena parva (VSP) ist jedoch selbst ab der Mündung ebenfalls refluxiv. Die Mündung der V. saphena parva liegt am distalen Oberschenkel. Eine Verbindung zwischen ihr und den Muskelvenen ist in diesem Bereich nicht selten und kann den Reflux aufrecht erhalten, wenn man lediglich die Mündung der V. saphena parva unterbricht und diese Verbindungen präoperativ diagnostisch nicht aufgedeckt hat (CD)

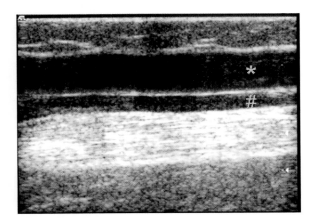

Abb. 8.16. Längsschnitt durch die Wadenrückseite mit refluxiver, stark gedehnter V. saphena parva (*) und suffizienter Muskelvene (#), die unmittelbar unterhalb zur Muskelfaszie auf der Muskulatur läuft (CD)

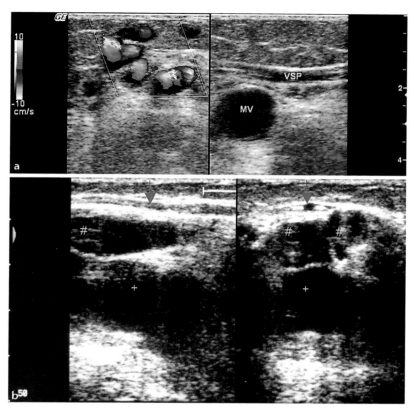

Abb. 8.17. a Refluxive Muskelvene und suffiziente V. saphena parva im Verlauf; links Querschnitt bei Austritt des Reflux aus der Muskelvene in das epifasziale Venensystem, rechts Längsschnitt mit Anschnitt der suffizienten V. saphena parva (VSP) und der sehr gedehnten Muskelvene (MV) ⊂CD⊃; **b** links Längsschnitt, rechts Querschnitt durch die proximale Wade; refluxive Muskelvene (#), die leicht für die V. saphena parva gehalten werden könnte. Diese ist dünn und verläuft in ihrer Faszienloge (Pfeile)

▮ Refluxive V. saphena parva und suffiziente Muskelvenen (Abb. 8.16).
▮ Beide Venen sind suffizient, auch wenn sich die Muskelvenen in Abhängigkeit von der Zeit, die der Patient bereits steht, gedehnt darstellen können (Abb. 8.14 c).

▮ Suffiziente V. saphena parva und refluxive Muskelvene, die im weiteren Verlauf die V. saphena parva (s. Abb. 8.15 a u. b) oder direkt epifasziale Seitenäste refluxiv füllt (Abb. 8.17).

9 Perforansvenen

Perforansvenen stellen die *Verbindung* zwischen dem tiefen und dem oberflächlichen Venensystem dar. Physiologischerweise dienen sie dem Abfluss vom oberflächlichen in das tiefe Venensystem. Im Zusammenhang mit einer Rezirkulation können sie den Insuffizienzpunkt bilden oder aber der Rezirkulation als Drainage dienen, was sehr viel häufiger der Fall ist.

Perforansvenen verlaufen in den seltensten Fällen genau senkrecht von der oberflächlichen Vene in die Tiefe; sie ziehen eher bogenförmig oder gewunden durch die Muskulatur. Das bewirkt, dass die Perforansvene bei einer Muskelkontraktion durch den Druck des gedehnten Muskelbauches komprimiert und somit verschlossen wird.

Da unzählige Perforansvenen am Bein bekannt sind (s. a. Kapitel 2.4.7 und 2.5.5), sind bei der Untersuchung einer *Rezirkulation* nur die Perforansvenen relevant, die pathologisch gedehnt sind. Als Faustregel gilt: kann man eine Perforansvene im B-Bild kaum erkennen, spielt sie in der Regel keine Rolle in der Rezirkulation.

Perforansvenen, die Stammvenen drainieren, machen dies in den seltensten Fällen direkt aus dieser – meist nehmen sie einen Umweg über einen *Seitenast*. Nur die Boyd-Perforansvene unter dem Knie mündet sehr konstant direkt in die Rückseite der V. saphena magna. Die Dodd-Perforansvene kann sowohl direkt aus der V. saphena magna als auch aus einem kleinen Seitenast der Vene abgehen.

9.1 Untersuchungsablauf

Die meisten in der Klinik relevanten Perforansvenen liegen im Verlauf der Stammvenen und ihrer wesentlichen Seitenäste. Bei einem *Untersuchungsdurchlauf* der Stammvenen hat man sie daher in der Regel erfasst. Gesondert müssen dann noch die Perforansvenen mit dem Schallkopf aufgesucht werden, die außerhalb des Verlaufs der Vv. saphena magna oder parva liegen, wie die Hach-Perforansvene an der Oberschenkelrückseite. Ebenso muss im Verlauf von Konvoluten nach Perforansvenen gesucht werden, insbesondere an der Wadeninnenseite.

Im *B-Bild* stellt sich eine Perforansvene als eine echoleere Struktur dar, die von der Oberfläche zur Tiefe zieht. Beobachtet man im Verlauf der Schallkopfführung die Muskelfaszie, auf der die V. saphena magna aufliegt, wird eine Unterbrechung derselben auffallen. Allein die Tatsache, dass eine Perforansvene gedehnt ist, ist kein Garant dafür, dass sie refluxiv sei. Sie kann auch Wiedereintrittspunkt und durch die Volumenüberlastung gedehnt sein (s. Kapitel 3.4).

Im *FKDS* und unter Provokationsmanövern kann man Perforansvenen besonders gut darstellen, ihr Fluss zieht auf den Schallkopf zu oder von ihm weg. Oft ist der Fluss turbulent und die Farbe erlaubt keine Rückschlüsse auf die Flussrichtung. Dann ist der PW-Modus die einzige Möglichkeit, mit Sicherheit festzustellen, ob die Perforansvene refluxiv ist oder nicht.

Wie alle anderen Venen des Beines werden auch die Perforansvenen am besten im Stehen untersucht. Sie sind gut gefüllt und man kann die Schwerkraft als Hilfe zur Diagnostik nutzen. Der physiologische Blutfluss in einer Perforansvene zieht von außen nach innen. Nach längerem unbewegtem Stehen gleichen sich die Drucke der Venen des Beines an, oberflächlich und tief liegt der *Druck der Wassersäule* vom Herzen bis zum Fuß vor.

Führt man nun eine *Muskelkontraktion* durch, wird zunächst das Blut vom tiefen Venensystem, das komprimiert wird, in das oberflächliche weichen, bis die Klappen schließen bzw. die Muskeln selbst die Perforansvene so komprimieren, dass ein Blutfluss durch sie nicht mehr möglich ist. Ein zunächst nach außen gerichteter Fluss in einer Perforansvene spricht daher nicht unbedingt für eine Insuffizienz derselben, genau so wenig, wie der Rückfluss bis zum Klappenschluss in einer Stammvene nach Provokationsmanöver (s. Kapitel 9.3).

9.2 Ziele der Untersuchung

Folgende Fragen für die Perforansvenen im Allgemeinen sind zu klären:

▎ Liegen auf dem Verlauf der Vv. saphenae magna oder parva gedehnte Perforansvenen vor?
▎ Liegen an sonstigen typischen Lokalisationen (insbesondere auf der hinteren Bogenvene und an der Oberschenkelrückseite) sichtbare Perforansvenen vor?
▎ Handelt es sich um eine beliebige Muskelperforansvene, die ggf. posttraumatische Ursachen hat?
▎ Sind die Perforansvenen phlebitisch verändert?
▎ Wie ist ihr Durchmesser?

Für eine konkrete, kaliberstarke Perforansvene, die gefunden wurde, ist zu klären:

▎ Beginnt bei der Perforansvene die Rezirkulation (Insuffizienzpunkt)?
▎ Endet bei der Perforansvene die Rezirkulation (Wiedereintrittspunkt)?
▎ Liegt an dieser Perforansvene ein Blow-out vor?
▎ Liegt diese Perforansvene unter einem Ulkus?

9.3 Blutfluss in einer Perforansvene

Wie oben beschrieben müssen in der Diagnostik der Rezirkulation lediglich diejenigen Perforansvenen mit *Duplex-Verfahren* untersucht werden, die im B-Bild ihres Kalibers wegen aufgefallen sind. Perforansvenen, die im B-Bild nicht sichtbar sind, nehmen an der Rezirkulation nicht teil. Der Blutfluss in einer kaliberstarken Perforansvene wird gemessen, um zu entscheiden, ob es sich bei deren Mündung um Insuffizienz- oder Wiedereintrittspunkt handelt.

Bei der Untersuchung gedehnter Perforansvenen sind folgende Kriterien relevant:

Lage zu den Venen des oberflächlichen Venensystems (s. Kapitel 9.4–9.10)

▎ im Verlauf einer Stammvene
▎ im Verlauf eines Seitenasts

Flussrichtung:

▎ Insuffizienzpunkt (s. Kapitel 9.3.1)
▎ Wiedereintrittspunkt (s. Kapitel 9.3.2)
▎ Mischform (s. Kapitel 9.3.2)

Für die Untersuchung des Blutflusses in einer Perforansvene muss dieser zunächst provoziert werden. *Muskuläre Provokationsmanöver* wie das Wunstorfer Manöver (s. Kapitel 6.7) verschließen dabei die Perforansvenen im Verlauf der aktivierten Muskulatur unabhängig von einem funktionierenden Klappensystem. Ausnahme hierzu können sehr stark gedehnte Perforansvenen bilden, die sich trotz muskulärer Kontraktion nicht verschließen lassen.

Bei muskulärer Kontraktion sowie manueller Kompression der Wade erhöht sich der Druck im tiefen Venensystem. Das hat zur Folge, dass Blut nach proximal, aber auch in die Perforansvenen strebt. Sind diese gedehnt, weil sie refluxiv oder sekundär volumenüberlastet sind, wird während der *muskulären Systole* oder manueller Kompression ein auswärts gerichteter Fluss vorliegen (Abb. 9.1).

Der Fluss nach Dekompression oder Lockern der Muskulatur ist der für die Diagnose relevante (Abb. 9.1). Eine Perforansvene kann daher nur während der *muskulären Diastole* beurteilt werden. Liegt in dieser Phase ein auswärts gerichteter Fluss vor, ist die Perforansvene eindeutig insuffizient (Abb. 9.1 e). Häufiger jedoch ist der Druck in der oberflächlichen, insuffizienten Vene höher als in der tiefen Beinvene nach Muskelkontraktion; daher wird das Blut in der Diastole durch die gedehnte Perforansvene nach innen fließen.

Die Empfehlung, proximal der Perforansvene einen Stauschlauch anzulegen, um dann den Fluss in der Perforansvene unter manueller Kompression/Dekompression zu messen [43], ergibt fälschlicherweise pathologische Ergebnisse: verschließt man durch den Stauschlauch die insuffiziente Vene nach proximal, wird in der Diastole die sonst immer vorhandene Rezirkulation nicht stattfinden. Die durch die Rezirkulation gedehnte Perforansvene steht aber oft in Kontakt mit einer nach distal weiterhin insuffizienten Vene. Nach der Dekompression wird also Blut aus dem tiefen Venensystem über die

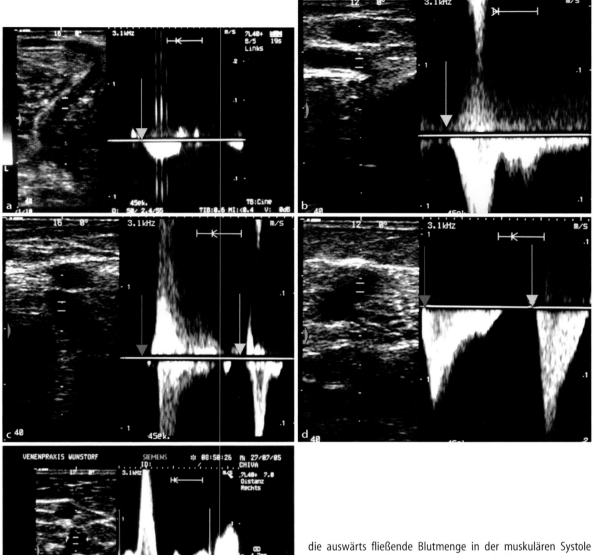

Abb. 9.1 a–e. Blutfluss in Perforansvenen unter Provokations-manövern; roter Pfeil: Beginn der muskulären Systole, gelber Pfeil: Beginn der muskulären Diastole. **a** Fluss in einer mäßig gedehnten paratibialen Perforansvene bei Insuffizienz der V. saphena magna. Das Blut fließt über diese Perforansvene der tiefen Beinvene zu, sie ist sekundär gedehnt, nicht primär insuffizient; **b** Fluss in einer stark gedehnten paratibialen Per-foransvene zur tiefen Beinvene bei Insuffizienz der V. saphe-na magna. Die Perforansvene ist sekundär gedehnt, nicht pri-mär insuffizient; **c** Fluss in der Cockett-Perforansvene 2;

die auswärts fließende Blutmenge in der muskulären Systole scheint semiquantitativ größer zu sein als die Wiedereintritts-menge. Bei diesem Patienten lag bei stark ausgeprägter Vari-kose eine sekundäre Leitveneninsuffizienz vor. Da der Blut-fluss diastolisch jedoch nach innen gerichtet ist, muss zu-nächst von einer durch die Refluxmenge gedehnte Perforans-vene ausgegangen werden, die nicht an sich insuffizient ist. Bei Verfahren, die zunächst die Refluxquelle ausschalten (en-dovasale Verfahren, CHIVA) kann man abwarten, ohne diese Vene zu behandeln. Erst nach Ausschalten der Rezirkulation wird sich zeigen, ob sich die Perforansvene zurückbildet oder ob deren Unterbrechung nötig wird; **d** Muskelvene an der Wade am Ende eines Konvoluts: sowohl während der musku-lären Systole als auch während der Diastole fließt das Blut zu den tiefen Venen; die Vene ist nur sekundär gedehnt, nicht refluxiv; **e** Hunter-Perforansvene als proximaler Insuffi-zienzpunkt einer Rezirkulation: sowohl bei muskulärer Systole als auch in der Diastole auswärts gerichteter Fluss; eindeuti-ge Diagnose einer insuffizienten Perforansvene

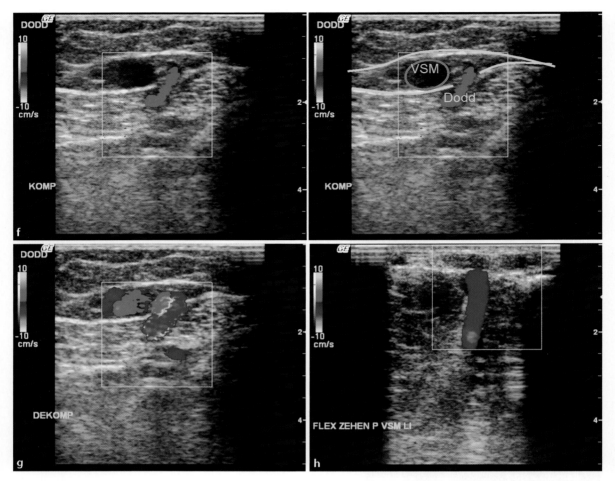

Abb. 9.1 f–h. f Querschnitt durch die Oberschenkelinnenseite auf Höhe der Dodd-Perforansvene mit Mündung in die V. saphena magna von seitlich, die refluxiv ist und sich im Bild gedehnt darstellt. Manuelle Kompression der Wade (entspricht der muskulären Systole): durch den Überdruck im tiefen Venensystem tritt Blut über die Dodd-Perforansvene durch die am Oberschenkel schlaffe Muskulatur in das oberflächliche Venensystem aus (CD); **g** selber Patient wie in **f** Dekompressionsphase: deutliche Flussumkehr, der Reflux aus der V. saphena magna drainiert über die Dodd-Perforans in die tiefe Beinvene. Die Perforansvene stellt keinen Insuffizienzpunkt der Rezirkulation dar; **h** Querschnitt durch die Wadeninnenseite, gedehnte Boyd-Perforansvene bei kompletter Insuffizienz der V. saphena magna (VSM) im Hach-Stadium III–IV mit distaler Drainage über die Cockett-Gruppe; Wunstorfer Manöver. Die Filmsequenzen auf der (CD) zeigen die muskuläre Diastole mit eindeutig nach innen gerichtetem Fluss. Während der Muskelkontraktion sind Farbartefakte zu beobachten, diese sind nicht zu vermeiden, da die Muskulatur im Bild sich bewegt. Außerdem ist der Fluss bei längerem unbewegtem Stehen zu sehen: es fließen kleine Mengen Blut vom tiefen zum oberflächlichen Venensystem als Zeichen dafür, dass weiter distal eine Wiedereintrittsperforansvene oder eine sekundäre Leitveneninsuffizienz vorliegen

gedehnte Perforansvene in das distale insuffiziente oberflächliche Segment abfließen. Somit scheint eine Vene insuffizient, die unter physiologischen Bedingungen (ohne Stauschlauch) dem Wiedereintritt dient.

9.3.1 Perforansvenen als Rezirkulationsursprung

Conditio sine qua non, um eine Perforansvene als Insuffizienzpunkt zu beschreiben, ist ein *diastolischer Reflux*, also ein Fluss aus dem tiefen in das oberflächliche Venensystem während der muskulären Diastole.

Je weiter distal am Bein eine Perforansvene liegt, desto unwahrscheinlicher ist es, dass sie der Rezirkulation als *Insuffizienzpunkt* dient. Ausnahmen hierzu bilden sekundäre Varizen nach Trauma der Wade. Sie können nach Periostläsionen der Tibia auftreten (s. Kapitel 9.10). Häufiger liegen einzelne refluxive Muskelvenen nach Traumata vor, beispielsweise bei Fußballspielern. Diese füllen dann Seitenastvarizen und bilden deren proximalen Insuffizienzpunkt. Häufig ist die Mündung der Dodd-Perforansvene der proximale Insuffizienzpunkt

(Abb. 9.2), seltener die Hunter- (Abb. 9.1 e) und sehr selten die Boyd-Perforansvene (Abb. 9.3 und 7.48).

An der *Beinrückseite* kann man insuffiziente Muskelvenen als Ursprung für subkutane retikuläre Varizen (Abb. 9.4 und Kapitel 9.9) finden, meist handelt es sich um posttraumatische Varizen. An der Oberschenkelrückseite findet sich immer wieder eine insuffiziente Hach-Perforansvene (Abb. 9.5). Selten findet man neben der Mündung der V. saphena parva in der Kniekehle oder knapp proximal davon eine Perforansvene aus der V. poplitea (Abb. 9.6).

Es ist ebenso sehr selten, dass eine gedehnte Perforansvene eine bereits refluxive Vene zusätzlich refluxiv füllt, es kann jedoch vorkommen, insbesondere bei *sekundären Varikosen*. Ist die Vene oberhalb der Perforansvene bereits refluxiv, muss man sehr akkurat die Flusskurven in der V. saphena und der Perforansvene vergleichen, bevor man diese als insuffizient (im Sinne von refluxiv) bezeichnet. Deren Flusskurve muss überwiegend auswärts gerichtet sein und die Flusskurve in der distalen Vene ein größeres Refluxvolumen führen als in deren proximalen Anteil. Diese Unterscheidung ist nur im PW-Mode möglich.

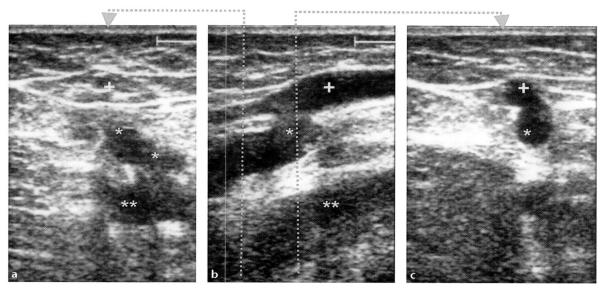

Abb. 9.2. a Querschnitt durch eine suffiziente V. saphena magna (+) im mittleren Oberschenkel. Darunter stellt sich eine insuffiziente Dodd-Perforansvene (*) sowie die V. femoralis superficialis (**) dar. **b** Längsschnitt am Zusammenfluss der Dodd-Perforansvene mit der V. saphena magna, die distal dieses Punktes refluxiv ist. Die Dodd-Perforansvene kommt typischerweise aus der Tiefe von proximal nach distal ziehend. **c** Zusammenfluss der Dodd-Perforansvene und der V. saphena magna im Querschnitt; gestrichelte Linie = Schnittebenen für **a** und **c**

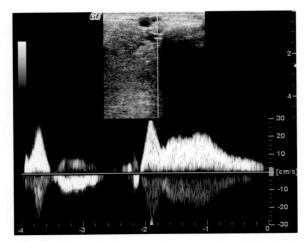

Abb. 9.3. Insuffiziente Boyd-Perforansvene: Querschnitt durch das obere Drittel der linken Wade. Gedehnte Boyd-Perforansvene, die der V. saphena magna als Insuffizienzpunkt dient

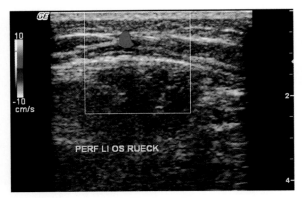

Abb. 9.4. Querschnitt durch die linke Oberschenkelrückseite. Refluxive Perforansvene, die aus der Muskelfaszie austritt, um ein retikuläres subkutanes Netz refluxiv zu füllen

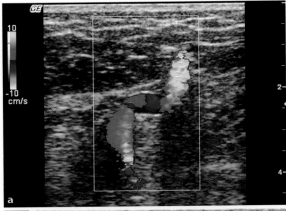

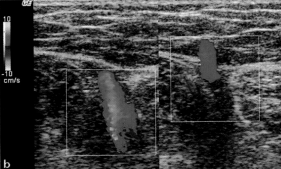

Abb. 9.5. a Längsschnitt durch die Oberschenkelrückseite bei sichtbarer Seitenastvarikose oberhalb des Kniegelenks. Refluxive Hach-Perforansvene, die unter der Muskelfaszie kurzstreckig nach distal verläuft, um dann durch die Faszie hindurch zu treten und die Seitenäste zu füllen ▣. **b** Querschnitt zur selben Perforansvene; links weiter proximal ist der tiefe, rechts weiter distal der oberflächliche Anteil mit Durchtritt durch die Faszie dargestellt

9.3.2 Perforansvenen als Wiedereintrittspunkt für eine Rezirkulation

Gedehnte Perforansvenen stellen in der Regel die Wiedereintrittspunkte und sind keine primär insuffizienten Gefäße:

▌ Sie dienen der Drainage eines kaliberstarken Gefäßes und müssen folgerichtig selbst auch kaliberstark sein, um das Volumen drainieren zu können.

▌ Während der muskulären Diastole fließt das Blut in ihnen zur tiefen Beinvene (s. Abb. 9.1 a–d und f–h).

▌ Würde die Rezirkulation ausgeschaltet (durch Krossektomie, Stripping, endovasale Verfahren oder CHIVA), wird sich das Kaliber dieser Wiedereintrittsperforansvenen verringern [69].

Je weiter distal die Perforansvene am Bein liegt, desto höher ist die Wahrscheinlichkeit, dass sie der *Drainage* dient (s. auch Kapitel 3.4). Sie kann im Verlauf einer refluxiven Vene liegen und damit nur einen Teil ihres Rezirkulationsvolumens der tiefen Beinvene zuführen (Abb. 9.7; Dodd-Perforansvene) oder sie kann am Ende der refluxiven Strecke liegen (Abb. 9.7; Cockett-Gruppe). Diese Perforansvenen am Ende der refluxiven Strecke werden auch terminale Perforansvenen genannt [92].

Alle Perforansvenen können als Drainage dienen, am häufigsten sind es die Venen der Wade, insbesondere die *Cockett-Gruppe*, sowie die *paratibialen Perforansvenen*. Eine Rolle bei der Drainage von Varizen können auch *Fußrückenvenen* spielen, wenn der Reflux bis über den

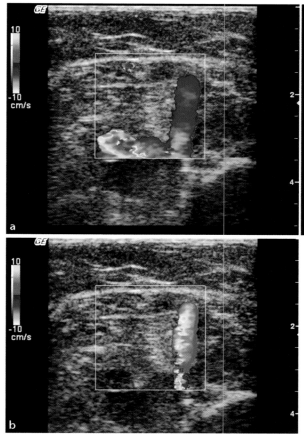

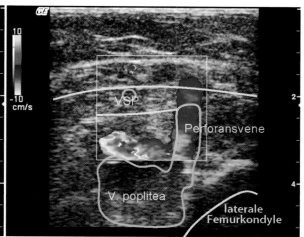

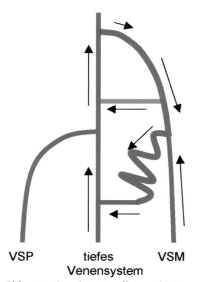

Abb. 9.6. Querschnitt durch die rechte Kniekehle. Die Mündung der V. saphena parva liegt 10 cm weiter proximal. Lateral von ihr zieht eine Perforansvene aus der V. poplitea und füllt ein subkutanes Konvolut. **a** Muskuläre Systole: in V. saphena parva und Perforansvene zeigt sich ein orthograder Fluss; **b** muskuläre Diastole mit eindeutigem Reflux aus der tiefen Vene. Die Perforansvene stellt den Insuffizienzpunkt. Die Filmsequenzen auf der ⓒⒹ zeigen zunächst das B-Bild (Schallkopf fährt von distal nach proximal) und dann die FKDS unter Wunstorfer Manöver mit eindeutigem lang anhaltendem Reflux in der Diastole

Abb. 9.7. Komplette Insuffizienz der V. saphena magna (VSM) (Hach III) mit konjugierender Seitenastvarikose; Drainage über die Dodd-Perforansvene (grüne Verbindung zwischen V. saphena magna und tiefer Beinvene; s. Abb. 9.1 f u. g), sowie über die Cockett-Gruppe (blaue Verbindung vom Seitenast zur tiefen Beinvene) (VSP = V. saphena parva)

Knöchel hinaus in diese Venen zieht. Sie haben an der Fußaußen- und -innenseite Verbindung zum tiefen Venensystem.

Nach Beobachtungen der Autorin stellen die so genannten *Blow-out-Venen* terminale Perforansvenen, also Wiedereintrittspunkte, an denen die Varize endet, dar. Sie sind deshalb so gedehnt, weil während der muskulären Systole (und zwar nicht nur zu Untersuchungszwecken, sondern bei jedem Schritt) das Blut aus der Perforansvene austritt und nicht nach distal abfließen kann, da die Varize nur nach proximal einen Ausweich bietet. Dieser Weg wird von der Schwerkraft nicht unterstützt, daher pendelt das Blut zwischen muskulärer Systole und Diastole in diesem Segment immer hin und her, was durch die dadurch bedingten Turbulenzen zur Aussackung der Venenwand führt (s. auch Kapitel 3.1).

9.4 Perforansvenen am Oberschenkel im Verlauf der Vena saphena magna

Im proximalen Oberschenkel gibt es eine sehr selten klinisch relevante Perforansvene, die der V. saphena magna circa 5 cm distal des saphenofemoralen Übergangs aus der V. profunda femoris Blut zuführen kann.

9.4.1 Dodd-Perforansvenen

Die wichtigste Perforansvene des Oberschenkels ist die *distalere* aus der Gruppe der Dodd-Perforansvenen. Sie befindet sich circa im Übergang vom mittleren zum unteren Drittel des Oberschenkels und zieht von zentral proximal nach oberflächlich distal. In den seltensten Fällen bildet sie eine Ebene mit der V. saphena magna. Die proximal gelegene der beiden von Dodd beschriebenen Perforansvenen findet sich am Übergang vom oberen zum mittleren Drittel des Oberschenkels.

Eine refluxive Dodd-Perforansvene kann in einen *Seitenast* der V. saphena magna (Abb. 9.8) münden. Dieser Seitenast wird dann entweder den Reflux weiter nach distal als Konvolut führen oder er wird die V. saphena magna refluxiv füllen. Die Perforansvene kann auch direkt in die V. saphena magna münden (s. Abb. 9.2 und 9.9–9.10). Oft wird in der unmittelbaren Nähe der insuffizienten Perforansvene aus der refluxiv gefüllten Stammvene ein Seitenast refluxiv gefüllt, so dass die Beteiligung der V. saphena magna an der Rezirkulation minimal ist. Ganz selten fließt das Rezirkulationsvolumen in der V. saphena magna sogar nach proximal (Abb. 9.10), was man orthograde Insuffizienz nennen könnte (s. Kapitel 7.5.1). Nach Traumata auf den Oberschenkel kann die Dodd-Perforansvene ebenfalls gedehnt erscheinen (Abb. 9.11).

9.4.2 Hunter-Perforansvene

Die Hunter-Perforansvene liegt oberhalb des Kniegelenks an der Beininnenseite und ist bedeutend seltener gedehnt als die Dodd-Perfo-

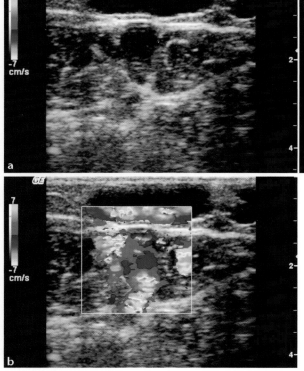
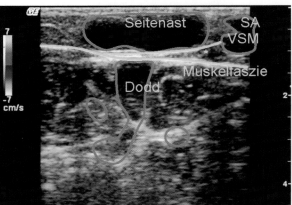

Abb. 9.8. a Querschnitt durch die Oberschenkelinnenseite mit Darstellung einer gedehnten Dodd-Perforansvene, die einen Seitenast (SA) der suffizienten V. saphena magna (VSM) füllt. Die Dodd-Perforansvene ist stark geschlängelt, daher sieht man auf diesem Bild nicht den Fasziendurchtritt. * bezeichnet die Fascia saphena, die am linken Bildrand mit der Muskelfaszie verschmilzt; **b** selbe Einstellung wie in **a** während der muskulären Diastole; turbulenter Fluss im Seitenast sowie in der Dodd-Perforansvene, die bereits unterhalb der Muskelfaszie ein Konvolut bildet

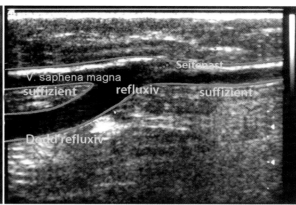

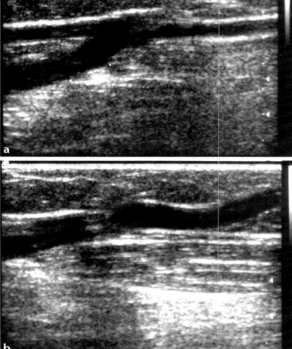

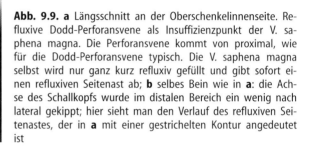

Abb. 9.9. a Längsschnitt an der Oberschenkelinnenseite. Refluxive Dodd-Perforansvene als Insuffizienzpunkt der V. saphena magna. Die Perforansvene kommt von proximal, wie für die Dodd-Perforansvene typisch. Die V. saphena magna selbst wird nur ganz kurz refluxiv gefüllt und gibt sofort einen refluxiven Seitenast ab; **b** selbes Bein wie in **a**: die Achse des Schallkopfs wurde im distalen Bereich ein wenig nach lateral gekippt; hier sieht man den Verlauf des refluxiven Seitenastes, der in **a** mit einer gestrichelten Kontur angedeutet ist

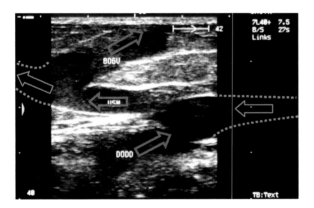

Abb. 9.10. Längsschnitt durch die Oberschenkelinnenseite. Refluxive Dodd-Perforansvene, die auf eine suffiziente V. saphena magna (VSM) trifft. Das refluxive Blutvolumen fließt in der V. saphena magna nach proximal, um 2 cm weiter proximal einen refluxiven Seitenast (BOGV) zu füllen. Die V. saphena magna ist in ihrem Verlauf für 2 cm orthograd volumenüberlastet, jedoch im gesamten Verlauf nicht refluxiv (orthograde Insuffizienz)

ransvene. Zudem ist ihr Verlauf auch nicht so geschwungen (s. Abb. 9.1 e).

9.5 Boyd-Perforansvene

Unterhalb des Kniegelenks gibt die V. saphena magna die vordere und die hintere Bogenvene ab. Auf dieser Höhe mündet die Boyd-Perforansvene in die V. saphena magna. Sie ist nicht immer sichtbar, verläuft nah an der Schienbeinkante und könnte auch als oberste der paratibialen Perforansvenen gewertet werden. Bei Insuffizienzen der V. saphena magna im Hach-Stadium III sorgt sie oft zusammen mit dem refluxiven, auf ihrer Höhe abgehenden Seitenast für deren Drainage (s. Abb. 9.1 h). Gelegentlich stellt sie den proximalen Insuffizienzpunkt (s. Abb. 9.3).

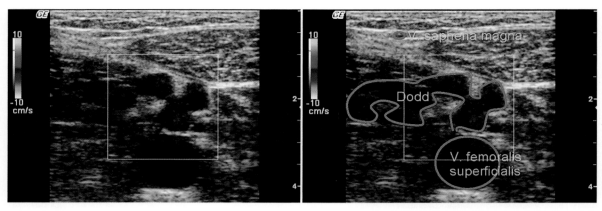

Abb. 9.11. Querschnitt durch die Oberschenkelinnenseite auf Höhe der Dodd-Perforansvene. Die V. saphena magna fließt orthograd, der Patient stellte sich wegen einer Varikose der V. saphena parva vor; bei der Routineuntersuchung der V. saphena magna im Verlauf fällt ein Venenkonvolut in der Muskelebene auf (⬤CD). Große Refluxmenge aus der V. femoralis communis in die Dodd-Perforansvene, die ein Konvolut im Muskelgewebe füllt. Asymptomatischer Patient, der sich nach näherem Befragen an einen heftigen Unfall mit Prellung an der Fahrradlenkerstange erinnert

9.6 Paratibiale Perforansvenen

Paratibiale Perforansvenen verlaufen s-förmig und ziehen lateral aus der V. saphena magna zur Tibia, um dann zwischen Tibia und Muskulatur zur V. tibialis posterior zu ziehen (s. Abb. 9.1 a). Bei refluxiver V. saphena magna im Bereich der Wade dienen sie oft als deren Drainage. Es ist auch möglich, dass ein epifaszialer Seitenast über diese Perforansvenen sein Volumen in die tiefe Beinvene drainiert. Ist diese Perforansvene sehr gedehnt, kann sie sich schlängeln (s. Abb. 9.1 b). Paratibiale Perforansvenen haben keinen Eigennamen.

9.7 Perforansvenen auf der hinteren Bogenvene

Die hintere Bogenvene verläuft auf der so genannten *Linton-Linie* (s. Kapitel 2.4.7 und Abb. 2.19). Wie in Kapitel 10.7 ausgeführt verläuft eine refluxive hintere Bogenvene in den seltensten Fällen geradlinig oder als überschaubare geschlängelte Vene. Sie gibt viele Seitenäste und Verbindungen zu den Vv. saphenae magna, parva und verschiedenen Cockett-Perforansvenen ab. Daher empfiehlt es sich, die Wadeninnenseite systematisch von proximal nach distal im Querschnitt mit dem Schallkopf abzufahren, um keine gedehnten Perforansvenen zu übersehen.

Sehr häufig werden gedehnte *Cockett-Venen* als insuffizient bezeichnet und unterbrochen, obwohl Cockett selbst [22] lediglich die Unterbrechung bei Insuffizienz des tiefen Venensystems propagiert hat. Duplexsonographie und organerhaltende operative Verfahren der Krampfadern haben ein Umdenken bezüglich der Behandlung dieser Perforansgruppe eingeleitet: eine akkurate Untersuchung der Flussrichtung (s. Kapitel 9.3) ist die einzige Möglichkeit, eine drainierende von einer wirklich primär insuffizienten Vene zu unterscheiden.

9.8 Perforansvenen der Vena saphena parva

Am häufigsten kommen in der Mitte der Wade Perforansvenen der V. saphena parva zur Darstellung. Es handelt sich um die *May-Perforansvene* (Abb. 9.12). Sie drainiert die V. saphena parva in die Muskelvenen. In seltensten Fällen füllt sie selbst die V. saphena parva refluxiv.

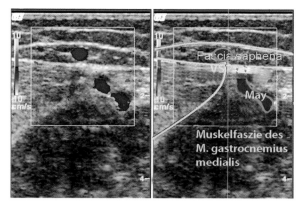

Abb. 9.12. Querschnitt durch die Wadenrückseite im mittleren Drittel mit Darstellung der May-Perforansvene; diese mündet knapp proximal der Schnittebene von medial (gestrichelt) in die V. saphena parva (VSP)

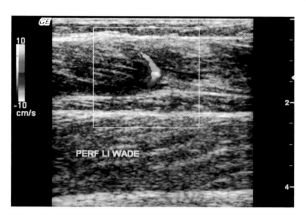

Abb. 9.13. Längsschnitt durch die linke Wade, medial vom Verlauf der V. saphena magna. Im FKDS fällt eine blau gefärbte Muskelvene auf; sie drainiert ein Konvolut, daher fließt das Blut in der muskulären Diastole orthograd, in das Bein herein und vom Schallkopf weg (blau)

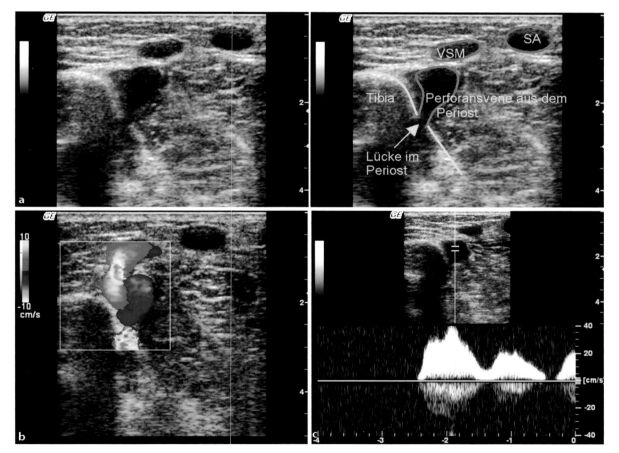

Abb. 9.14. a Querschnitt durch die Wadeninnenseite im oberen Drittel. Im Periost der medialen Tibiakante ist eine Lücke. An dieser Lücke beginnt eine echoleere Struktur, die Kontakt zur V. saphena magna (VSM) und zu epifaszialen Seitenästen (SA) hat. Es handelt sich um eine Vene ⟨CD⟩;

b selbe Einstellung wie in **a** mit FKDS: turbulenter Reflux aus der Lücke im Periost ⟨CD⟩; **c** PW-Messung in der Perforansvene: es liegt lediglich ein retrograder Fluss auch während der muskulären Systole vor

9.9 Perforansvenen an der Beinrückseite

An der Oberschenkelrückseite existieren zahlreiche Lokalisationsmöglichkeiten als Refluxquellen für retikuläre Varizen. Es sind Verbindungen zu *Muskelvenen* bis in die Glutealfalte möglich, sehr häufig bei Z. n. Trauma. Da das retikuläre Venennetz nicht gut drainiert ist, wird das Refluxvolumen in diesen Fällen auch nicht sehr groß sein; diese Perforansvenen haben in der Regel einen Durchmesser unter 5 mm.

Eine besondere Rolle spielt die *Hach-Perforansvene* in der Mittellinie der Oberschenkelrückseite. Es handelt sich um eine definierte Perforansvene, die Anschluss an V. femoropoplitea oder Giacomini-Anastomose haben kann oder kräftige Seitenäste füllt. Man kann sie bis weit in die Tiefe der Oberschenkelrückseite sonographisch verfolgen (s. Abb. 9.5).

In der Nähe der *Fossa poplitea* und meist proximal davon gelegen können Perforansvenen auch ohne Beteiligung der V. saphena parva eine Verbindung zwischen der V. poplitea und dem epifaszialen Venensystem herstellen (s.o. und Abb. 9.6).

An der Wade finden sich häufig *Muskelvenen*, die als Drainage für eine Rezirkulation dienen (Abb. 9.13), besonders an der Wadeninnenseite auch für die V. saphena magna. In den seltensten Fällen sind diese selbst refluxiv, meist nach einem Trauma (s. Kapitel 9.3.1).

9.10 Reflux aus dem Periost nach Läsionen der Tibia

Bisher konnte die Autorin drei Patienten beobachten, die nach stärkerer Kontusion der Tibia ohne Fraktur (aber offensichtlich mit Anbruch der Kortikalis) eine Varize entwickelt haben. Es stellte sich sonographisch eine Unterbrechung der sonst echogenen Periostlinie dar, in die eine Perforansvene mündet. Über diese Vene fließt das Blut ausschließlich auswärts. Es handelt sich um Blut aus dem Knochenmark, das den Knochen über diese Stelle verlässt (Abb. 9.14).

10 Seitenäste

10.1 Definition des Seitenasts

Seitenäste sind alle *epifaszial* verlaufenden Venen des oberflächlichen Venensystems sowie die akzessorischen Venen der V. saphena magna, die im proximalen Anteil unter der Fascia saphena verlaufen (Vv. saphenae accessoria lateralis und accessoria medialis). Deren Definition könnte also weiter gegriffen lauten: Seitenäste sind alle Venen des oberflächlichen Venensystems, die nicht Vv. saphenae magna oder parva sind. Seitenäste sind auch die kleinsten Besenreiser und retikulären Varizen sowie selbstverständlich ebenfalls alle gesunden Venen im Bereich der Subkutis.

Bis auf wenige Ausnahmen (s. Kapitel 10.3.1) sind für die duplexsonographische Untersuchung nur die refluxiven Seitenäste relevant. Refluxive Seitenäste sind in ihrer *Morphologie* sehr variabel. Sie können kaliberstark oder dünn sein, Konvolute bilden, über längere Strecken geschlängelt oder gerade, dann meist parallel zur V. saphena magna, verlaufen. Sie können ohne weiteren Zu- und Abfluss (abgesehen von Ursprung und Drainage) am Bein verlaufen oder in ein weit verzweigtes, ebenfalls refluxives Netz eingebettet sein.

10.2 Ziele der Untersuchung eines Seitenasts

Am Ende der Untersuchung eines Seitenastes müssen folgende Fragen beantwortet sein:
- Ist der Seitenast refluxiv?
- Wo wird er refluxiv gefüllt?
- Hat der Seitenast weitere Zuflüsse (Perforansvenen, Stammvenen, Seitenäste)?
- Füllt der Seitenast weitere Seitenäste refluxiv?
- Füllt der Seitenast eine Stammvene refluxiv?
- Welche Drainagepunkte existieren (Perforansvenen, Stammvenen, Seitenäste)?

- Handelt es sich um eine drainierte oder nicht drainierte Vene?
- Liegt im Seitenast eine Phlebitis vor?
- Handelt es sich um eine sekundäre Varize, die der Drainage des tiefen Venensystems dient?

10.3 Untersuchungssystematik der Seitenäste

Das wesentliche Unterscheidungskriterium zwischen den Vv. saphenae magna oder parva und einem Seitenast liegt in der Fascia saphena (Abb. 10.1; s. auch Abb. 7.34 und Kapitel 7.4.1 und 8.4.1). Seitenäste verlaufen nicht in der Faszienloge, höchstens ihre letzten Zentimeter oder Millimeter bis zum Zusammenfluss mit der Stammvene werden unter der Fascia saphena liegen. Wie oben erwähnt sind refluxive Seitenäste die klinisch sichtbaren, geschlängelten Venen beim Krampfaderleiden.

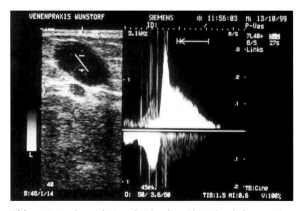

Abb. 10.1. Querschnitt durch die Oberschenkelinnenseite. Suffiziente V. saphena magna von der Faszienloge umgeben, refluxiver Seitenast, der oberflächlich zur V. saphena magna hin verläuft, keine Faszienumhüllung hat und sich schlängelt. Im Seitenast wird die PW-Kurve abgeleitet

10.3.1 Gesunde Seitenäste

Wenige Seitenäste werden bereits *routinemäßig* mit untersucht, obwohl sie ggf. gesund sind. Es handelt sich um die Vv. saphenae accessoria lateralis und accessoria medialis, die bei der Untersuchung von Mündung und proximalem Anteil der V. saphena magna automatisch mit erfasst werden, die hintere Bogenvene, auf der die am häufigsten pathologisch gedehnten Perforansvenen liegen und die proximale Verlängerung der V. saphena parva (V. Giacomini respektive femoropoplitea). Diese Letzte bildet zusammen mit der V. saphena accessoria medialis eine Verbindung zwischen den Vv. saphenae magna und parva, deren Bedeutung im Kapitel 10.5 dargestellt wird.

Oben genannte Seitenäste können den Stammvenen pathologische Blutvolumina zuführen, meist als ausschließliche Refluxquelle, gelegentlich zusätzlich zur insuffizienten Mündungsklappe. Beachtet man diesen Sachverhalt nicht, werden die Venen inadäquat behandelt, da der Insuffizienzpunkt nicht diagnostiziert wurde. Ein frühes klinisches *Rezidiv* ist vorprogrammiert – imgrunde die Persistenz des Befunds bei inkompletter Diagnostik.

10.3.2 Refluxive Seitenäste

Die refluxiven, varikösen Seitenäste stellen für den Patienten das *kosmetische Problem* dar. Nach der sonographischen Diagnostik der Stammvenen sind die refluxiven Seitenäste derselben bekannt (s. Kapitel 7.4 und 8.4). Deren Verlauf sowie weitere sichtbar refluxive Seitenäste werden untersucht, um festzustellen, ob zusätzliche Refluxquellen vorliegen.

Refluxive Seitenäste sind manchmal im B-Bild nicht gut darzustellen, weil sie sehr nah unter der Haut liegen oder starke Konvolute bilden; der *Fluss* im FKDS ist *verwirrend* (Abb. 10.2). Meist ist es auch gar nicht nötig, ein Konvolut bis ins Detail auf seine Sonomorphologie hin zu prüfen. Wichtig ist es hingegen, festzustellen, woher das refluxive Blut stammt und wo es drainiert wird sowie die Analyse der Flussrichtung zwischen Refluxquelle und Drainagepunkt vorzunehmen.

Die Flussrichtung in Seitenästen gibt Auskunft darüber, ob es sich um *sekundäre Varizen* bei Z. n. Verschluss des tiefen Venensystems

handelt und insbesondere, ob diese Venen für den Abfluss des Blutes aus dem Bein benötigt werden (s. Kapitel 15).

▌ Relevante Drainagepunkte

Um sich die im Regelfall ausgesprochen aufwändige Suche der Zuflüsse und Drainagepunkte innerhalb eines Konvoluts zu ersparen, kann man auf folgende Technik zurückgreifen: der Schallkopf (entweder die CW-Sonde oder der Duplexschallkopf im PW-Mode oder Farbe) wird am oberen Ende der zu untersuchenden Vene angesetzt. Der Patient wird aufgefordert, die Zehen zu heben und zu senken. So testen wir den Reflux in diesem Venensegment „in Ruhe". Anschließend komprimieren wir das Segment weiter distal mit dem Finger und fordern den Patienten erneut auf, die Muskelpumpe zu aktivieren. Liegt zwischen der Schallsonde und dem Punkt, an dem die digitale Kompression stattfindet, kein *Drainagepunkt*, wird auch in der ersten Phase der muskulären Diastole kein Reflux zu messen sein, sondern erst nach Lockern der digitalen Kompression (obere beide Kurven in Abb. 10.3). Zwischen dem mittleren und dem unteren Kompressionspunkt in Abb. 10.3 geht ein refluxiver Seitenast ab. Bei digitaler Kompression des unteren Punktes wird eine veränderte Kurve registriert: der Reflux beginnt sofort mit der muskulären Diastole, ungeachtet der digitalen Kompression, da nun ein Seitenast das refluxive Volumen drainiert (unterste Kurve).

▌ Relevante Zuflüsse?

Gelegentlich ist es nicht offensichtlich, aus welchen Venen ein refluxiver Seitenast gespeist wird. Es ist dann hilfreich, den Schallkopf auf das betreffende Segment zu halten, den FKDS-Mode einzuschalten und proximal mit einem Finger der anderen Hand das Bein „abzutippen" oder über die Haut zu fahren. Treffen wir proximal auf die *Refluxquelle*, wird ein Signal in der Vene zu registrieren sein.

Für Anwender der *CHIVA-Methode* kann es zudem wichtig sein zu erfahren, ob auf einem Seitenast neben dem bekannten Ursprung (z. B. der V. saphena magna) ein weiterer Zufluss besteht, da er sich dann nicht vollständig zurückbilden wird, unterbricht man nur einen Ursprung. In diesem Fall komprimiert man den bekannten Ursprung digital, misst den Fluss nach Muskelkontraktion im Seitenast. Ist kein

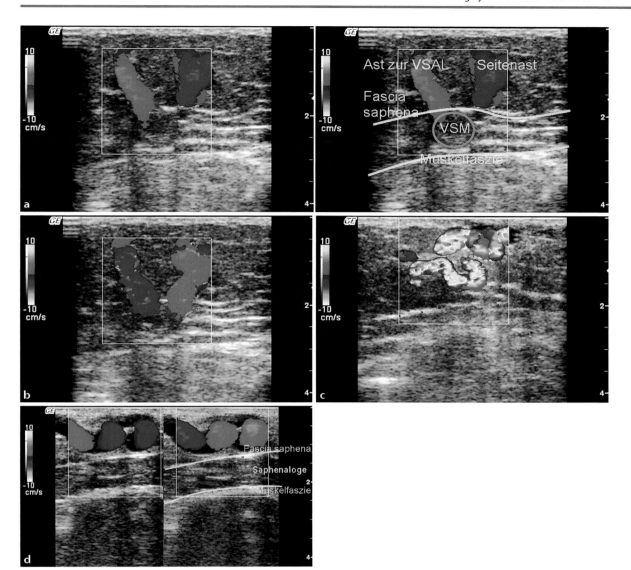

Abb. 10.2. Querschnitt durch die rechte Oberschenkelinnenseite mit einem refluxiven Seitenast, der die V. saphena magna von lateral her füllt (die V. saphena accessoria lateralis ist refluxiv). Gegenüber geht aus der V. saphena magna ein weiterer Seitenast ab, der das Refluxvolumen erneut aus der V. saphena magna ableitet: **a** Muskuläre Systole; das Blut fließt in der V. saphena accessoria lateralis nach proximal auf den Schallkopf zu (rot), aus dem distalen Seitenast in die V. saphena magna ein (blau); **b** muskuläre Diastole, mit Flussumkehr in beiden Venen. Die refluxive V. saphena accessoria lateralis füllt nun die V. saphena magna (das Blut fließt in die Tiefe, stellt sich also blau dar), aus welcher der refluxive Sei-

tenast wieder zur Haut fließt (rot) ⓒⒹ; **c** refluxiver Seitenast im Unterhautfettgewebe des Oberschenkels. Turbulenter Fluss angesichts vieler Richtungsänderungen im Gefäß. Eine Zuordnung der exakten Flussrichtung fällt schwer, ist jedoch auch nicht entscheidend. Relevant ist hingegen die Frage: liegt in diesem Bereich (Höhe Dodd-Perforansvene) eine Verbindung zur tiefen Beinvene vor oder nicht? **d** Refluxiver Seitenast im Unterhautfettgewebe des Oberschenkels in Systole (links) und Diastole (rechts) (Längsschnitt an der Oberschenkelinnenseite). Verwirrendes Farbspiel beim Versuch der Flussrichtungsdiagnose angesichts der Richtungsänderung des Blutflusses durch die Konvolute

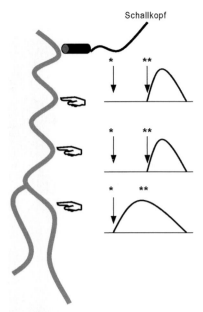

Schallkopf

Abb. 10.3. Schematische Darstellung der Untersuchung eines Venensegments auf relevante Abflusspunkte. Der Schallkopf wird an das proximale Ende gehalten, die Hände kennzeichnen die Punkte, an denen die Vene im weiteren Verlauf digital komprimiert wurde; rechts daneben werden jeweils die Flusskurven nach Muskelkontraktion (Zehe heben) dargestellt. * Beginn der muskulären Diastole (Zehe senken), ** Lockern der digitalen Kompression (weitere Erläuterungen im Text)

weiterer pathologischer Zufluss vorhanden, wird kein Reflux vorliegen, das Segment muss nicht weiter untersucht werden.

10.4 Vena saphena accessoria lateralis

Die V. saphena accessoria lateralis mündet in die V. saphena magna im Bereich der Krosse oder, seltener, direkt in die V. femoralis communis (Abb. 10.4; s. auch Kapitel 7.3.7). Sie verläuft lateral zur V. saphena magna zunächst in der *Faszienloge*. Dabei kann sie neben der V. saphena magna liegen (Abb. 10.5 a) oder durch eine Bindegewebsschicht getrennt von ihr verlaufen (Abb. 10.5 b).

Nach 15–20 cm interfaszialem Verlauf verlässt die V. saphena accessoria lateralis die Faszie, um relativ konstant in der Mittellinie des Oberschenkels in das subkutane Fettgewebe einzutreten. Oft gibt die V. saphena accessoria lateralis eine *V. communicans* als Verbindungsvene zwischen den Vv. saphenae accessoria lateralis und magna in diesem Bereich ab; diese kann noch im interfaszialen Segment oder nach Faszienaustritt die Venen verbinden.

Diese V. communicans führt bei Insuffizienz der V. saphena accessoria lateralis und zunächst festgestelltem komplettem *Hach-Stadium I* der V. saphena magna häufig refluxives Blut derselben zu, die distal davon wieder insuffizient sein kann, weshalb es sich bei der V. saphena magna um eine mehrstreckige Insuffizienz in höherem Stadium handeln wird (s. Kapitel 4.1.3).

Umgekehrt füllt bei Patienten mit Insuffizienz der V. saphena magna im *Hach-Stadium II* oder bei insuffizienter Dodd-Perforansvene diese Verbindungsvene die V. saphena accessoria lateralis in ihrem weiteren Verlauf refluxiv an. Daher sollte die V. saphena accessoria lateralis, ungeachtet dessen, ob ihr Ursprung suffizient ist oder nicht, stets bis zu dieser V. communicans untersucht werden.

Zwischen Leiste und Faszienaustritt ist der *Verlauf* der V. saphena accessoria lateralis sehr konstant. Deren weiterer Verlauf am Bein ist nur bei ganz dünnen Menschen oder im Fall einer Insuffizienz der V. saphena accessoria lateralis sichtbar. Sie ist Bestandteil eines weit verzweigten subkutanen Venennetzes. Welches Segment dieses Netzes im Fall eines Reflux gefüllt wird, scheint keinen Gesetzen zu folgen. Dies bedingt den variablen Verlauf einer refluxiven V. saphena accessoria lateralis. Sie ist meist stark geschlängelt und hat im Regelfall lediglich einen wesentlichen refluxiven Strang; gelegentlich teilt sie sich in mehrere, klinisch sichtbare, refluxive Seitenäste auf. Die V. saphena accessoria lateralis hat distal des Faszienaustritts keine Klappen. Mögliche Verläufe sind:

▪ nach lateral ziehend, auf Höhe des Kniegelenks verläuft der refluxive Seitenast und füllt dann Venen an der Wadenseite (häufigster Verlauf); diese können dann wiederum lateral bleiben, nach dorsal zur V. saphena parva ziehen oder nach ventral zur Schienbeinkante;
▪ ventral mit refluxivem Seitenast über die Kniescheibe
▪ medial mit refluxivem Seitenast parallel zur V. saphena magna (selten)

Es gibt eine Reihe klinisch und sonographisch nicht sichtbarer *Perforansvenen* auf dem Verlauf der V. saphena accessoria lateralis. Relativ konstant ist bei lateralem Verlauf eine Drainage auf Höhe des Kniegelenkspalts zu finden.

Die Untersuchung dieser refluxiven Segmente erfolgt vorwiegend *klinisch*. Durch den subkuta-

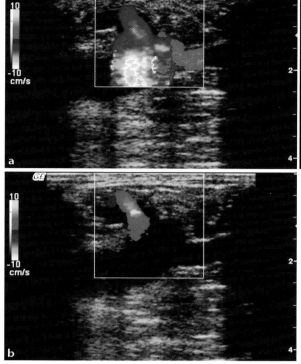
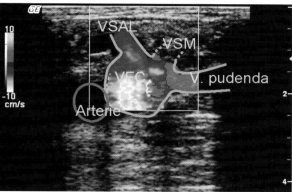

Abb. 10.4. a Querschnitt durch die rechte Leiste während der muskulären Systole. Orthograder Fluss in allen Gefäßen. Die gedehnte V. pudenda führt ihr Blut auf den Schallkopf zu, daher ist sie rot dargestellt, die V. saphena magna mündet circa 2 mm weiter distal ⓒⒹ; **b** muskuläre Diastole: Reflux aus der V. femoralis communis direkt in die V. saphena accessoria lateralis ⓒⒹ

nen Verlauf sieht man durch die Haut diejenigen Stellen, an denen die Vene refluxive Seitenäste füllt und gelegentlich auch solche, an denen ihr Kaliber sprunghaft zunimmt. Diese Stellen müssen dann im Ultraschall besonders beachtet werden. Eine exakte sonographische Diagnostik des gesamten Verlaufs der V. saphena accessoria lateralis ist in der Regel nicht nötig. Mit Blick auf die Therapie ist es wichtig, Reflux- und Drainagequellen zu kennen, um Rezidiven vorzubeugen.

10.4.1 Refluxquellen für die Vena saphena accessoria lateralis

Bei Reflux aus dem tiefen Venensystem sind die Konvolute meist kaliberstärker, gut kleinfingerdick, die *Refluxkurve* im PW-Duplex ist kurz und schnell, auch wenn je nach distaler Drainagesituation nach einem anfänglichen schnellen Reflux langsame Blutflüsse möglich sind. Bei Reflux ohne Beteiligung des tiefen Venensystems ist die Refluxkurve in der Regel lang anhaltend und langsam. Klinisch sind dann die Äste nicht so kaliberstark.

▮ **Reflux aus dem tiefen Venensystem**
(Schemata auf ⓒⒹ)

▮ Refluxiver saphenofemoraler Übergang
  – Hach-Stadium I, V. saphena accessoria lateralis direkt ab Leiste refluxiv; häufigste Form in der Praxis
  – Hach-Stadium II, V. saphena accessoria lateralis wird im Verlauf über die V. communicans refluxiv gefüllt; häufig
  – Hach-Stadium III, V. saphena accessoria lateralis wird im Bereich der Wade über die vordere Bogenvene gefüllt; häufig
▮ Refluxive Dodd-Perforansvene
  – Die V. saphena accessoria lateralis wird über die V. communicans gefüllt; selten
▮ Refluxive Boyd-Perforansvene
  – Die V. saphena accessoria lateralis der Wade wird über die vordere Bogenvene gefüllt; selten
▮ Refluxive Hach-Perforansvene
  – Die V. saphena accessoria lateralis wird über Seitenäste der Oberschenkelrückseite, die lateral um das Bein ziehen, gefüllt; selten
▮ Refluxive unbenannte Perforansvenen im Verlauf der V. saphena accessoria lateralis

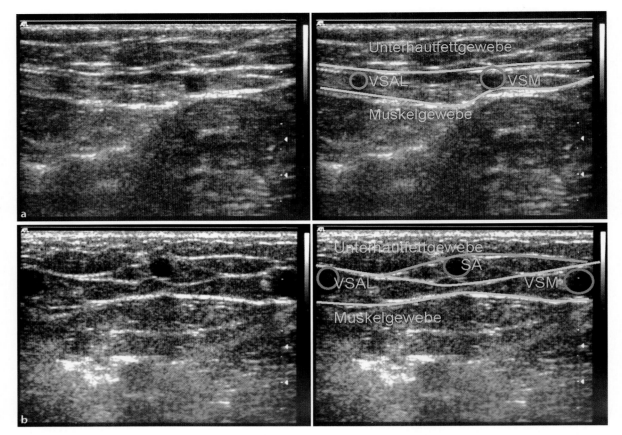

Abb. 10.5. Faszienloge der V. saphena accessoria lateralis; **a** Querschnitt durch den rechten Oberschenkel 5 cm distal der Krosse. Vv. saphenae magna (VSM) und accessoria lateralis (VSAL) liegen in derselben Faszienloge `CD`; **b** Querschnitt durch den rechten Oberschenkel 10 cm distal der Krosse (anderes Bein als in **a**): Vv. saphenae magna (VSM) und acces-soria lateralis (VSAL) haben je eine eigene Faszienloge. In der Mitte des Bildes ist ein Seitenast abgebildet, der von der V. saphena accessoria lateralis zur V. saphena magna zieht und in diesem Abschnitt die Faszienloge verlassen hat, jedoch noch unter einem Ausläufer der Faszie liegt (orange)

- Die V. saphena accessoria lateralis wird in ihrem Verlauf aus Perforansvenen gefüllt; selten
▮ Refluxive V. saphena parva
  - Die V. saphena accessoria lateralis der Wade wird aus refluxiven Seitenästen der V. saphena parva gefüllt; relativ selten.
  - Die V. saphena accessoria lateralis wird über Giacomini-Anastomose und V. saphena magna gefüllt; sehr selten.
  - Die V. saphena accessoria lateralis wird durch refluxive Seitenäste der Giacomini-Anastomose über die Oberschenkelaußenseite gefüllt; sehr selten

▮ **Reflux ohne Beteiligung des tiefen Venensystems** (Schemata auf `CD`)

▮ Refluxiver Venenstern in der Leiste bei suffizientem saphenofemoralem Übergang. Der Reflux stammt aus den Organen des kleinen Beckens und nicht aus dem tiefen Venensystem.
  - V. saphena accessoria lateralis füllt sich direkt in der Leiste aus refluxiven Venensternseitenästen; sehr häufig
  - V. saphena accessoria lateralis füllt sich über die V. communicans aus der inkomplett insuffizienten V. saphena magna im Hach-Stadium II; häufig
  - V. saphena accessoria lateralis füllt sich an der Wade über die vordere Bogenvene bei inkompletter Insuffizienz der V. saphena magna im Hach-Stadium III; weniger häufig

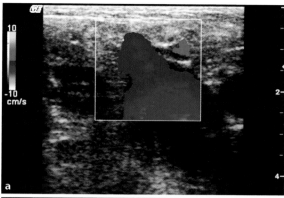

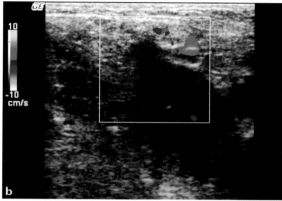

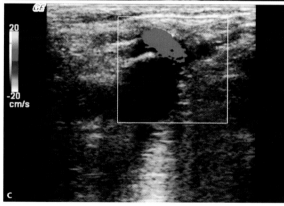

Abb. 10.6. Insuffizienz der V. saphena accessoria lateralis ohne Reflux aus dem saphenofemoralen Übergang. **a** Querschnitt durch die linke Leiste, muskuläre Systole: orthograder Fluss in den Vv. saphena magna und femoralis communis (blau), die V. saphena accessoria lateralis beginnt sich bereits während der muskulären Systole refluxiv zu füllen (rot); **b** muskuläre Diastole: es liegt lediglich ein Fluss in der V. saphena accessoria lateralis vor (rot), kein Reflux aus der tiefen Beinvene in die V. saphena magna. Der Reflux ist nicht sehr schnell, jedoch lang anhaltend (CD); **c** Querschnitt durch die rechte Leiste eines anderen Patienten in muskulärer Diastole: Reflux aus der V. saphena magna in die V. saphena accessoria lateralis (rot) ohne Beteiligung des saphenofemoralen Übergangs

▮ Reflux über die V. epigastrica an der Oberschenkelvorderseite
- V. saphena accessoria lateralis füllt sich über das subkutane Venennetz der Oberschenkelvorderseite aus der V. epigastrica und aus Anastomosen aus dem kleinen Becken; häufig nach Krossektomie und Stripping der V. saphena magna

▮ Orthograd fließende V. saphena magna, die die V. saphena accessoria lateralis refluxiv füllt
- V. saphena accessoria lateralis füllt sich direkt in der Leiste aus der suffizienten V. saphena magna; relativ häufig (Abb. 10.6)
- V. saphena accessoria lateralis füllt sich über die V. communicans aus der suffizienten V. saphena magna; selten

▮ Reflux ohne eigentliche Refluxquelle: die V. saphena accessoria lateralis füllt sich aus den vielen Seitenästen des subkutanen Fettgewebes und wird im Verlauf immer kaliberstärker (analog zu der in Kapitel 7.5.2 beschriebenen Situation für die V. saphena magna). Da die V. saphena accessoria lateralis klappenlos ist, tritt diese Situation oft nach Krossektomie mit oder ohne Stripping der V. saphena magna auf, wenn präoperativ auch eine Insuffizienz der V. saphena accessoria lateralis vorlag. Das Blut der Seitenäste wählt beim stehenden Patienten lieber den vorgezeichneten Weg der Schwerkraft durch die gedehnte V. saphena accessoria lateralis fußwärts, als durch das Netz über eigene kleine Muskelperforanten oder Sammelgefäße in die ggf. gar nicht mehr existente V. saphena magna abzufließen.

10.4.2 Drainagepunkte der Vena saphena accessoria lateralis

Die V. saphena accessoria lateralis ist Bestandteil des am Oberschenkel sehr ausgeprägten subkutanen *Venennetzes*. Über jede einzelne dieser kleinen Venen kann der Reflux aus der V. saphena accessoria lateralis Anschluss an gesunde Gefäße finden (V. saphena magna, diverse kleine Perforansvenen durch die Muskulatur des Oberschenkels). Daher ist es nicht immer möglich, einzelne Drainagepunkte sonographisch auszumachen. Bei schneller, kurzer Refluxkurve ist eine gedehnte Wiedereintrittsperforansvene eher zu erwarten als bei einer lang anhaltenden, langsamen Refluxkurve.

Sollte die Untersuchung der *Wiedereintrittspunkte* für die Therapie relevant sein (z. B. bei CHIVA), kann man die in Kapitel 10.3.2 beschriebene Systematik anwenden. Mögliche Wiedereintrittspunkte für den Reflux sind:

- V. communicans zwischen V. saphena accessoria lateralis und V. saphena magna; der Reflux stammt aus der Krossenregion, verlässt die V. saphena accessoria lateralis über die V. saphena magna
- Perforansvene lateral am Kniegelenk
- diverse Perforansvenen an der Wadenaußenseite
- V. saphena accessoria lateralis zieht unterhalb des Kniegelenks von lateral nach dorsal und trifft dort auf die V. saphena parva
- V. saphena accessoria lateralis zieht unterhalb des Kniegelenks über die Schienbeinkante nach ventromedial und trifft dort die V. saphena magna
- im oben beschriebenen Verlauf über die Schienbeinkante Drainage des Reflux auch in paratibiale Perforansvenen möglich
- der Reflux kann an der Beinaußenseite oder an der Schienbeinkante bis zum Knöchel ziehen und dort in die Venen des Fußrückens abfließen und über diese in das tiefe Venensystem.

10.5 Vena saphena accessoria medialis

Die V. saphena accessoria medialis mündet im oberen Drittel des Oberschenkels in die V. saphena magna und kann über die Giacomini-Anastomose beide Stammvenen miteinander verbinden (s. Kapitel 2.4.6. und Abb. 2.20–2.22). Bei der Untersuchung der V. saphena magna im Verlauf sieht man die V. saphena accessoria medialis nach dorsal ziehen. Die Mündung liegt immer unter der Fascia saphena (Abb. 10.7). Eine gedehnte V. saphena accessoria medialis sowie ein *Kalibersprung* der V. saphena magna im Bereich des proximalen Oberschenkels machen eine Untersuchung der V. saphena accessoria medialis zwingend. Eine häufige Ursache für frühe Rezidive nach Operation der V. saphena magna liegt in einer übersehenen Refluxquelle aus dieser Vene.

Der Verlauf der V. saphena accessoria medialis von der V. saphena magna um die Oberschenkelinnenseite bis hin zur Fossa poplitea muss sonographisch untersucht werden, um die *Refluxquelle* für diese Vene zu finden. Im B-Bild fallen Seitenäste aus dem kleinen Becken auf, die die V. saphena accessoria medialis refluxiv füllen können, ebenso wie Perforansvenen vorzugsweise an der Oberschenkelrückseite. Eine Krosseninsuffizienz der V. saphena parva ist häufig die Ursache für eine insuffiziente V. saphena accessoria medialis, aus der dann wiederum die V. saphena magna refluxiv gefüllt wird.

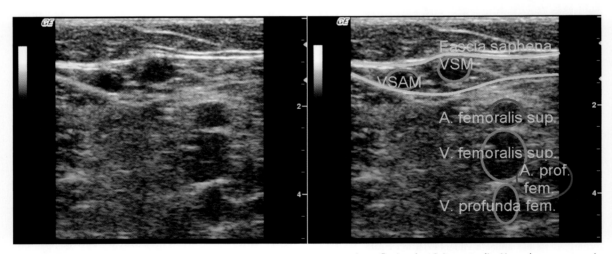

Abb. 10.7. V. saphena accessoria medialis; Querschnitt durch den linken Oberschenkel von medial, ca. 10 cm von der Leiste entfernt. Die V. saphena magna (VSM) nimmt knapp oberhalb einen interfaszialen Seitenast auf (CD). Die V. saphena magna ist refluxiv, der Seitenast, die V. saphena accessoria medialis (VSAM), nicht. Im Bild sind ebenfalls die A. und V. femorales superficiales zu sehen, sowie A. und V. profundae femores

Die *Flussmenge* in der muskulären Diastole ist für die Beurteilung der Insuffizienz relevant, nicht die Flussrichtung, da diese Vene oft refluxives Blut nach proximal führt.

Folgende *Quellen* für eine pathologische Füllung der V. saphena accessoria medialis sind möglich:

▪ V. saphena magna
▪ V. saphena parva (orthograde Insuffizienz)
▪ Reflux aus einer Perforansvene an der Oberschenkelrückseite
▪ Äste aus dem kleinen Becken über die Labien

Eine pathologisch gefüllte V. saphena accessoria medialis kann über folgende Venen *drainiert* werden:

▪ epifasziale Seitenäste am Oberschenkel
▪ dorsale Perforansvene
▪ refluxive Füllung der V. saphena parva
▪ Abfluss über die suffiziente Mündung der V. saphena parva
▪ refluxive Füllung der V. saphena magna
▪ Abfluss über die suffiziente Mündung der V. saphena magna.

10.6 Weitere Seitenäste

10.6.1 Vordere Bogenvene

Als vordere Bogenvene werden die Seitenäste der V. saphena magna bezeichnet, die nach *ventrolateral* ziehen, insbesondere ein Ast, der bei orthogradem Fluss in die V. saphena magna unterhalb des Kniegelenks mündet. Bei einer Insuffizienz können über diese Venen auch Hautveränderungen bis hin zu Ulcera an der Beinvorder- und -außenseite unterhalten werden, was jedoch selten ist. In der Regel sind diese Venen lediglich kosmetisch störend, da im Bereich der Tibiakante kaum Unterhautfettgewebe zu finden ist und diese Venen daher sehr stark hervortreten.

Die ersten Zentimeter unmittelbar distal der Mündung in die V. saphena magna verlaufen oft unter der Fascia saphena, um dann medial der Schienbeinkante in das subkutane Fettgewebe auszutreten. Die Vene verläuft meist lateral der Tibiakante, manchmal aber auch direkt darüber oder medial davon. Sie kann im medialen Anteil zusätzlich aus einer refluxiven paratibialen *Perforansvene* gefüllt werden, seltener aus einer

Perforansvene im lateralen Bereich. In der Regel jedoch werden sonographisch sichtbare Perforansvenen der Bogenvene als Drainage dienen.

10.6.2 Hintere Bogenvene

Auf der Höhe der Boyd-Perforansvene unter dem Knie, manchmal aber auch proximal davon, mündet die so genannte hintere Bogenvene in die V. saphena magna. Ihr Verlauf ist relativ konstant in der *Linton-Linie* (s. Abb. 2.18). Sie ist sonographisch meist nur dann darstellbar, wenn sie an der Rezirkulation beteiligt ist.

Bei ausgeprägter Seitenastvarikose fällt es manchmal schwer, die hintere Bogenvene im Konvolut als eigenständiges Gefäß zu erkennen. Wichtig ist es jedoch, die *Cockett-Perforansvenen* in ihrem Verlauf auszumachen und bei Insuffizienz zu untersuchen (s. Kapitel 9.7 und Abb. 2.19 und 2.24).

10.6.3 Seitenäste der Vena saphena parva

Ebenso wie bei der V. saphena magna sind auch nach der Untersuchung der V. saphena parva die refluxiven Seitenäste, die aus der V. saphena parva gefüllt werden, bekannt. Am häufigsten sind sie im mittleren Drittel der Wade anzutreffen. Ebenso sind aber auch Seitenäste im Bereich der Kniekehle und bis hin zum Knöchel möglich.

10.6.4 Verbindungen zwischen den Venae saphenae magna und parva

Die Verbindung aus der V. saphena parva zur V. saphena magna über die V. femoropoplitea wurde bereits im Kapitel 10.3 beschrieben. Eine weitere, typische Verbindung geht aus der V. saphena magna im Bereich des Kniegelenks zur V. saphena parva in der Mitte der Wade um die Knieinnenseite ziehend. Bei der Untersuchung proximal des Seitenastes in der V. saphena parva fällt dann eine insuffiziente V. saphena parva auf, in der eine große Menge Blut orthograd fließt. Wie in Kapitel 3.4.3 beschrieben kann dies daran liegen, dass die V. saphena parva zunächst der V. saphena magna als *Drainage* diente und dadurch sekundär gedehnt wurde, bis die Klappen nicht mehr suffizient sind und dem Rückfluss nachgeben. Häufig bildet sich die Insuffizienz in der V. saphena parva bei diesen Patienten ohne weitere Therapie zurück, insofern die V. saphena magna behandelt wurde.

Im Bereich der Wade kann der Blutfluss in Verbindungen zwischen den Vv. saphenae magna und parva in beide Richtungen verlaufen. Sie sind bei Insuffizienz einer der beiden Venen immer zu verfolgen, da sie die andere Vene im distalen Bereich refluxiv füllen können, im Sinne einer *inkompletten Insuffizienz* vom Parvatyp bei der V. saphena magna (s. Kapitel 4.1.3) oder vom Magnatyp bei der V. saphena parva (s. Kapitel 4.1.4).

11 Phlebitis

Als Phlebitis oder Venenentzündung werden Zustände in Venen des oberflächlichen Venensystems bezeichnet, die mindestens eines der folgenden Kriterien erfüllen müssen:

- Entzündung der Venenwand
- Entzündung des umgebenden Gewebes (Periphlebitis) mit Schmerzen
- Gerinnselbildung in der Vene

Das Gefäß, in dem eine Phlebitis entsteht, ist in der Regel ein variköses, eine Phlebitis kann jedoch auch in einer gesunden Vene auftreten.

Cave: Auch eine Phlebitis kann ein Hinweis auf eine Thrombophilie oder auf eine Hyperkoagulabilität darstellen, z.B. bei bösartiger Erkrankung.

11.1 Akute Phlebitis und Periphlebitis

Eine Phlebitis geht mit Gerinnselbildung in der Vene und/oder Entzündung der Venenwand sowie des umliegenden Gewebes einher. Demnach können die Symptome, die den Patienten zum Arzt führen, unterschiedliche sein:

- **Lokalisierte Verhärtung ohne Schmerz:** Gerinnsel in der Vene ohne Periphlebitis, der Verlauf der Vene kann verhärtet getastet werden, manchmal schimmert der Bereich bräunlich, aufgrund der typischen, eine Phlebitis begleitenden Hämosiderinablagerung in der Haut. Im Ultraschall zeigt sich in der Vene echogenes Material, das diese teilweise oder ganz ausfüllt. Die Vene ist nicht komprimierbar (Abb. 11.1).
- **Lokalisierte Verhärtung mit Schmerz:** Gerinnsel in der Vene mit Venenwandentzündung. Die Vene ist hart und schimmert bräunlich, der Venenverlauf ist druckschmerzhaft. Zur bräunlichen Verfärbung kann eine rötliche hinzu kommen, die sich jedoch auf den Venenverlauf beschränkt. Das Bild im Ultraschall ist ähnlich wie bei Patienten ohne Schmerz (Abb. 11.1).
- **Flächige Rötung mit Verhärtung und Schmerz:** Gerinnsel in der Vene mit Periphlebitis. Starker Druckschmerz, die Untersuchung des Areals wird nicht gut toleriert, die Haut sieht flammend rot aus. Im Ultraschall kommt zum Bild der Phlebitis eine Aufhebung der typischen Struktur des Unterhautfettgewebes, das sich nun homogen darstellt (Abb. 11.2). Ein Kompressionstest (Abb. 11.3) ist sehr schmerzhaft und sollte nur zum Ausschluss einer Phlebitis mit Übergang zur tiefen Beinvene durchgeführt werden (Abb. 11.4).

Die Phlebitis der Saphenastämme hat die Besonderheit, dass sie über die Mündungen der Stammvenen in das tiefe Venensystem übergehen kann. Dieser Zustand heißt *aszendierende Phlebitis.* Die Stammvene muss bis zur Mündung in die tiefe Vene sorgfältig untersucht, das Ende des Thrombus am besten im Längsschnitt dokumentiert werden (Abb. 11.5).

Dieser kann bereits über die Mündung in das tiefe Venensystem hinein ragen und sich bei den Flussbeschleunigungen im tiefen Venensystem bewegen, weswegen er dann *flottierender Thrombus* heißt. Bis vor einigen Jahren wurde bei diesem Befund eine sofortige Operation der Krosse unter stationären Bedingungen indiziert. Heute sind Kompression, therapeutische Antikoagulation mit niedermolekularem Heparin und engmaschige Kontrolle unter ambulanten Bedingungen ebenfalls möglich. Der Patient muss auf die Gefahr einer Lungenembolie hingewiesen und wie zur ambulanten Behandlung von tiefen Beinvenenthrombosen aufgeklärt werden.

Eine Besonderheit stellt die *Thrombophlebitis migrans* oder *saltans* dar, eine rezidivierende Phlebitis, die immer wieder in unterschiedli-

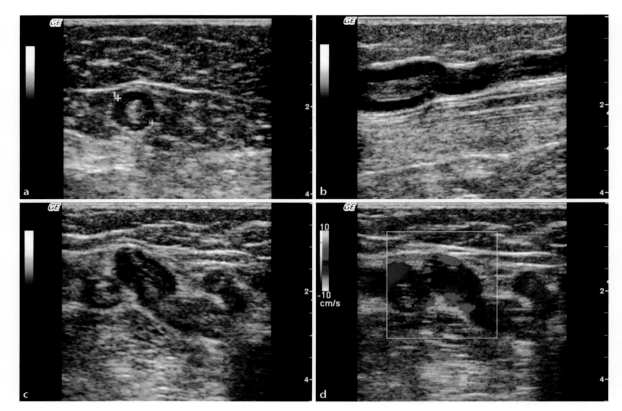

Abb. 11.1. a Phlebitis in der V. saphena magna, Querschnitt durch den Oberschenkel. Die Patientin hatte keine Beschwerden, keine Zeichen einer Periphlebitis, die Faszienstruktur ist erkennbar, ebenso die Bindegewebskammern im Unterhautfettgewebe; **b** Phlebitis in der V. saphena magna, Längsschnitt bei der selben Patientin wie in **a**; **c** Querschnitt durch den Oberschenkel derselben Patientin, weiter distal: Phlebitis in der V. saphena magna und im Seitenast, der noch unter der Faszie verläuft. Wichtige Differenzialdiagnose: Phlebitis in einer Perforansvene mit Übergang in die tiefe Beinvene! **d** Selbe Position wie in **c** in FKDS: der Thrombus ist teilweise umflossen

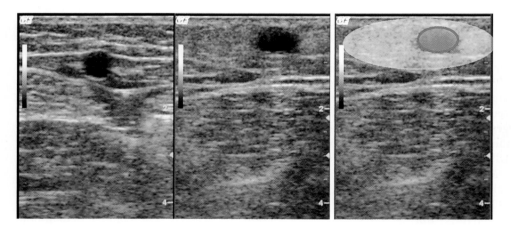

Abb. 11.2. Patientin mit schmerzhafter Phlebitis oberhalb des Knies, an der Oberschenkelinnenseite. Links: Querschnitt in der Mitte des Oberschenkels, oberhalb des schmerzhaften Areals. V. saphena magna komprimierbar, Faszienstruktur erhalten. Mitte: Querschnitt weiter distal, im schmerzhaften Bereich: Phlebitischer Seitenast, nicht komprimierbar, Faszienstruktur im subkutanen Gewebe völlig aufgehoben, das Gewebe stellt sich homogen grau dar; rechts gelb: in seiner Struktur aufgehobenes Unterhautfettgewebe, blau: phlebitische Vene

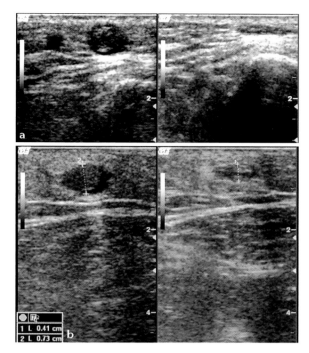

Abb. 11.3. Kompressionstest bei Phlebitis. **a** Querschnitt durch den proximalen Anteil der Wade mit asymptomatischer Seitenastphlebitis, links ohne, rechts mit Kompression: die V. saphena magna kann man unter Kompression nicht sehen, der Seitenast wird kleiner, nur das echoreiche Material bleibt sichtbar. Keine Aufhebung der Faszienstrukturen, daher keine Periphlebitis. FKDS auf ⬭CD. **b** Selber Patient wie Abb. 11.2, Querschnitt durch den Oberschenkel weiter distal: das Gerinnsel erscheint im B-Bild ohne Kompression viel größer als unter Kompression. Periphlebitis mit Aufhebung der subkutanen Strukturen. Die Kompression ist stark schmerzhaft! ⬭CD

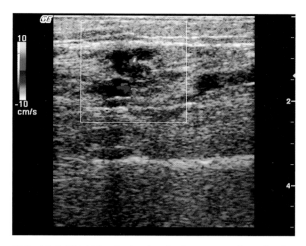

Abb. 11.4. Phlebitis, die in eine Perforansvene übergeht. Patient mit Schmerzen an der Wadeninnenseite nach Fußballverletzung. Längsschnitt an der Wadeninnenseite mit Phlebitis in einer paratibialen Perforansvene, das Gerinnsel ist teilweise umflossen. Kompressionssonographie auf ⬭CD

chen Lokalisationen oder ständig ohne wirkliche Abheilungstendenz an irgendeinem Bereich des Beines vorliegt. Sie kann Ausdruck unterschiedlichster internistischer Erkrankungen sein: Polycythämia, Thrombangitis obliterans, Morbus Behcet, systemischer Lupus erythematodes. Mesotheliome wiederum verursachen das so genannte Trousseau-Syndrom (rezidivierende oberflächliche und tiefe Thrombosen mit Embolien). Daher muss jeder Patient mit hartnäckigen Phlebitiden zur Abklärung geschickt werden.

Sonographisch ist bei einer Phlebitis der Saphenastämme zu unterscheiden:

▮ **Phlebitis ohne Periphlebitis der Saphenastämme:** Zufallsbefund bei einer Untersuchung nach CHIVA-Operation oder inkomplettem Stripping der V. saphena magna. In der Regel sind die Thromben asymptomatisch. Das Lumen der V. saphena magna ist teils oder ganz mit einem Thrombus ausgefüllt (Abb. 11.1).

▮ **Phlebitis mit Periphlebitis der Saphenastämme:** die Periphlebitis stellt sich durch Aufhebung der bindegewebigen Strukturen in der Faszienloge dar, gelegentlich ist die Abgrenzung der Muskelfaszie nicht möglich (Abb. 11.6). Äußerlich ist keine Rötung zu sehen, der Patient gibt einen nicht gut lokalisierbaren Schmerz an, der eher auf die Muskeln bezogen ist und auch besonders bei Betätigung derselben auftritt. Sonographisch ist ein Gerinnsel in der Stammvene zu sehen (Abb. 11.1 a) oder auch nur eine Venenwandverdickung, was häufiger bei der V. saphena parva der Fall ist (Abb. 11.6).

In seltenen Fällen kann ein phlebitischer Seitenast eine suffiziente Stammvene vortäuschen: drainiert der Seitenast das gesamte *Refluxvolumen* aus der Stammvene wird es bei Verschluss des Seitenastes keinen Reflux in der Stammvene geben (Abb. 11.7).

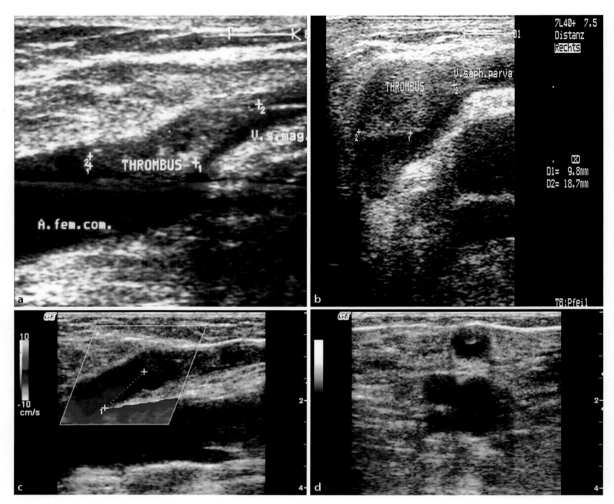

Abb. 11.5. Aszendierende Phlebitis. **a** V. saphena magna, Längsschnitt durch die linke Leiste: Thrombus in ihrer Mündung, der knapp in die V. femoralis communis ragt (untypischer Befund: der Thrombus erstreckt sich in der Regel aus dem Oberschenkel bis zur Leiste, hier war er lediglich in der Leistenregion lokalisiert). Abmessungen des Thrombus: D1 = 12,6 mm, D2 = 21,2 mm; **b** Thrombus in der Mündung der V. saphena parva. Längsschnitt durch die Kniekehle mit sehr enger Mündung der V. saphena parva, die anschließend aneurysmatisch erweitert ist. Thrombus im Aneurysma, ohne in die tiefe Vene zu ragen (s. auch Abb. 8.4); **c** Bilder von einer aszendierenden Phlebitis der V. saphena accessoria lateralis: Patientin mit Phlebitis der V. saphena accessoria lateralis, die fast bis an die Krosse heranreicht. Längsschnitt durch Krosse und V. saphena accessoria lateralis. Zwischen Thrombusspitze und Mündung in die tiefe Beinvene sind 11,9 mm Abstand. Kompressionssequenz in Höhe der Krosse und distal davon sowie Längsschnitt auf ⬤CD; **d** Querschnitt durch dieselbe Leiste: der Thrombus in der V. saphena accessoria lateralis ist sichtbar. Die V. saphena magna kam angesichts ihres geringen Kalibers nicht zur Darstellung

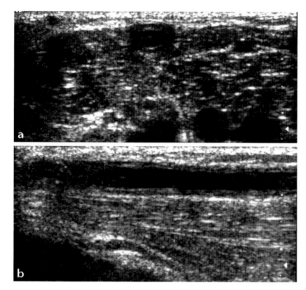

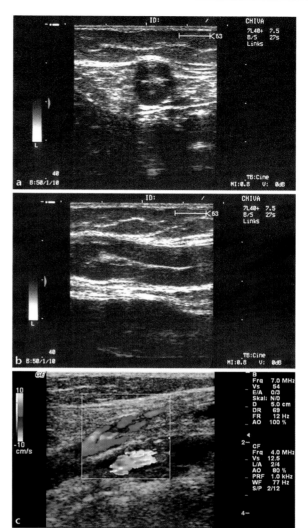

Abb. 11.6. Phlebitis der V. saphena parva. **a** Querschnitt durch die Wade bei diffusen Schmerzen insbesondere beim aufrechten Gang. Die V. saphena parva ist teilweise komprimierbar, es zeigt sich eine Wandverdickung mit einem doppelten Ring. Die Differenzierung der Muskelfaszie unter der Vene ist nicht eindeutig, in der Faszienloge der V. saphena parva ist das Bild homogen grau – obgleich bei schlanken Patienten hier sowieso kaum zusätzliches Gewebe zu finden ist und die Unterscheidung zwischen normalem und periphlebitischem Gewebe eher klinisch erfolgen wird CD; **b** Längsschnitt durch dieselbe Wade mit Darstellung der Verdickung der Venenwand der V. saphena parva

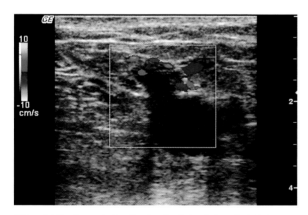

Abb. 11.7. Querschnitt durch die linke Leiste bei Patienten mit bekannter kompletter Insuffizienz der V. saphena magna (Hach II) und akut aufgetretener Seitenastphlebitis. Fluss in der Stammvene bei Phlebitis im Seitenast: unter verschiedenen Manövern ist in der proximalen Vene, die gedehnt – also pathologisch – erscheint, kein Reflux darzustellen. PW-Duplex auf CD

Abb. 11.8. a Querschnitt durch den Oberschenkel bei einer Patientin mit Zustand nach Phlebitis: die V. saphena magna befindet sich in ihrer Faszienloge, hat einen großen Durchmesser (über 1 cm) und zeigt quer in ihrem Lumen eine bindegewebige Struktur. **b** Längsschnitt durch den Oberschenkel bei derselben Patientin: durch die V. saphena magna zieht sich ein Septum über eine längere Strecke, das an die „Schienenbildung" in den tiefen Beinvenen nach Thrombose erinnert. **c** Z. n. Phlebitis der V. saphena parva. Im FKDS während der muskulären Diastole stellt sich das Lumen der Vene nur stellenweise rot dar. Sie ist teilweise rekanalisiert und refluxiv

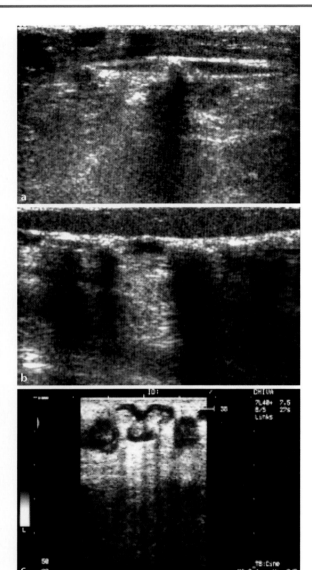

Abb. 11.9. Phlebolyt. **a** Querschnitt durch die Wadenrückseite bei einer Patientin mit rezidivierenden Phlebitiden vor Jahren. In der Loge der V. saphena parva ist eine echodichte Struktur mit einem Schallschatten zu sehen; **b** Längsschnitt durch dieselbe Wade: die gesamte V. saphena parva ist in ihrem Verlauf verkalkt, der Schallschatten hilft bei der Unterscheidung zwischen Phlebolyten und bindegewebiger Verdichtung der Venenwand ⬤CD; **c** verhärtete Struktur an der Oberschenkelinnenseite nach Phlebitis. Im Ultraschall wechseln echoleere, durchflossene Areale mit echodichten, verkalkten Arealen mit Schallschatten ab

11.2 Zustand nach Phlebitis

Eine Phlebitis kann ohne sichtbare Veränderungen in der Vene abheilen. Häufiger jedoch ergeben sich postphlebitische Veränderungen:

▮ Kleine Gefäße können durch eine Phlebitis ganz *obliterieren* (dies entspricht der „spontanen Heilung" eines Seitenastes, von der Patienten insbesondere im lateralen Wadenbereich immer wieder berichten). Sonographisch sind sie dann nicht mehr darstellbar, allenfalls als echodichter Punkt zu ahnen.

▮ Wie bei den tiefen Venen können *Septen* im Lumen der Venen entstehen (Abb. 11.8).

▮ Die Narben der Venenwand nach Phlebitis können verkalken. Dabei entstehen die so genannten *Phlebolyten*. Sie sind im Ultraschall echodicht und werfen Schallschatten (Abb. 11.9).

12 Sonographie bei der Therapie der Varikose

Die Diagnostik ist die Grundlage der *Therapieentscheidung*. Bei der Varikose ist die Duplexsonographie in allen Ausprägungen der Krankheit das beste diagnostische Mittel [62].

Im unmittelbaren Zusammenhang mit der Operation stellt jede *Therapieform* der Varikose eigene Anforderungen an die Sonographie: Beim Strippingverfahren ist das ultraschallgesteuerte Mapping auf der Haut sehr hilfreich (s. Kapitel 12.1), bei CHIVA gar unverzichtbar (s. Kapitel 12.2). Bei endovasalen thermischen Therapien (s. Kapitel 12.3) oder der Schaumverödung der Stammvenen (s. Kapitel 12.4) gehört die Sonographie zum Behandlungsablauf notwendigerweise dazu. Die Verfahren selbst sollen hier nur so weit erklärt werden, als es für den Einsatz der Sonographie notwendig ist.

12.1 Sonographie zur Varizen-Exhairese

90 Jahre lang wurden Stammvenen ohne Sonographie entfernt, der Eingriff ist also ohne Frage auch ohne Sonographie möglich. Die Therapie profitiert jedoch signifikant von einer besseren Information des Chirurgen, die idealerweise präoperativ mittels Duplexsonographie gewonnen werden sollte [62].

Der *saphenofemorale Übergang* wird bei kompletter Insuffizienz der V. saphena magna immer mit operiert. Für den Chirurgen ist es hilfreich, vorher zu wissen, wie die Anatomie der Region ist (s. Kapitel 7.3):

▪ Liegt der saphenofemorale Übergang in der Leistenbeuge oder, wie sehr oft, darüber?
▪ Wie ist der Verlauf der V. saphena magna im Verhältnis zu den anderen beiden längs verlaufenden Venen: Vv. saphenae accessoria lateralis und accessoria medialis?

▪ Ist die V. saphena accessoria lateralis ebenfalls gedehnt bzw. refluxiv (häufige Verwechslungsquelle und Ursache für frühe Rezidive nach Krossektomie)?
▪ Liegt ein Aneurysma vor?
▪ Liegt eine anatomische Besonderheit vor – z.B. Lokalisation der Mündung der V. saphena magna oder der refluxiven V. saphena accessoria lateralis zwischen den Aa. femoralis superficialis und profunda?

Wichtiger noch sind präoperative Sonographie und möglichst Markierung auf der Haut bei geplanter Operation der *Mündung der V. saphena parva*. Sie liegt oft oberhalb des Gelenkspalts (s. Kapitel 8.3) und hat dann einen engen Verlauf zum N. peroneaus (s. Kapitel 17.6), der bei der Operation verletzt werden könnte. Folgende Hinweise sind – neben der exakten Markierung der Mündung auf der Haut – für den Chirurgen hilfreich:

▪ Lage zum Kniegelenkspalt – am besten Markierung auf der Haut
▪ Lage zum N. peroneaus
▪ Tiefe des Zusammenflusses V. saphena parva und V. poplitea in Zentimetern von der Hautebene aus gemessen
▪ Lage zur Muskulatur des Oberschenkels (wird die Mündung von Muskeln überdeckt?)
▪ Anwesenheit einer V. Giacomini und dann ggf. deren Morphologie und Hämodynamik (refluxiv oder nicht)
▪ Anwesenheit einer oder mehrerer Muskelvenen im Mündungsbereich

Das *stadiengerechte Stripping* hat sich durchgesetzt – es setzt voraus, dass der distale Insuffizienzpunkt nach Hach (s. Kapitel 4.1.3) bekannt ist und ggf. auf der Haut markiert wurde. Ebenso ist der Hinweis auf aplastische Segmente der V. saphena magna hilfreich, da hier die Stripping-Sonde nicht glatt in der Faszienloge vorzuschieben sein wird, sondern in den Seitenast übertreten muss. Ggf. ist eine Markierung auf der Haut von Beginn und Ende der aplastischen Strecke hilfreich, um von außen durch Manipulation das Voranschieben der Sonde im epifaszialen Seitenast zu ermöglichen.

Gedehnte Perforansvenen werden bei der Varizen-Exhairese oft mit unterbrochen, unabhängig davon, ob sie refluxiv sind oder nicht. Eine präoperative Markierung derselben auf der Haut erleichtert ihr Auffinden und ermöglicht kleinere Inzisionen der Haut.

Die Exhairese von *Seitenästen* bedarf keiner duplexsonographischen Markierung, sie können im Stehen direkt getastet und angezeichnet werden.

12.2 Sonographie zur CHIVA-Methode

Vor der Wahl der chirurgischen Strategie der CHIVA-Methode muss die *Rezirkulation exakt analysiert* und der Shunt-Typ festgelegt werden (s. Kapitel 4.2). Besonders wichtig ist die Unterscheidung zwischen den Shunt-Typen I und III, da diese die häufigsten Rezirkulationsformen darstellen, jedoch komplett unterschiedlich therapiert werden (s. Kapitel 4.2.9). Bei CHIVA kommt es darauf an, ganz konkrete Venenverbindungen – und zwar nur diese – chirurgisch zu unterbrechen [30, 56].

Abgesehen von der Operation am saphenofemoralen Übergang in der Leiste, wo eine Markierung nicht nötig ist, werden die Ligatur- bzw. Durchtrennungspunkte auf der Haut mit Edding oder Pentel angemalt. Dies vereinfacht die Operation, die in der Regel in örtlicher Betäubung erfolgt und minimiert dadurch auch die Schmerzen für den Patienten, die beim Suchen von Gefäßen entstehen könnten.

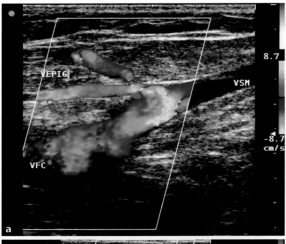

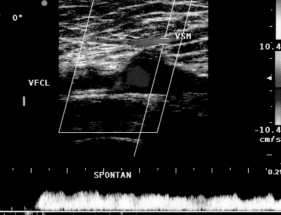

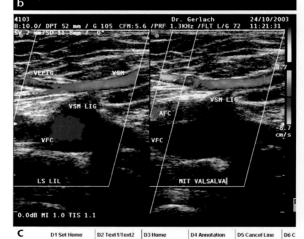

Abb. 12.1. Refluxiver Venensternseitenast. **a** Während der muskulären Systole orthograder Fluss (blau) im saphenofemoralen Übergang, die V. epigastrica (VEPIG) ist rot dargestellt, sie führt Blut zum Venenstern ⬅️; **b** Spontanfluss in der V. saphena magna (VSM) beim selben, unbewegten Patienten im Stehen. Der lang anhaltende, nicht sehr schnelle Reflux ist typisch für einen refluxiven Venensternseitenast als Refluxquelle; **c** Fluss in der V. saphena magna bei Z. n. Ligatur des saphenofemoralen Übergangs ohne Ligatur des refluxiven Venensternseitenastes: der Reflux in der V. saphena magna besteht unverändert fort. VFC = V. femoralis communis (mit freundlicher Genehmigung von Dr. med. Horst Gerlach, Mannheim)

Bei der *Behandlung des saphenofemoralen Übergangs* (Shunt-Typ I und IV) kommt es auf die Frage an, ob lediglich der saphenofemorale Übergang, zusätzlich noch Venensternseitenäste refluxiv oder ob ausschließlich Venensternseitenäste für den Reflux verantwortlich sind. Im ersten Fall – nur der saphenofemorale Übergang ist refluxiv – reicht die Krossenligatur nach CHIVA aus und ist die Therapie der Wahl.

Im zweiten Fall, bei *refluxiven Venensternseitenästen* (Abb. 12.1 a u. b), müssen das oder die refluxiven Gefäße mit unterbrochen werden, um nach Operation ein Fortbestehen des Reflux aus dem Sternseitenast (Abb. 12.1 c) zu vermeiden.

Liegt ein Shunt-Typ III vor, muss je nach Ultraschallbefund entschieden werden, ob eine *CHIVA-2-Strategie* angewendet werden kann oder nicht (Ligatur und Durchtrennung des Seitenastes an der Stammvene ohne Operation des saphenofemoralen Übergangs). Da bei dieser Strategie die refluxive V. saphena magna weiterhin zur V. femoralis communis hin offen ist und im Fall einer postoperativen Phlebitis diese in die tiefe Beinvene übertreten könnte, gelten folgende präoperative duplexsonographische Entscheidungskriterien:

▪ Durchmesser der V. saphena magna 15 cm von der Leiste entfernt über 10 mm: keine CHIVA-2-Strategie, sondern direkt Operation des saphenofemoralen Übergangs
▪ Aneurysma im Bereich des saphenofemoralen Übergangs: keine CHIVA-2-Strategie, sondern direkt Operation des saphenofemoralen Übergangs
▪ Durchmesser der V. saphena magna zwischen 6 und 10 mm: Gabe von niedermolekularem Heparin in prophylaktischer Dosierung für 10 Tage bei CHIVA-2-Strategie
▪ Durchmesser der V. saphena magna unter 6 mm: CHIVA-2-Strategie ohne Gabe von Heparin möglich

Perforansvenen werden nur dann behandelt, wenn sie den Insuffizienzpunkt stellen. Sie werden nach den in Kapitel 9 genannten Kriterien untersucht. Nur eine *Perforansvene*, die bei der präoperativen Diagnostik in der muskulären Diastole refluxiv ist, muss unterbrochen werden. Dies ist beim Ersteingriff sehr selten der Fall.

12.3 Ultraschall bei endovasaler Therapie der Varikose mit thermischen Verfahren – Laser und Radiofrequenzobliteration

Endovasale obliterierende Verfahren zur Therapie der Varikose haben in den letzten Jahren zunehmend an Bedeutung gewonnen. Insbesondere thermische Verfahren, die im Vergleich zu den zurzeit angewendeten Sklerotherapieverfahren eine besonders gute Steuerbarkeit ihrer räumlichen Wirkung aufweisen, wurden Ende der Neunziger Jahre zur klinischen Reife gebracht. Die beiden derzeit konkurrierenden thermischen Verfahren sind dabei die *endovenöse Radiowellenobliteration* und die *endovenöse Laseranwendung*. Beide Verfahren erfolgen während der Behandlung weitestgehend ultraschallkontrolliert.

Die wesentlichen technischen Schritte sind bei beiden Verfahren
▪ Herstellung eines *Venenzugangs*
▪ *Platzierung* eines Katheters oder einer Laserfaser
▪ häufig paravasale Injektion eines *Tumeszenz-Lokalanästhetikums*
▪ Freisetzung der *thermischen Energie* unter Rückzug von Katheter oder Faser.

Sämtliche Schritte unterliegen mehr oder weniger der kontinuierlichen Kontrolle mittels Ultraschall.

12.3.1 Voraussetzungen

Voraussetzung für die kontinuierliche Begleitung des Eingriffs ist ein im Operationsraum einsetzbares *Ultraschallgerät*. Platzsparende und handliche Geräte in Laptop-Größe eignen sich hierfür besonders. Das Gerät muss über eine Speicher- und/oder Dokumentationsmöglichkeit verfügen und soll einen Linearschallkopf besitzen, der im Idealfall Schallfrequenzen zwischen 8 und 13 MHz erlaubt. Funktionen, die bei Bedarf intraoperativ jederzeit die Durchführung einer farbkodierten Duplexsonographie erlauben, sollten im System integriert sein. Vorrangig ist jedoch ein hervorragendes B-Bild, das in allen Phasen des Eingriffs die anatomischen Strukturen sowie die eingebrachten Katheter und Fasern deutlich erkennen lässt.

Vollständig steriles Arbeiten mit Ultraschallkontrolle während des gesamten Eingriffs wird dem Operateur durch Verwendung folgender Mittel gestattet:

▌ steriler Kamerabezug aus Plastikfolie für den Ultraschallkopf
▌ steriles Ultraschallgel
▌ sterile Tastaturabdeckung aus Plastikfolie.

12.3.2 Interventionen bei Stammveneninsuffizienz

▌ Wahl des geeigneten Zugangsorts zur Vene

Der Autor bevorzugt als Zugangsort zur zu behandelnden Vene jeweils den *distalen Insuffizienzpunkt*. Dieser ist im Fall der V. saphena magna meist am proximalen Unterschenkel oder am distalen Oberschenkel zu finden. Generell können sämtliche Lokalisationen an der Innenseite des Beines für den Zugang gewählt werden, sofern der pathologische Befund dies vorgibt. Falls der Patient sehr adipös ist und die Vene deshalb zu tief liegt, kann der Zugang alternativ über einen am distalen Insuffizienzpunkt zur Oberfläche ziehenden Seitenast gewählt werden, oder man geht, sofern das Venenkaliber dies erlaubt, distal davon an die Vene heran. Im Fall der V. saphena parva existieren angesichts deren relativ oberflächlichen Lage kaum Zugangsschwierigkeiten. Lediglich die Punktion am distalen Unterschenkel kann wegen der Behinderung durch den Malleolus lateralis in ausgewählten Fällen schwierig sein.

▌ Praktische Realisation des Venenzugangs

Die endovasalen Obliterationsverfahren werden idealerweise und in der Regel über einen *Venenzugang*, der durch *Punktion* erreicht wird, ausgeführt. Ein Zugang zur Vene über Venae sectio oder mit Hilfe eines Phlebektomiehakens ist denkbar, gäbe jedoch einiges vom minimalinvasiven Charakter des Eingriffs preis. Die Insertion einer 18-G- oder 16-G-Venüle, die wiederum das Vorschieben eines 0,035 oder 0,038 inch durchmessenden Führungsdrahts erlaubt, erfolgt ultraschallkontrolliert. Der Schallkopf kann dabei während der Punktion nach persönlicher Vorliebe des Operateurs axial oder transversal zur Vene orientiert sein (Abb. 12.2).

Folgende zusätzliche Maßnahmen haben sich als hilfreich für eine sichere *ultraschallunterstützte Punktion* erwiesen:

▌ Herstellung eines möglichst großen Gefäßquerschnitts an der Punktionsstelle durch:
  – Lagerung des Patienten auf dem OP-Tisch in Revers-Trendelenburg-Position, d.h. die Beine sind ca. 20–30 Grad tiefgelagert
  – ausreichende OP-Raumtemperatur zur Vermeidung kälteinduzierter Venenspasmen
  – gegebenenfalls Anlage eines Tourniquets proximal der Punktionsstelle
▌ Straffung der Haut an der Punktionsstelle: bei Patienten mit schlaffer Haut oder manchen adipösen Patienten empfiehlt sich eine manuelle Straffung der Haut an der Punktionsstelle, gegebenenfalls unter Zuhilfenahme des Assistenzpersonals. Hierdurch kann meist

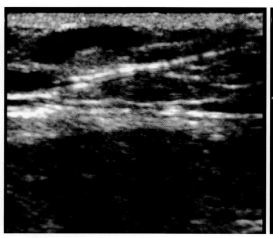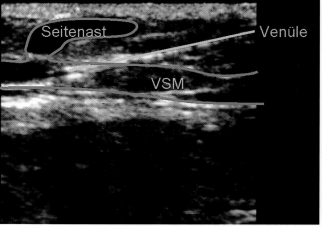

Abb. 12.2. Axiale Darstellung der V. saphena magna (VSM) im Bereich des proximalen Unterschenkels während der Einführung einer 18-G-Venüle (Länge 40 mm)

ein Ausweichen der Vene während der Punktion vermieden werden.

▮ Platzierung der Laserfaser oder des Radiowellenkatheters

Über den intravasal liegenden Führungsdraht wird sowohl bei der Radiofrequenzobliteration als auch bei der endoluminalen Lasertherapie eine ausreichend dimensionierte *Schleuse* bzw. ein Angiographiekatheter geschoben, der nach Entfernung des Drahts ein Vorschieben von Laserfaser oder Radiofrequenzkatheter erlaubt. Insbesondere bei den gerade abgeschnittenen Laserfasern ist es erforderlich, eine Schleuse zu verwenden, die der Länge der zu behandelnden Vene entspricht, da das Vorschieben der Laserfaser im Gefäß zu jedem Zeitpunkt ein Perforationsrisiko birgt. Der Vorgang der Schleusen- oder Katheterplatzierung muss dabei nicht zwingend ultraschallkontrolliert erfolgen, sofern sich Draht und Katheter ohne Widerstand vorschieben lassen.

Die endgültige Platzierung der Spitze von Laserfaser oder Radiofrequenzkatheter in der Nähe des tiefen Venensystems vor dem saphenofemoralen Übergang oder im Bereich der Regio poplitea erfordert jedoch eine präzise Ultraschallkontrolle einschließlich der Dokumentation der Katheter- bzw. Faserlage. Die Positionierung von Katheter- oder Faserspitze zu nahe am tiefen Venensystem kann sowohl bei Radiowellenobliteration als auch Lasertechnik zu *Thrombusextensionen* in das tiefe Venensystem führen. Deshalb wird die Spitze von Katheter bzw. Laserfaser nicht näher als 1–2 cm vom saphenofemoralen Übergang platziert (Abb. 12.3) und bei Therapie der V. saphena parva nur so weit proximal bis diese unmittelbar unterhalb der Fascia cruris zur Tiefe Richtung V. poplitea abbiegt.

Eine Ultraschallunterstützung kann aber bereits bei der *Platzierung des Führungsdrahts* sinnvoll und bisweilen unumgänglich sein, falls sich der Draht nicht ohne Widerstand vorschieben lässt. Ursachen hierfür können ein bis dahin unerkannter Verschluss der Vene (Aplasie bei bis zu 25% der Patienten; s. Kapitel 2.4.4) oder aber starke Krümmungen (1–2%) bzw. Kaliberschwankungen (bei ca. 7% der Patienten, [73]) des Gefäßes sein. Während bei einem vollständigen Verschluss der Vene eine erneute Punktion proximal des Verschlusses unvermeidlich ist, kann bei ausgeprägten Krümmungen der Vene eine Passage unter Umständen doch

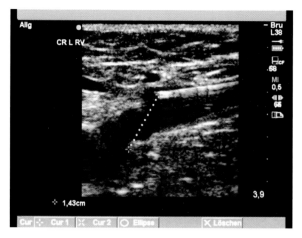

Abb. 12.3. Längsschnitt durch die Leiste. Positionierung einer Laserfaser vor dem saphenofemoralen Übergang

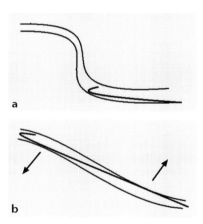

Abb. 12.4. Schematische Darstellung der Überwindung einer Venenkrümmung durch Manipulation des Venenverlaufs. **a** Ursprünglicher Venenverlauf; **b** Venenverlauf unter manueller Traktion des Haut- und Subkutangewebes

noch erreicht werden. Hierzu wird zunächst der Venenverlauf, der ein Vorschieben des Drahtes verhindert, im Ultraschall dreidimensional analysiert. Häufig hat das Passagehindernis S-Form. In diesen Fällen kann durch Streckung des Venenverlaufs mittels manueller Manöver im Bereich von Haut und Subkutangewebe ein Vorschieben erreicht werden (Abb. 12.4).

▮ Einbringen des Lokalanästhetikums

Die Durchführung des Eingriffs in *Tumeszenz-Lokalanästhesie* bietet gegenüber dem Vorgehen in Allgemein- oder Regionalanästhesie insbesondere den Vorteil, dass paravasale Gewebe

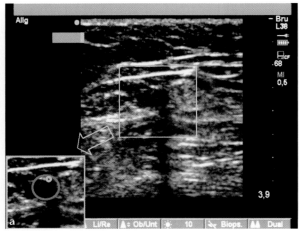
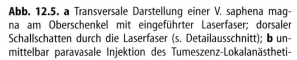
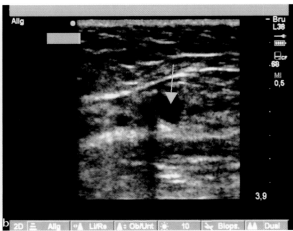

Abb. 12.5. a Transversale Darstellung einer V. saphena magna am Oberschenkel mit eingeführter Laserfaser; dorsaler Schallschatten durch die Laserfaser (s. Detailausschnitt); **b** unmittelbar paravasale Injektion des Tumeszenz-Lokalanästhetikums (echoarm, Pfeil), das die V. saphena magna nur teilweise komprimiert, in der nach wie vor die Laserfaser mit dorsalem Schallschatten zu erkennen ist

vor der Hitzeeinwirkung von Radiowelle oder Laser besser geschützt werden. Insbesondere die drohende Gefahr der Hitzeschädigung größerer Nervenäste kann der Patient unter Tumeszenz-Lokalanästhesie seinem Behandler umgehend mitteilen. So kann z. B. bei Auftreten eines durch Irritation des N. suralis bedingten, in die Ferse ausstrahlenden Schmerzes die Energieabgabe kurzfristig ausgesetzt und der Katheter einige Millimeter weiter neu positioniert werden.

Die Injektion des Tumeszenz-Lokalanästhetikums erfolgt dabei unter Zuhilfenahme einer Rollpumpe bevorzugt in einer leichten Trendelenburg-Lage direkt paravasal (Abb. 12.5). So wird eine sofortige analgesierende Wirkung erreicht und es kann nach Ende der Injektion direkt mit der Behandlung begonnen werden. Durch paravasale Injektion der Tumeszenz-Lösung und Trendelenburg-Lage kommt es zusätzlich zu einer deutlichen *Verminderung des Venenquerschnitts*, weshalb um den Katheter ein reduziertes Blutvolumen vorhanden ist. Bei der endovasalen Lasertherapie trägt diese verbliebene Flüssigkeit zu einer besseren Energieübertragung an die Venenwand durch Bildung von Dampfvesikeln und Konvektion bei. Bei der Radiofrequenzobliteration dagegen wird durch zusätzlichen manuellen Druck über der Katheterspitze versucht, auch das restliche Blut aus dem Venenlumen zu verdrängen, da es aufgrund der Wirkungsweise dieser Methode dort nicht benötigt wird und eher von Nachteil sein kann.

▌ Therapie – Freisetzung der Energie

Während der Durchführung der *Radiofrequenzobliteration* ist eine Ultraschallkontrolle prinzipiell entbehrlich, da das Hauptaugenmerk des Behandlers während der Therapie auf die Einhaltung der zuvor am Generator eingestellten Zieltemperatur an der Katheterspitze gerichtet ist. Die Einhaltung der Zieltemperatur wird wiederum erleichtert, indem der Behandler Druck auf das Gewebe über der Katheterspitze ausübt. Dies kann mit der Hand unter Umständen wesentlich einfacher sein als unter Zuhilfenahme des Ultraschallkopfs.

Anders bei der *Laserobliteration*: manueller Druck über der Laserfaserspitze sollte strikt vermieden werden, er könnte die Entstehung von Venenwandperforationen erleichtern und im schlimmsten Fall sogar zu einem Abbrechen der Faserspitze führen. Außerdem wird ein Rest an intravasaler Flüssigkeit benötigt, um eine bessere und gleichmäßigere Übertragung der Laserenergie an die Venenwand über konvektive Prozesse, genauer gesagt turbulente Strömungsphänomene von Dampfvesikeln und intravasaler Flüssigkeit, zu erreichen (Abb. 12.6). Die kontinuierliche Ultraschallkontrolle des endovenösen Laservorgangs an sich, wie der Autor sie seit geraumer Zeit durchführt, erlaubt die Beobachtung von Bildung und Ausbreitung dieser Dampfvesikel und gestattet insbesondere relevante Perforationen der Venenwand mit extraluminaler Freisetzung von Laserenergie rechtzeitig

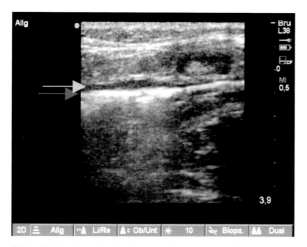

Abb. 12.6. Längsschnitt der proximalen V. saphena magna. Freisetzung von Laserenergie aus einer 600 μm durchmessenden Faser (30 Watt, 940 nm); Steam-bubble-Phänomen: echodichte Reflexe in der Vene (roter Pfeil), die sich eindeutig vom echoarmen Tumeszenz-Anästhesiesaum um das Gefäß abheben (gelber Pfeil)

zu erkennen; Dampf- und Gasvesikel breiten sich in diesem Fall im paravasalen Gewebe aus. Nach kurzer Unterbrechung der Laserenergie und Rückzug der Laserfaser um wenige Millimeter kann die Therapie dann erneut intravasal fortgesetzt werden.

▮ **Kontrolle**

Innerhalb einer Woche nach dem Eingriff erfolgt eine farbkodierte Duplexsonographie der behandelten Stammvene; der Autor bevorzugt die Kontrolle am ersten postoperativen Tag. In erster Linie wird der Erfolg der Intervention, d. h. der *Verschluss* der Vene entlang des gesamten behandelten Verlaufs festgestellt. Dokumentiert wird in jedem Fall die postinterventionelle Situation am proximalen Teil der behandelten Vene am Übergang zum tiefen Venensystem, der maximale Durchmesser der thrombusgefüllten Vene sowie der Abstand des Thrombus zum Niveau der tiefen Vene.

Im Fall einer *Extension des Thrombus* in das tiefe Venensystem hinein werden kurzfristige Kontrolluntersuchungen und gegebenenfalls eine Intensivierung der Therapie mit niedermolekularem Heparin vorgenommen.

Bei ausgeprägten Schmerzen entlang der behandelten Vene im postinterventionellen Intervall von circa 1–3 Wochen zeigt sich in der sonographischen Kontrolle nicht selten ein ausgeprägtes *periphlebitisches Ödem*. Die Therapie der Wahl sind nichtsteroidale Antiphlogistika; eine Verlaufskontrolle mittels Ultraschall ist in der Regel nicht erforderlich.

12.3.3 Therapie insuffizienter Perforansvenen

Der thermische Verschluss insuffizienter Perforansvenen mittels Radiofrequenzobliteration oder Laser wird noch seltener praktiziert und ist dementsprechend weniger intensiv untersucht als die Behandlung von Stammvenen, gehört in den Händen des Autors jedoch bereits zur Routine. Die Abläufe ähneln dabei denjenigen bei der Therapie der Stammvenen, sie erfolgen ebenfalls mit kontinuierlicher Begleitung durch Ultraschall, erfordern aber eine nochmals *gesteigerte handwerkliche Fähigkeit* des Operateurs. Folgende Besonderheiten sind bei der Therapie insuffizienter Perforansvenen zu beachten:

▮ Bei der *Punktion* der Perforansvene wird eine 16-G- oder 18-G-Venüle bereits so positioniert, dass sich die Laserfaser nach Einführung in diese Venüle schon am richtigen Ort für die Energiefreisetzung befindet (Abb. 12.7). Der Autor wählt hierfür eine Lokalisation innerhalb der Perforansvene, knapp unterhalb der Fasz: durchtrittsstelle. Gleiches gilt für die starren Radiofrequenzkatheter.

▮ Die Punktion erfordert aufgrund der engeren räumlichen Verhältnisse ein besonders *präzises Vorgehen*.

▮ Die Injektion des Lokalanästhetikums und die Freisetzung der thermischen Energie werden ebenfalls ultraschallüberwacht und müssen aufgrund der *Nähe zum tiefen Venensystem* insbesondere am distalen medialen Unterschenkel ebenfalls mit großer Sorgfalt erfolgen.

12.4 Sonographisch gesteuerte Schaumsklerotherapie

Gemäß den Empfehlungen der 1. Europäischen Konsensuskonferenz zur Schaumsklerotherapie 2003 am Tegernsee wird der Einsatz der Duplexsonographie bei der Sklerotherapie von Venae saphenae, Perforansvenen, Venen in oder nahe von Leiste und Kniekehle sowie bei Rezi-

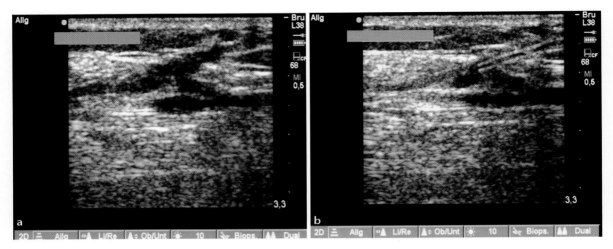

Abb. 12.7. Laserobliteration einer Cockett-Perforansvene. **a** Längsschnitt durch die Wade mit Darstellung einer Cockett-Perforansvene; **b** knapp unter dem Faszienniveau eingeführte 18G-Venüle

divvarizen während Punktion und Injektion des Sklerosierungsschaums ausdrücklich empfohlen [7]. Neben der sonographisch gesteuerten Therapie hat die Duplexsonographie eine nicht mehr wegzudenkende Bedeutung sowohl in der präsklerotherapeutischen Diagnostik wie auch bei der Therapie- und Verlaufskontrolle [53, 68]. Sie findet Einsatz bei:

▮ Ortung nicht sichtbarer insuffizienter Venen, beispielsweise der V. saphena magna am Oberschenkel
▮ Bestimmung der besten Punktionsstelle

▮ Abgrenzung der Venen von benachbarten Arterien
▮ Tiefenbestimmung der Vene für die Auswahl der richtigen Länge von Kanüle bzw. Braunüle
▮ Visualisierung der Kanülenspitze bzw. des Katheters
▮ Visualisierung der intravenösen Ausbreitung des Schaums
▮ Verschiebung der Schaumsäule in zu verödende Areale
▮ Visualisierung des Vasospasmus
▮ Dokumentation der Sklerosierung.

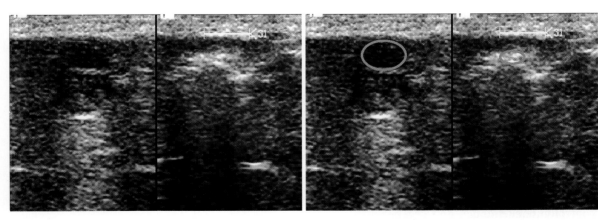

Abb. 12.8. Querschnitt durch die Oberschenkelvorderseite, Darstellung der V. saphena accessoria lateralis; links ohne Schaum mit dorsaler Schallverstärkung, rechts mit echoreichem Schaum und dorsaler Schallauslöschung. Verbreitung des Verödungsschaums in der Vene s. ▰CD

12.4.1 Sonographisches Bild des Sklerosierungsschaums im Venensystem

Durch die starke Echogenität von Gas im menschlichen Gewebe entstehen bei aufgeschäumten Sklerosierungsmitteln *echoreiche Grenzflächenstrukturen* mit überwiegender Reflexion der Schallwellen. Im Gegensatz zum normalen B-Bild einer Vene mit ihren echolosen bis echoarmen intraluminalen Strukturen und dorsaler Schallverstärkung, stellt sich Sklerosierungsschaum als ausgesprochen echoreich mit entsprechender dorsaler Schallauslöschung dar (Abb. 12.8).

Dabei ist zu bedenken, dass die Schicht der schallkopfnahen Schaumbläschen, die im Blut einer horizontal gelagerten Vene nach oben steigen, dieses Schallphänomen in gleicher Weise zeigen können, obwohl das Gefäß nicht vollständig mit Schaum ausgefüllt ist. Ist die *oben schwimmende Schaumschicht* nur dünn an der Oberfläche diskontinuierlich ausgebildet oder der Schaum in Form einzelner Bläschen mit Blut vermischt, nehmen durch die verminderte Reflexion am Gas Echogenität (Echoreichtum) und dorsale Schallauslöschung gleichermaßen ab (Abb. 12.9). Der Schaum stellt sich in diesem Fall als mäßig echogene inhomogene Struktur mit nur noch wenigen und vereinzelten dorsalen Schallschatten dar. Auch Tage bis Wochen nach der Therapie findet man gelegentlich Gaseinschlüsse im Sklerothrombus in Form echoreicher Strukturen.

Die starke Reflexion des Ultraschalls an den Gasgrenzflächen lässt eine farbkodierte Darstellung des Blutflusses in der Duplexsonographie nicht mehr zu. Andererseits ist der Sklerosierungsschaum ein *Kontrastmedium*, mit dessen Hilfe Gefäßverlauf und insbesondere Wirkort und Verteilung des Sklerosierungsmittels sichtbar und damit steuerbar gemacht werden können.

Die *Echogenität* des Schaums ist abhängig von seiner Struktur (Schaumeigenschaft) (Abb. 12.8). Grobblasiger und damit dünnerer, eher „flüssiger" Schaum (zum Beispiel nach der Montreux-Methode hergestellt) hat eine geringere Echogenität als feinblasiger, festerer Schaum (Mikroschaum) mit höherer Kompaktheit (Steifigkeit), der als ein eher „trockener" Schaum bezeichnet wird (zum Beispiel nach der Methode von Tessari respektive modifiziert von Wollmann hergestellter Schaum) [7, 90].

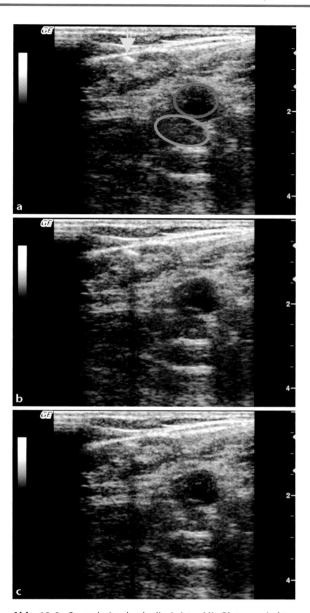

Abb. 12.9. Querschnitt durch die Leiste. Mit Blut vermischter Schaum in der V. femoralis communis 10 (**a**), 20 (**b**) und 30 s (**c**) nach Injektion von Verödungsschaum in die V. saphena accessoria lateralis (Pfeil); CD

12.4.2 Sonographische Punktionskontrolle bei der Sklerotherapie

Allein schon die Auswahl der besten Punktionsstelle ist bei tiefer liegenden epi- und transfaszialen Venen nur sonographisch möglich. Erstes Ziel der Sklerotherapie ist in den meisten Fällen die „Versiegelung" des *proximalen Insuffizienzpunktes*, der während des präsklerotherapeuti-

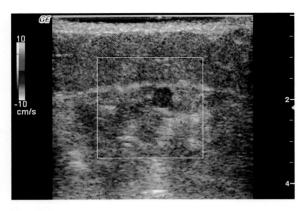

Abb. 12.10. Querschnitt durch die Wadenrückseite unterhalb der Kniekehle. Unmittelbar der V. saphena parva benachbarte Arterie (CD)

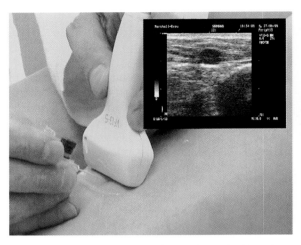

Abb. 12.12. Schallkopfführung bei Punktion der V. saphena magna mit Braunüle® (im Sonographiebild ist die Nadel noch nicht zu sehen)

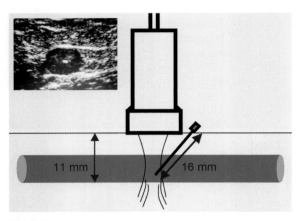

Abb. 12.11. Prinzip der ultraschallgesteuerten Venenpunktion: im Ultraschallbild ist ein Querschnitt der V. saphena magna mit intraluminal liegender Kanüle dargestellt (mit freundlicher Genehmigung von Bernhard Partsch, Wien)

schen „Mappings" identifiziert und unmittelbar vor der ersten Injektion nochmals sonographisch bestätigt wird.

Der besondere Wert der Duplexsonographie besteht in der Identifizierung eng benachbarter *arterieller Gefäße*, deren (Fehl-) Punktion vermieden werden muss. Vor allem im Verlauf der V. saphena parva findet man nicht selten eng benachbarte, die Vene begleitende Arterien (Abb. 12.10).

Nach Messung des Abstands der tiefsten Stelle der Vene (schallkopfferne Wand) zur Hautoberfläche wird die *Länge der Kanüle* gewählt. Bei der Nadeltechnik hat es sich bewährt, die Nadellänge lediglich 5 mm länger zu wählen, als der Abstand der schallkopffernen Wand zur

Hautoberfläche beträgt. Bei diesem Vorgehen wird vermieden, dass man bei schräger Einstichrichtung zur Hautoberfläche durch die Vene hindurchsticht [64] (Abb. 12.11).

Bei mit bloßem Auge nicht sichtbaren und nicht oder nur schlecht tastbaren Varizen und Insuffizienzstrecken, wie sie bei Stammveneninsuffizienz der Vv. saphenae magna und parva die Regel sind, kann mit der B-Bild-Sonographie die Punktion der Vene mit Kanüle oder Katheter sichtbar gemacht werden. Das Metall der Kanüle ist, wie der Kunststoff eines Katheters, stark echogen, vergleichbar mit knöchernen Strukturen des menschlichen Körpers. Bei der Punktion der Vene mit Kanüle oder Braunüle® wird der *Schallkopf* am liegenden Patienten längs oder quer im rechten Winkel zum Verlauf der Vene auf der Haut aufgesetzt, das Gefäßlumen exakt in der Mitte des Schallfeldes positioniert und schräg im 45- bis 60-Grad-Winkel zur Hautoberfläche, ebenfalls exakt distal der Mitte des Schallkopfes eingestochen (Abb. 12.12).

Der Autor bevorzugt die Darstellung der *Vene im Querschnitt* der Vorteile bei der Steuerung und Korrektur der Stichrichtung bei leichten Abweichungen von der Gefäßachse wegen. Stichrichtung, nach proximal oder distal, sowie Einstichstelle, proximal oder distal des Schallkopfs, dürften unerheblich sein, solange ein „Sicherheitsabstand" von den Mündungsregionen der Stammvenen eingehalten wird. Entsprechend der Konsensuskonferenz zur Schaumsklerotherapie sollte dieser mindestens 10 cm betragen [7]. Ein Linkshänder wird wohl eher mit der rechten Hand den Schallkopf und mit der linken Hand die Kanüle führen.

Die *Punktion* sollte langsam erfolgen, um das Vordringen der Kanülenspitze als echoreiche Struktur im Gewebe verfolgen zu können. Abhängig von Gerätequalität und -einstellung sind dünne Nadeln im B-Bild schlechter, manchmal überhaupt nicht zu erkennen, weshalb wir bei ultraschallgesteuerten Punktionen „dickere" Nadeln oder Braunülen® bevorzugen (zum Beispiel 21-G-Nadeln) [64]. Beim Vordringen der Kanülenspitze in die unmittelbare Nähe der Vene wird die schallkopfnahe Gefäßwand eingedellt. Die Eindellung sollte symmetrisch sein und wiederum exakt über der Gefäßlängsachse liegen. Eine exzentrische, also stärker laterale bzw. mediale Eindellung macht ein kurzes Zurückziehen der Kanüle und eine Korrektur der Stichrichtung erforderlich. Bei exakt axialer Stichrichtung richtet sich die schallkopfnahe Gefäßwand wieder auf, wenn die Kanülenspitze das Lumen penetriert hat (Abb. 12.11). Gleichzeitig wird bei der so genannten Technik mit offener Nadel Blut im Ansatzstück der Kanüle sichtbar bzw. kann bei geschlossener Nadeltechnik aspiriert werden. Nach Erfahrung des Autors haben kurze Katheter (Braunülen®) einen sichereren Sitz in der Vene als Kanülen, die auch bei nur geringen Beinbewegungen des Patienten und den nachfolgenden Injektionsprozeduren leichter dislozieren können. Ein Erlernen der ultraschallgesteuerten Venenpunktion an einem Phantom, wie wir es bei unseren Sklerotherapieseminaren einsetzen (Rinderleber mit eingezogenem wassergefüllten Trinkhalm), hat sich bewährt.

Zur Punktionskontrolle sollte ein eher hoch auflösender Schallkopf, zum Beispiel 7,5–13 MHz gewählt werden. Sie ist aber auch mit einem 5 MHz-Schallkopf gut möglich. Eine *Kippliege* hat sich bei uns ebenfalls bewährt, da eine leichte Schräglagerung des Patienten während der Punktion eine stärkere orthostatische Füllung und damit bessere Darstell- und Punktierbarkeit der Venen zur Folge hat.

Bei den Kathetertechniken mit *langen Kathetern*, wie sie einige Arbeitsgruppen durchführen, kann das Katheterende sonographisch gut visualisiert und seine Platzierung in der proximalen V. saphena magna oder parva gesteuert werden [89].

12.4.3 Sonographische Kontrolle der Ausbreitung des Sklerosierungsschaums

Durch die Darstellbarkeit des Sklerosierungsschaums im sonographischen Bild kann dessen Ausbreitung im zu behandelnden Venensegment beobachtet und gesteuert werden (Abb. 12.9 und 12.13). Dabei ist es primär von Bedeutung, an welcher Stelle des Gefäßes die maximale Menge des Schaums (*Schaumplombe*) vorhanden ist und in welche Regionen sich der Schaum spontan ausbreitet. Durch manuelles Verstreichen oder Änderung der Patientenlagerung (Schaum schwimmt nach oben) kann die Schaumsäule auch in benachbarte Regionen verschoben werden, was sonographisch dokumentiert werden sollte. Mittels Ultraschallsteuerung kann so weitgehendst vermieden werden, dass das Sklerosierungsmittel in gesunden Regionen eine schädigende Wirkung entfaltet. Die abnehmende Echogenität des Schaums erlaubt die Beobachtung der im zeitlichen Ablauf der Sklerosierungsreaktion abnehmenden Wirksamkeit speziell in den Regionen, die von der Injektionsstelle weiter entfernt liegen.

Durch die Applikation einer kleinen Schaummenge unmittelbar nach der Punktion des Gefäßes kann die korrekte Lage der Kanüle nochmals sonographisch überprüft werden bevor das „therapeutische" Schaumvolumen injiziert wird. Eine *paravasale Lage* der Kanüle wird sofort bemerkt, da der Schaum keine intravasale Ausbreitung zeigt (Abb. 12.13).

Das Gesamtvolumen des Schaums kann auch fraktioniert, unter wiederholter oder dauernder Schallkontrolle verabreicht werden. Die geeig-

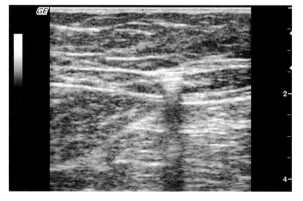

Abb. 12.13. Querschnitt an der Oberschenkelinnenseite mit Darstellung der V. saphena magna; initiale Schaumausbreitung streng intravasal

nete Schaummenge kann durch die sonographische Beobachtung der frühen Gefäßreaktion (s. Kapitel 12.4.4) bestimmt werden. Einige Arbeitsgruppen bestimmen durch die sonographische Kontrolle der Ausbreitung des Schaums den Zeitpunkt der Kompression transfaszialer Verbindungen wie vor allem der Magnamündung. Die Kompression mit Schallkopf oder Hand soll dabei ein zu frühes und zu großvolumiges *Abschwemmen des Schaums* in das Leitvenensystem verhindern [89]. Bei der Kathetertechnik mit langen Kathetern kann auch die Blockade der Magnamündung mit einem Ballon sonographisch gesteuert werden. Andere Arbeitsgruppen kontrollieren das Wiederabsaugen des Schaums über den Katheter ebenfalls sonographisch.

12.4.4 Sonographische Beurteilung der Sklerosierungsreaktion

Die erste Sklerosierungsreaktion, die sonographisch sichtbar gemacht werden kann, ist der *Vasospasmus* der Vene. Er tritt innerhalb von 10 bis 30 Sekunden, manchmal auch erst wenige Minuten nach Schauminjektion auf (Abb. 12.14). Das Ausmaß des venösen Vasospasmus korreliert eng mit der Qualität des Verödungsergebnisses [40]: in der Regel ist der Vasospasmus so stark ausgeprägt, dass er die Schaumsäule komprimiert und dadurch bereits den Schaum entlang der insuffizienten Venenstrecke gleichmäßig verteilt.

Einen Tag später stellt sich ein meist echoarmer bis mäßig echogener *Sklerothrombus* dar, der noch echoreiche Lufteinschlüsse haben kann. Die Vene zeigt das für jede frischere Thrombose typische Wandödem mit Auflockerung der Wandstrukturen (Abb. 12.15). Das Gefäß hat zu diesem Zeitpunkt noch eine Restkompressibilität, weshalb man es lediglich noch um ca. 30% des Lumens mit dem Schallkopf komprimieren kann. Das proximale Ende des Sklerothrombus ist nach einem längeren Zeitraum von 4 bis 6 Wochen gut beurteil- und dokumentierbar, was wichtig für die Prognose des Langzeitergebnisses und die eventuelle Indikationsstellung für erneute Injektionen ist (Abb. 12.16 und 12.17).

Refluxphänomene in noch offenen Seitenästen, die nach der Sklerosierung der Stammvene optisch nicht mehr als Varizen imponieren und lediglich noch duplexsonographisch er-

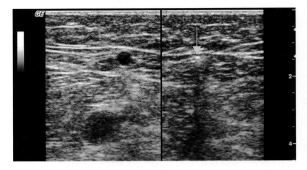

Abb. 12.14. Vasospasmus einer V. saphena magna: links vor Injektion des Sklerosierungsschaums, rechts eine Minute danach (Pfeil); der Schallschatten wird durch den Sklerosierungsschaum hervorgerufen

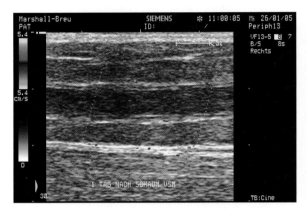

Abb. 12.15. Längsschnitt durch die Oberschenkelinnenseite mit Darstellung der V. saphena magna (VSM) 1 Tag nach Therapie: die Venenwand zeigt sich ödematös (mit doppelter, echogener Kontur), im Lumen ist kein Fluss darstellbar

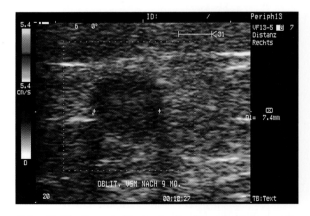

Abb. 12.16. Querschnitt durch die Oberschenkelinnenseite mit Darstellung der V. saphena magna (VSM) 9 Monate nach Therapie: in der V. saphena magna ist kein Blutfluss registrierbar, die Vene ist nicht komprimierbar, die Venenwand nicht mehr darstellbar, das Gefäß ist vernarbt

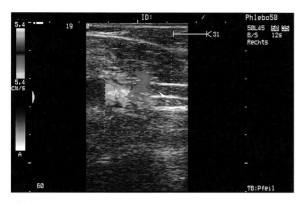

Abb. 12.17. Längsschnitt durch die Mündung der V. saphena magna mit Darstellung des proximalen Endes des Sklerothrombus distal der Einmündung der V. epigastrica superficialis am Tag nach der Verödung; die V. saphena magna (Pfeilspitze) ist verschlossen, die Faszien sind echodicht sichtbar

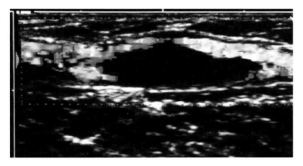

Abb. 12.18. Längsschnitt an der Wadenrückseite: rekanalisierte und nur partiell sklerosierte V. saphena parva

kennbar sind, sollten dargestellt werden, da sie für die weitere Planung der Therapie wichtig sind. Eine nicht ausreichende Verödungsreaktion mit nur partiellem Verschluss der Vene oder rascher Rekanalisation kann frühzeitig duplexsonographisch erkannt werden (Abb. 12.18). Weitere sonographische *Effizienzkriterien* neben der Obliteration sind: Kaliberreduktion der Vene, fehlender Reflux und eventuell Proflux [7]. Als späte Verödungsreaktion (nach 1 Jahr und später) findet man idealerweise einen fibrösen, mäßig echogenen bis echoreichen Strang, der nur noch schwer von der Umgebung abgegrenzt werden kann (Abb. 12.16).

12.4.5 Sonographische Diagnostik von Sklerotherapiekomplikationen

Die wichtigste sonographische Fragestellung im Rahmen der Sklerotherapie ist die Diagnostik von sehr selten auftretenden *Thrombosen* der Leit- und Muskelvenen. Nach der Applikation von Verödungsschaum konnten von uns bisher lediglich Thrombosen von Wadenmuskelvenen beobachtet werden (s. Abb. 14.12). Dabei sind alle duplexsonographischen Kriterien der frischen Venenthrombose zu beobachten (s. Kapitel 14).

Ein mögliches „Einwachsen" des Thrombus in die Leitvenen muss durch engmaschige Kontrollen frühzeitig erkannt werden. Von der Sklerosierungsreaktion unabhängige Phlebitiden, die eine Propagation oder Aszension zeigen können, folgen denselben sonographischen Thrombosekriterien. Unter ihnen ist besonders die ungewollte *aszendierende Phlebitis* der V. saphena magna mit der Gefahr der saphenofemoralen Thrombose in der Leiste eine wichtige sonographische Diagnose, die eine sofortige chirurgische Intervention oder therapeutische Antikoagulation nötig macht (s. Abb. 11.5).

Paravasate des Schaums stellen sich als echoreiche unregelmäßig konfigurierte Strukturen mit breitem dorsalen Schallschatten außerhalb des Gefäßes dar. *Hämatome* zeigen weichteilsonographisch scharf bis unscharf begrenzte echoarme Regionen in der Subkutis (Abb. 17.13 a). Sekundäre regionale *Lymphödeme* erkennt man an einer Verdickung des Subkutanbereichs mit typischen echolosen Spalten, die mit dem Schallkopf nicht komprimierbar sind (s. Kapitel 16).

12.5 Sonographie vor der Entnahme von Venen als Bypassmaterial

Venen werden gern bei Patienten mit koronarer Herzerkrankung oder arterieller Verschlusserkrankung als Bypassmaterial verwendet. Seit der Einführung der Sonographie kann man die *Qualität* der Venen vor der Entnahme sonographisch prüfen.

Aufgrund ihrer besonderen Morphologie sind die *Stammvenen* besonders als Bypassmaterial geeignet, sie haben die kräftigste Muskelschicht. Sonographisch sind sie durch ihren Verlauf in der Saphenaloge zu identifizieren (s. Kapitel

2.4.2 und 7.4.1). Als einzige Vene des Beines zeigt die V. saphena magna eine Zunahme der Muskelzellen in der Media von proximal nach distal, weshalb die Vene im Bereich der Wade den idealen Arterienersatz bietet.

Die als Bypass geplante Vene sollte keine Verkalkungen und keine postphlebitischen Veränderungen in der Gefäßwand zeigen (s. Kapitel 11) und nicht, wie nach Trauma oder Operation möglich (s. Kapitel 13.4.4), geschlängelt verlaufen. Liegt eine Aplasie der V. saphena magna vor, ist der extrafasziale, akzessorische Ast die zweite Wahl, da seine Wand nicht so viele Muskelzellen, wie die Stammvene aufweist. Sehr dünne Stammvenen (Durchmesser im Stehen unter 3 mm) sind ebenfalls nicht die erste Wahl für ein Transplantat.

Es kann auch auf die *V. saphena parva* als Bypass zurückgegriffen werden, auch wenn aus lagerungstechnischen Gründen eine simultane Entnahme während der Präparation der Arterie oder des Herzens oft nicht oder nur unter erschwerten Bedingungen möglich ist.

Nach Auskunft von J. Juan, Barcelona, sind auch ehemals refluxive Venen, die nach einer venenerhaltenden Operation ihr Kaliber reduziert haben, als Bypass in der Koronarchirurgie und in der peripheren Arterienchirurgie erfolgreich verwendet worden.

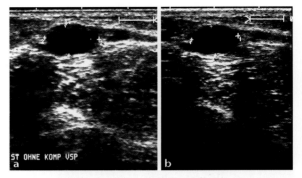

Abb. 12.19. Querschnitt durch die Wadenrückseite eines stehenden Patienten mit Insuffizienz der V. saphena parva **a** ohne, **b** mit Kompressionsstrumpf (Maße: ohne Kompression quer (2): 11,8 mm, tief (1): 7,4 mm; mit Kompression quer (1): 9,6 mm, tief (2): 5,8 mm)

12.6 Sonographische Kontrolle der Kompressionstherapie

Elektronische Schallköpfe ermöglichen es, die Venen auch durch den Kompressionsstrumpf hindurch zu schallen, sogar Flusssignale abzuleiten. Der Strumpf muss dazu mit dem Schallgel gut angefeuchtet werden, um Luftkammern zu vermeiden. Das Bild zeigt einen Grauschleier, der dennoch das Erkennen der Strukturen zulässt (Abb. 12.9). Indikationen zu dieser Sonographie finden sich im Rahmen von Studien zur Anwendung von Kompression; gelegentlich dient sie aber auch der Überzeugung des Patienten zur Wirkung seines Strumpfes.

13 Sonographie nach dem chirurgischen Eingriff

Nach dem chirurgischen Eingriff steht mit der Duplexsonographie ein wertvolles Instrument zu Verlaufskontrolle und Erfassen von Komplikationen zur Verfügung. Die Verlaufskontrolle nach endoluminalen Verfahren und Schaumverödung der Stammvenen wurde in den Kapiteln 12.3 und 12.4 behandelt.

13.1 Sonographie bei Komplikationen

Frühe Komplikationen nach Eingriffen an den Venen der Beine können durch Ultraschall teilweise differenziert werden, auch wenn die Klinik oft bereits für sich spricht. Vorwölbungen, die nach dem Eingriff unter der Haut auftreten, können durch ein Hämatom (Violett-Blau-Färbung der Haut), eine Lymphfistel (kaum Verfärbung, helles Wundsekret aus Narbe) oder einen Abszess (Überwärmung, Rötung) bedingt sein. Der Ultraschall dient hierbei zur Diagnostik der Ausdehnung und Verlaufskontrolle von *Flüssigkeitsansammlungen* und beim Hämatom zur Unterscheidung zwischen imbibierenden Hämatomen, die das Gewebe durchtränken, ohne eine Höhle zu bilden (Abb. 17.13 a) und umschriebenen Blutansammlungen mit mehr oder weniger Koagelbildung (Abb. 17.13 b) sowie Lymphfisteln, die ohne Koagelbildung bleiben (Abb. 17.13 c).

Verletzungen des *N. peronaeus* in der Kniekehle sind im Narbengewebe schwer darstellbar (s. Kapitel 17.7), jedoch dem erfahrenen Untersucher möglich [46].

Die Sonographie der *Phlebitis*, die ebenfalls als postoperative Komplikation auftreten kann, wurde in Kapitel 11 beschrieben.

13.2 Postoperatives Narbengewebe

Frisches Narbengewebe stellt sich sonographisch als *homogene, relativ echodichte Fläche* dar. Die echodichten Bindegewebssepten unterscheiden sich nicht mehr vom echoärmeren Fettgewebe. Wurde eine Faszie eröffnet, stellt sich diese zunächst nicht mehr als durchgehende echodichte Struktur dar, sondern ist vom homogenen Narbengewebe ersetzt (Abb. 13.1).

Im Narbengewebe können sich frühe Rezidive anbahnen. Daher ist es wichtig, dieses im FKDS zu untersuchen (Abb. 13.2).

Nach einiger Zeit, die von Patient zu Patient zwischen zwei und sechs Monaten variieren kann, stellt sich der ursprüngliche *Bindegewebsaufbau* wieder her. Dann sind gelegentlich lediglich bei Verwendung von nicht resorbierbarem Fadenmaterial oder Klammern diese als Zeichen eines Eingriffs sichtbar (Abb. 13.3), entweder durch einen Schallschatten, oder weil man den Faden direkt als echogene Struktur sieht (Abb. 13.1 d und 13.4).

Die *Dokumentation* der Narbe in der frühen Verlaufskontrolle dient dem Nachweis, dass die Zielstruktur behandelt wurde. Dies ist besonders bei CHIVA relevant, da hier die Vene im Bein belassen wird und bei Rezidiven der Verdacht entstehen könnte, diese Vene sei gar nicht berührt worden.

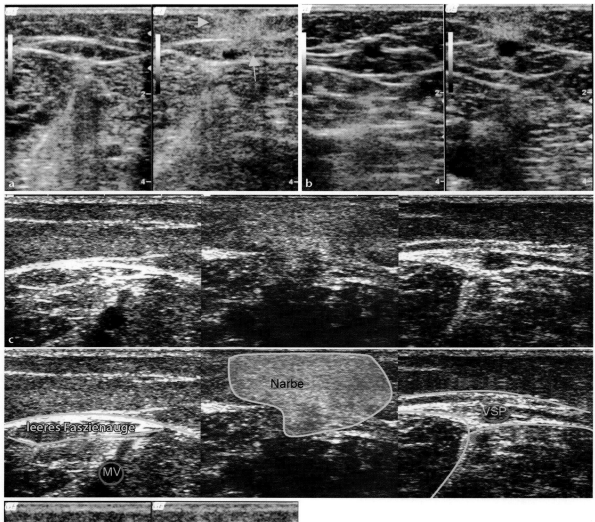

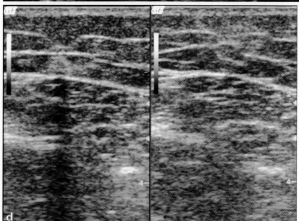

Abb. 13.1. Narbengewebe. **a** Querschnitt durch die Wade sechs Wochen nach Unterbrechung eines Seitenastes an der V. saphena parva (CHIVA 2); links proximal der Narbe, rechts auf der Narbe: es ist offensichtlich, dass der Faszienkanal eröffnet wurde, die Fascia saphena ist nicht zu sehen, die „Narbenwolke" (Pfeile) reicht bis an die V. saphena parva heran; die Muskelfaszie wurde nicht eröffnet. **b** Querschnitt durch die Oberschenkelinnenseite acht Wochen nach Seitenastligatur an der V. saphena magna; links oberhalb, rechts auf Narbenhöhe: die Fascia saphena ist unterbrochen, die Muskelfaszie nicht. **c** Querschnitt durch die Wade bei Z.n. Stripping der V. saphena parva (VSP) bis zur May-Perforansvene mit Unterbrechung derselben vor zwei Monaten; links: oberhalb der Narbe leeres Faszienauge; Mitte: Narbengewebe, beide Faszien wurden eröffnet; rechts: distal der Narbe V. saphena parva in Faszienloge. **d** Z.n. Stripping der V. saphena magna vor vier Monaten. Querschnitt durch die Oberschenkelinnenseite bei einer Hautnarbe, links knapp oberhalb, rechts auf der Narbe. Links ist in der intakten Faszienloge ein echogener Bereich mit dorsaler Schallauslöschung zu sehen, der einem Faden entsprechen könnte; rechts sieht man, wie das Narbengewebe sich langsam abbaut (es ist im Vergleich zu **a–c** nicht mehr so echogen) und die Bindegewebssepten innerhalb des Narbenbereiches wieder Struktur gewinnen. (MV = Muskelvene)

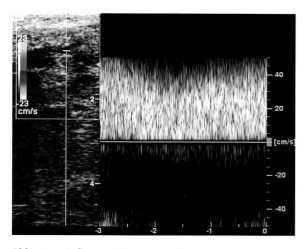

Abb. 13.2. Reflux aus Venensternseitenast zwei Monate nach Krossektomie links und Stripping der V. saphena magna bei 45-jährigem Mann; Schmerzen in der Leistenregion und neue retikuläre Varizen an der Oberschenkelaußenseite; kleinster Venensternseitenast, der im Narbenbereich mit hoher Geschwindigkeit refluxiv ist: er füllt die V. saphena accessoria lateralis, die gedehnt ist, in ihr ist der Fluss sehr langsam ⬭CD⬭

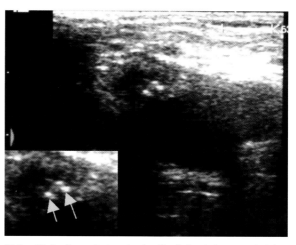

Abb. 13.4. Querschnitt durch die linke Leiste zwei Jahre nach Krossenligatur; der nicht resorbierbare Faden ist als 2 weiße Punkte erkennbar (ligierter saphenofemoraler Übergang im unteren Bildausschnitt vergrößert, die Fäden sind mit Pfeilen gekennzeichnet). Fäden können auch in ihrem Schallschatten das Farbsignal auslöschen (s. ⬭CD⬭)

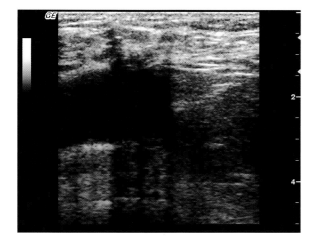

Abb. 13.3. Längsschnitt durch die Leiste drei Jahre nach Krossektomie mit Darstellung der V. femoralis, der komplett wiederhergestellten subkutanen Bindegewebsstrukturen; das verwendete Nahtmaterial ist indirekt durch den dorsalen Schallschatten nachweisbar

13.3 Postinterventionelle Verlaufskontrolle

13.3.1 Sonographie nach Stripping

Bei der Kontrolluntersuchung Wochen bis Monate nach der Exhairese einer Stammvene sollten folgende Aspekte untersucht und dokumentiert werden:

▪ Operation an der Mündungsregion:
  - Liegt ein Stumpf an der tiefen Beinvene vor?
  - Liegt eine frühe Neovaskulogenese vor (Abb. 13.2)?
  - Liegen refluxive Sternseitenäste vor, die Kontakt zu epifaszialen Venen haben?
▪ Exhairese der Vene im Verlauf:
  - Ist die Vene zwischen proximaler und distaler Narbe entfernt?
  - Findet sich in der Saphenaloge noch ein Gefäß oder ist das Faszienauge leer (Abb. 13.1 c)?
▪ Unterbrechung von Perforansvenen
  - Sind die Perforansvenen noch darstellbar?
  - Ist im Farb-Duplex ein Fluss im Narbenbereich zu dokumentieren?
▪ Seitenäste (behandelt oder nicht)
  - Liegen Phlebitiden vor (s. Kapitel 11)?
  - Ist im Farb-Duplex ein Fluss im Narbenbereich zu dokumentieren?

13.3.2 Sonographie nach CHIVA

Der Eingriff nach CHIVA macht eine sonographische *Kontrolluntersuchung* nach *6–12 Wochen* zwingend erforderlich, da bei bis zu 20% der Patienten ein ergänzender Eingriff nötig und erst dann die Behandlung abgeschlossen ist. Die Entscheidung hierzu wird klinisch und sonographisch getroffen.

Fluss und *Durchmesser* der Stammvenen werden dokumentiert und mit den präoperativen Befunden verglichen: bei Z. n. Krossenligatur liegt in der Stammvene ein kurz anhaltender, retrograder Fluss in der muskulären Diastole vor (Abb. 13.5 a), der durch den Abfluss der Seitenäste über die nächst distal gelegene Perforansvene bedingt ist. Bei Z. n. CHIVA 2 mit Flussumkehr in der Stammvene wird ein orthograder Fluss in der muskulären Systole zu messen sein (Abb. 13.5 b); ist keine Flussumkehr aufgetreten, wird der Fluss ähnlich dem präoperativ dokumentierten oder in verringertem Maße vorliegen. In diesem Fall muss der neue Wiedereintrittspunkt gesucht (Perforansvene oder häufiger Seitenast) und die Behandlung der Krosse indiziert werden.

Generell müssen Stammvenen und Seitenäste nach *Phlebitiden* untersucht werden, da diese nach CHIVA in der Regel asymptomatisch verlaufen, jedoch die Kaliberrückbildung der Venen verzögern.

Bei Z. n. Operation am *saphenofemoralen Übergang* ist postoperativ besonders der Fluss in der Leistenregion zu beachten sowie die eventuelle Ab- oder Anwesenheit eines Stumpfes zu klären (Abb. 13.6). Die Problematik eines präoperativ nicht erkannten refluxiven Venensternseitenastes wurde in Kapitel 12.2 erläutert (Abb. 13.6 b). Idealerweise ist der verschlossene saphenofemorale Übergang zu dokumentieren (Abb. 13.6 a). Ein minimaler Fluss aus den Venensternseitenästen in die V. saphena magna ist erwünscht, er vermeidet die Phlebitis der Stammvene.

Bei Z. n. *CHIVA 2* mit Ligatur eines Seitenasts zur Flussumkehr in der Stammvene wird bei der Nachuntersuchung zu entscheiden sein, ob die Behandlung abgeschlossen ist (s. Kapitel 12.2). Bei bestehendem Reflux muss unter anderem im Narbenbereich nach einem Stumpf gesucht werden, da analog zur Operation am saphenofemoralen Übergang ein Stumpf am Seitenast zu einem Rezidiv führt (Abb. 13.7).

Bei der Nachuntersuchung noch sichtbare *Seitenäste* müssen auf ihren Blutfluss untersucht

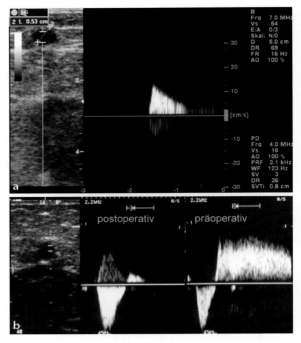

Abb. 13.5. Blutfluss in den Venen nach CHIVA. **a** Fluss während der muskulären Diastole in der V. saphena magna nach Krossenligatur; Durchmesserrückgang von präoperativ 8,8 auf postoperativ 5,3 mm. **b** Z. n. CHIVA 2; linke Kurve bei Nachuntersuchung: während der muskulären Systole orthograder Fluss, kurzer Rückfluss bis zum Klappenschluss; rechte Kurve: Befund vor dem Eingriff: während der muskulären Systole orthograder Fluss, anschließend Reflux

werden. Liegt in ihnen noch ein schneller, lang anhaltender Reflux vor, ist der Insuffizienzpunkt zu suchen. Sind die Seitenäste lediglich gedehnt, jedoch nicht refluxiv, kann man davon ausgehen, dass sie keinen Wandtonus haben. Sie können entfernt oder verödet werden.

13.4 Rezidiv

Treten bei einem Patienten nach Operation der Krampfadern erneut sichtbare variköse Seitenäste auf, gilt es, deren *Refluxquellen* zu finden, um sie ggf. neu zu therapieren. Hierfür gilt die Duplexsonographie im internationalen Konsens als die beste Methode [62]. Die klinisch sichtbaren Gefäße müssen auf ihre Refluxquellen hin duplexsonographisch untersucht werden. Zudem sollte der Verlauf der operierten Venen mit der Frage nach Rezidiven analysiert werden, insbesondere im Bereich der Hautnarben.

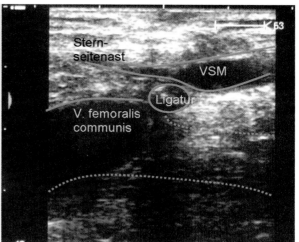

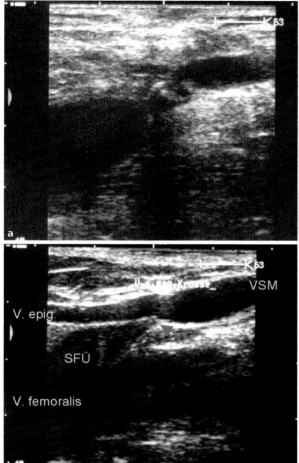

Abb. 13.6. Z.n. Ligatur des saphenofemoralen Übergangs, Längsschnitt durch die Leiste. **a** Korrekt durchgeführte doppelte Ligatur stellt sich als ovaler hypoechogener Abstandhalter zwischen der V. femoralis communis und der V. saphena magna (VSM) dar. Diese wird durch einen suffizienten Venensternseitenast retrograd minimal perfundiert (Abb. 13.5a und vgl. Abb. 12.1); **b** inkorrekt durchgeführte Unterbrechung des saphenofemoralen Übergangs (SFÜ): nur eine Ligatur ist gesetzt worden genau unter der Verbindung der V. epigastrica in die V. saphena magna (VSM) mit einem Abstand von ca. 1 cm zur tiefen Beinvene (Pfeil). Zudem ist die V. epigastrica pathologisch refluxiv und füllt daher die V. saphena magna kontinuierlich (s. CD und vgl. Abb. 12.1)

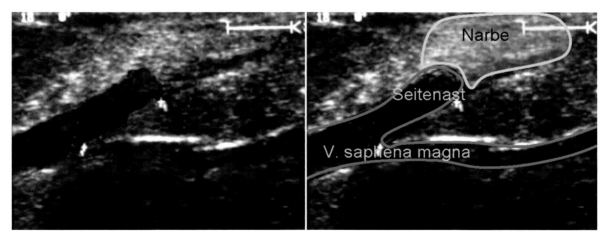

Abb. 13.7. CHIVA-2-Punkt mit 1 cm messendem Stumpf; Rekanalisation und erneuter Reflux über diesen Punkt; CD

Die *Definitionen* eines Rezidivs sind in der Praxis sehr unterschiedlich. Für die Sonographie sollte als Rezidiv folgender Befund gelten:

- ▌ Reflux über den saphenofemoralen Übergang oder die Mündung der V. saphena parva nach Unterbrechung derselben, mit oder ohne Entfernung der Stammvene (sei es durch belassenen Stumpf oder Neovaskulogenese) (s. Kapitel 13.4.1und 13.4.2)
- ▌ Reflux mit Insuffizienzquelle in einer Stammvene nach proximaler Ligatur und/oder Exhairese (nicht „Abfluss", Unterschied s. Kapitel 3.2.2)
- ▌ (erneuter) Reflux in einer (behandelten) Perforansvene (s. Kapitel 13.4.3)
- ▌ Neubildung von Gefäßen in der Faszienloge (s. Kapitel 13.4.4)

- ▌ Sonographisch darstellbare Seitenäste mit Reflux, die vorher nicht darstellbar waren.

Gewiss sind einige dieser Befunde eher *Refluxpersistenzen* und keine echten Rezidive, wie z. B. präoperativ nicht erkannte Refluxquellen (z. B. Reflux aus dem kleinen Becken, über eine Perforansvene oder die Giacomini-Anastomose) bzw. nicht korrekt operierte Gefäße (Stumpf im Krossenbereich, zu weit distale Ligatur des saphenofemoralen Übergangs). Zwar wird über die Nomenklatur diskutiert, diese Befunde werden jedoch immer noch als Rezidiv bezeichnet, was sie klinisch gewiss sind, und daher hier auch als solche behandelt.

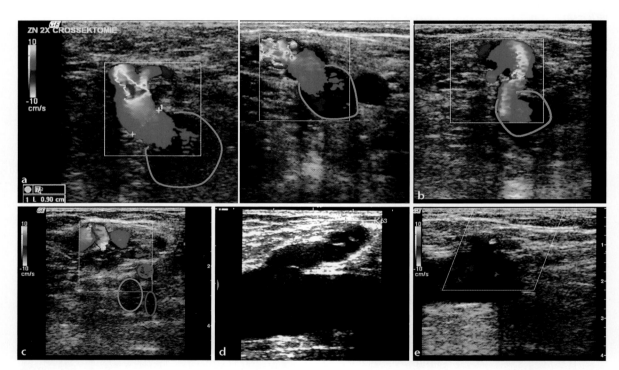

Abb. 13.8. Typische Befunde bei Rezidiven. **a** Links: Z. n. zweifacher Operation der Leiste mit OP-Bericht „Krossektomie"; klaffende, refluxive Mündung der V. saphena magna (Durchmesser 9,0 mm); rechts: Rezidiv mit belassenem Stumpf und vielen kleinen Ästen, blau umrandet ist jeweils die V. femoralis communis, ⊂CD⊃. **b** Rezidiv über einen belassenen Stumpf der V. saphena magna, der die V. saphena accessoria lateralis füllt und über diese neu gebildete Gefäße in der Faszienloge (s. **c** und ⊂CD⊃); wie in **a** entspringt der Reflux auch hier der V. femoralis communis (blau umrandet). **c** Selber Patient wie in **b** 3 cm weiter distal: es ist ein refluxiv gefülltes Konvolut in der Loge der Vv. saphenae magna und accessoria lateralis entstanden. **d** Z. n. Ligatur der V. saphena magna ca. 2 cm distal des saphenofemoralen Übergangs und Stripping der distalen V. saphena magna; am saphenofemoralen Übergang ist die Klappe zu sehen, aus dem distalen Ende des Stumpfes haben sich neue Seitenastkonvolute gebildet. **e** Längsschnitt durch die Leiste bei Z. n. Krossektomie und Stripping der V. saphena magna: zwar ist ein Stumpf sichtbar, über ihn fließen jedoch in der muskulären Diastole die belassenen Venensternseitenäste orthograd in die V. femoralis communis ab, es liegt kein Reflux vor (⊂CD⊃). Auf DVD-Film mit Befund nach Krossektomie ohne Stumpf und ohne Neo-Vasculogenese

13.4.1 Rezidiv nach Operation der Mündung der Vena saphena magna

Grundsätzlich ist ein Rezidiv im Bereich des saphenofemoralen Übergangs in zwei Gruppen aufzuteilen:
▮ Reflux aus der tiefen Beinvene
▮ Reflux aus Venensternseitenästen ohne Kontakt zur tiefen Beinvene.

▮ Reflux aus der tiefen Beinvene

Während der muskulären Diastole oder unter Valsalva-Manöver ist ein Reflux aus der tiefen Beinvene darstellbar (s. Abb. 4.2). Die tiefe Beinvene zeigt dabei eine rote Färbung oder einen retrograd gerichteten Fluss. Morphologisch kann man dabei zwei Möglichkeiten unterscheiden:
▮ Reflux über einen belassenen *Stumpf*: die Mündung der V. saphena magna ist gut, manchmal inkl. Schleusenklappe (Abb. 13.8) sichtbar. Aus dieser Mündung, die mehr oder weniger nah an der V. femoralis communis endet und Stumpf genannt wird, entstehen entweder Verbindungen zu Seitenastkonvoluten im Verlauf der entfernten V. saphena magna und im Unterhautfettgewebe oder zur

nicht entfernten V. saphena magna. In den 60er–80er Jahren wurde häufig die V. saphena magna am proximalen Oberschenkel unterbrochen; Rekanalisationen dieser Ligaturen sind typische Ursachen für Rezidive (Abb. 13.9).
▮ *Neovaskulogenese*: Gefäßneubildung kleinster Gefäßknäule, die sich aus der tiefen Beinvene über eine oder mehrere Verbindungen füllen (Abb. 13.10).
▮ Rezidive über *atypische Verbindungen* zum tiefen Venensystem, z. B. zwischen A. femoralis superficialis und A. profunda femoris (Abb. 13.11).

▮ Reflux aus dem Venenstern ohne Verbindung zur tiefen Vene

Bei 11% der Patienten mit Stammvarikose liegt laut Untersuchungen der Autorin ein Reflux aus dem kleinen Becken vor [56]. Diese Patienten können zusätzlich einen Reflux aus dem tiefen Venensystem über den saphenofemoralen Übergang haben oder auch nicht. Nach einer klassischen Krossektomie mit Unterbrechung der Venensternseitenäste können Rezidive über kleinste Gefäße im Narbenbereich in der Leiste auftreten, die aus den nach wie vor refluxiven pel-

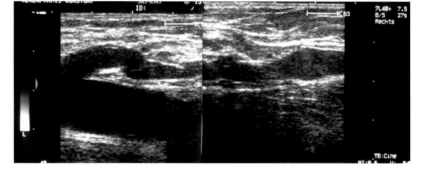

Abb. 13.9. Z. n. Ligatur und Durchtrennung der V. saphena magna eine Handbreit unter der Leistenbeuge Mitte der 80er Jahre; Rekanalisation und erneute Refluxbildung in der distalen V. saphena magna (CD)

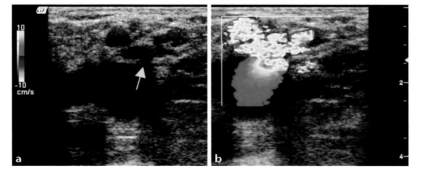

Abb. 13.10. Neovaskulogenese ohne Stumpf. **a** Auch ohne Farbe ist sichtbar, dass der Übergang aus der tiefen Beinvene über eine kleinste Verbindung stattfindet (Pfeil), **b** der Fluss in den kleinen Gefäßen ist turbulent und sehr schnell ((CD))

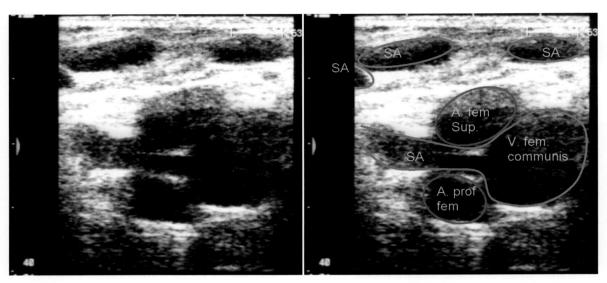

Abb. 13.11. Z.n. Krossektomie und Stripping der V. saphena magna; Rezidiv über ein atypisch mündendes Gefäß, Reflux aus der V. femoralis communis nach lateral, zwischen der A. femoralis superficialis und A. profunda femoris (SA = Seitenast) ⬤CD

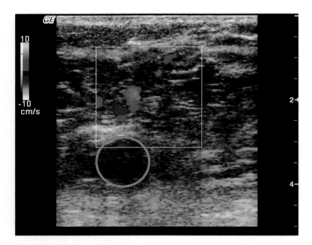

Abb. 13.12. Rezidiv mit sichtbaren Seitenästen am linken Oberschenkel nach Krossektomie und Stripping der V. saphena magna vor fünf Jahren; Reflux aus Venensternseitenästen ohne Reflux aus der V. femoralis communis (blau) ⬤CD

vinen Gefäßen gespeist werden. Eine Verbindung zum tiefen Venensystem liegt nicht vor; unter Valsalva- oder muskulären Provokationsmanövern findet man in der V. femoralis communis keinen sich in das oberflächliche Venensystem entleerenden retrograden Fluss (Abb. 13.12) [44].

Diese Unterscheidung der Morphologie eines Rezidivs ist für die weitere *Therapieindikation* sehr wertvoll. Die erste Gruppe lässt sich vergleichsweise einfach behandeln; für den Chirur-

gen ist es gut zu wissen, ob er einen Krossenstumpf oder ein Gefäßknäuel vorfinden wird. Bei Mündung zwischen den Arterien muss evtl. ein anderer Zugang gewählt werden. In der letzten Gruppe macht ein erneuter Eingriff in der Leiste kaum einen Sinn, da der Reflux von weiter proximal kommt.

Der Befund bei korrekt durchgeführter *Krossektomie ohne Rezidiv* ist eine glatte Venenwand der V. femoralis communis (s. Film 13.8 ⬤CD). De Maesener hat belegt, dass nach sechs Monaten im Bereich der Krosse bei Tendenz zur Neovaskulogenese diese bereits sichtbar ist [51].

13.4.2 Rezidiv an der Mündung der Vena saphena parva

Die Mündung der V. saphena parva in die tiefe Beinvene ist sehr variabel (s. Kapitel 2.5.1 und 8.3). Die Operation der V. saphena parva an der Mündung ist nicht so standardisiert wie der Eingriff am saphenofemoralen Übergang. Zwar ist deren Freilegung bis an die tiefe Beinvene gefordert, häufig wird jedoch bei Mündung oberhalb der Kniekehle ein Unterbrechen der V. saphena parva im Verlauf auf Höhe der Kniekehle mit distalem Stripping bevorzugt, was technisch viel einfacher zu bewerkstelligen ist.

In diesem Fall findet man bei Rezidiven klinisch sichtbare Seitenäste im Narbenbereich (Kniekehle), die sonographisch aus einem lan-

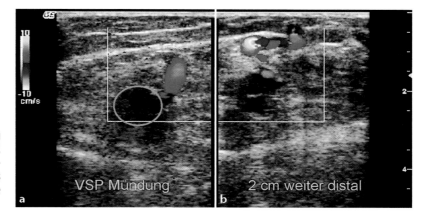

Abb. 13.13. Rezidiv an der Mündung der V. saphena parva. **a** Stumpf der V. saphena parva, V. poplitea (blau eingekreist); **b** Übertritt des Reflux aus dem Stumpf in epifasziale Seitenäste in der Kniekehle (CD)

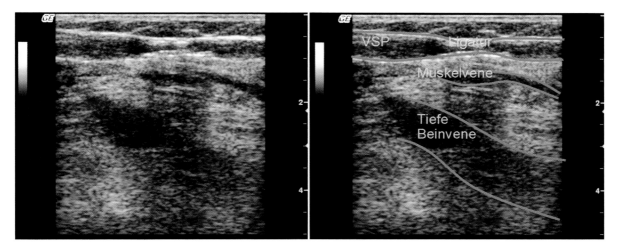

Abb. 13.14. Rezidiv nach Ligatur und Durchtrennung der V. saphena parva (VSP) im Verlauf (laut externem OP-Bericht wurde eine Krossektomie der V. saphena parva durchgeführt);

Längsschnitt durch das Knie und den Beginn der proximalen Wade, die ligierte Stelle stellt sich als kaliberreduziert, aber durchgängig dar. Die V. saphena parva ist refluxiv (CD)

gen *Stumpf* der V. saphena parva bis zur Unterbindungsstelle gefüllt werden (Abb. 13.13). Bei Ligatur der V. saphena parva im Verlauf ohne Exhairese eines Segments sind häufig Rekanalisationen zu beobachten (Abb. 13.14)

Es sind andere *Varianten* möglich, wie die Bildung eines Konvoluts aus kleinsten Gefäßen in der Kniekehle sowie der Reflux aus der belassenen Mündung in all den möglichen Spielformen der V. saphena magna (s. o.).

13.4.3 Rezidiv an einer Perforansvene

Perforansvenen sind häufige Refluxquellen bei Rezidiven, insbesondere die Dodd-Perforansvene bei Rezidiven am Oberschenkel und die Gruppe der Cockett- und paratibialen Perfo-

ransvenen an der Wade (Abb. 13.15). Sie können belassene Segmente der V. saphena magna oder Konvolute (in der Faszienloge oder epifaszial) füllen. Bei der Untersuchung nach Veneneingriffen ist das Aufsuchen der typischen Perforanslokalisationen zum Ausschluss einer Refluxquelle zwingend.

13.4.4 Rezidiv im Verlauf der entfernten Stammvene

In der Faszienloge kann nach Stripping-Verfahren ein Rezidiv oder eine belassene Vene vorliegen. Aufgrund ihrer Morphologie sind sie leicht zu unterscheiden: Rezidive bilden zum Teil bizarre *Konvolute* in der Loge (Abb. 13.16 a u. c), teils kleinste Gefäßbündel, die zunächst wie eine

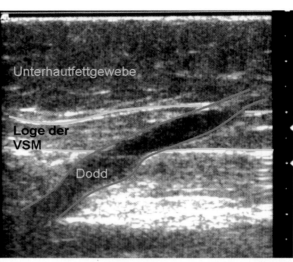

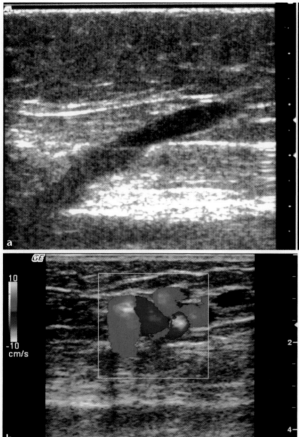

Abb. 13.15. Rezidive an Perforansvenen. **a** Z.n. Stripping der V. saphena magna (VSM), Rezidiv an der Oberschenkelinnenseite im Längsschnitt: Dodd-Perforansvene zieht durch leere Faszienloge durch und füllt einen Seitenast. **b** Z.n. Stripping der V. saphena magna, Längsschnitt am Oberschenkel: die Dodd-Perforansvene füllt ein Konvolut in der Faszienloge, das diese bald verlässt. ⏺CD: paratibiale Perforansvene mit Blow-out nach Stripping: im unbewegten Stehen wenig Fluss, nach Provokationsmanöver große Menge Pendelfluss

normale Vene aussehen. Erst im Farb-Duplex wird erkennbar, dass ein turbulenter Fluss in vielen kleinen Lumen vorliegt (Abb. 13.16b).

Belassene Stämme sehen so aus, wie unbehandelte Venen. Vor der Operation lag aller Wahrscheinlichkeit nach ein mehrstreckiger Reflux vor, beim Stripping-Verfahren ist die Sonde in die refluxiven, extrafaszialen Segmente gelangt und hat die orthograd fließende V. saphena magna in situ belassen. Juan hat belegt, dass diese Segmente nicht an der Entstehung von Rezidiven beteiligt sind [44].

13.4.5 Rezidiv ohne Verbindung zum tiefen Venensystem

Juan et al. haben ebenfalls belegt, dass bei 12% der Rezidive nach Stripping keine Verbindung zum tiefen Venensystem vorliegt. Es handelt sich meist um retikuläre Gefäße, die zu mehr oder weniger kaliberstarken sichtbaren und klinisch störenden Gefäßen zusammenfließen. Im Ultraschall muss die Refluxquelle gesucht werden – wird aber in diesen Fällen nicht gefunden. Typischerweise werden die Venen nach proximal hin immer verzweigter und dünner. Die Kurve im PW-Mode ist langsam und lang anhaltend. Die Autoren postulieren, dass es sich um den retrograden Abfluss aus den Gefäßen des Unterhautfettgewebes handelt, die keinen Anschluss mehr an die Drainage über die Stammvene finden [44].

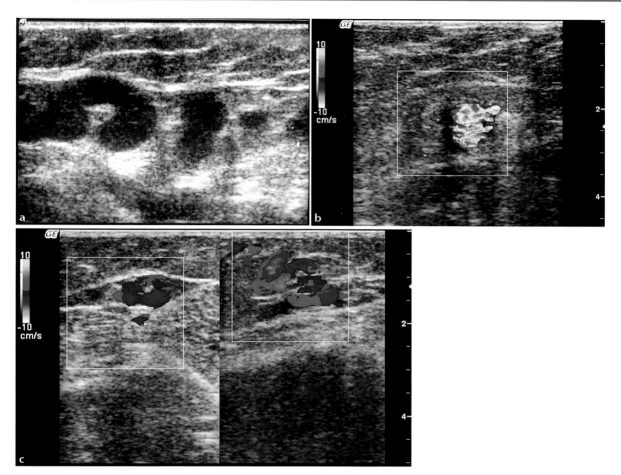

Abb. 13.16. Rezidiv in der Faszienloge. **a** Längsschnitt durch die Oberschenkelinnenseite bei Z. n. Stripping der V. saphena magna und klinischem Rezidiv an der Wadeninnenseite; Konvolutbildung in der Loge, wohl ausgehend aus Vasa vasorum der V. saphena magna (Querschnitt s. CD). **b** Querschnitt durch die Oberschenkelinnenseite bei Rezidiv nach Stripping der V. saphena magna: in der Loge zeigt sich im B-Bild ein Gefäß, bei Zuschalten der Farbe sieht man, dass es aus vielen kleinen Lumen besteht, die turbulent refluxiv sind (CD). **c** Rezidiv bei Z. n. Stripping der V. saphena parva, Querschnitt durch die Wadenrückseite, links oberes Drittel mit Konvolut in der Faszienloge, rechts im mittleren Drittel am Austritt des Konvoluts mit Reflux in Seitenäste im subkutanen Fettgewebe. CD: Faszienloge der V. saphena magna nach „komplettem" Stripping, Schallrichtung von proximal nach distal; die V. saphena magna „erscheint" plötzlich (ist an dieser Stelle nicht entfernt), ist nicht refluxiv und geht nach ein paar Zentimeter in einen minimal refluxiven Seitenast über, der das Blut aus der Vene drainiert, distal davon ist die Faszienloge wieder leer

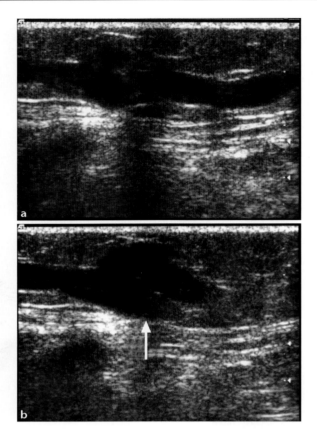

Abb. 13.17. a Längsschnitt durch die Oberschenkelinnenseite bei Z. n. Verödung von Seitenästen der V. saphena magna an der Wade: die V. saphena magna zeigt eine Unregelmäßigkeit in ihrem normalerweise glatten Verlauf, sie ist insgesamt refluxiv; **b** selber Befund wie in **a**, leicht schräg angeschnitten: die V. saphena magna ist an einer Stelle im Verlauf komplett unterbrochen (Pfeil), ein gedehnter Seitenast überbrückt den Verschluss

13.4.6 Rezidiv nach Verödung

Die sonographische Untersuchung der Venen bei Z. n. Verödung kann beschwerlich sein. Dies ist besonders dann der Fall, wenn mit hypertonen Lösungen (Kochsalz) die V. saphena magna verödet werden sollte. Im Verlauf der untersuchten Gefäße verschwinden diese sprunghaft – auch ohne einen ersichtlichen Seitenast, der das Blutvolumen übernimmt, um weiter distal erneut zu erscheinen. Die Suche nach der Refluxquelle in einem Seitenast, wie unter Kapitel 10.3 beschrieben, ist kaum möglich. Im Fall der Verödung von Stammvenen sind Wandunregelmäßigkeiten wie bei Z. n. Phlebitis (s. Kapitel 11) sichtbar. *Bizarre Bilder* (Abb. 13.17) sind die Folge.

14 Tiefe Beinvenen

14.1 Anatomie des tiefen Venensystems

Das tiefe Venensystem des Beins besteht aus allen Venen, die *innerhalb der Muskelfaszie* verlaufen. Dies sind die Perforansvenen, die Muskelvenen und die längs verlaufende Achse der drei Unterschenkelvenen (Vv. tibiales anteriores und posteriores sowie Vv. fibulares), der V. poplitea, der Vv. femorales superficialis und communis sowie der V. profunda femoris (Abb. 14.1 und s. Abb. 2.25–2.29).

Die tiefen Beinvenen der Wade begleiten die gleichnamigen Unterschenkelarterien und sind paarig angelegt, ihr Mündungsabschnitt ist unpaar und deren Höhenlokalisation variabel. Es können einzelne Gruppen dreifach angelegt sein, aber auch komplett fehlen. Im Rahmen der Thrombosediagnostik am *Unterschenkel* sind die posteriore sowie die fibulare Venengruppe am bedeutendsten.

Die *Vv. tibiales posteriores* steigen in der medialen Wadenloge auf und vereinigen sich mit den Vv. fibulares zum Truncus tibiofibularis. Sie nehmen Perforansvenen aus der hinteren Bogenvene und aus der V. saphena magna auf (s. Kapitel 2 und 9). Sonographisch sind sie am besten von medial darstellbar, im distalen Drittel liegen sie relativ oberflächlich und fallen im Stehen durch ihre paarige Anlage und die zentral liegende Arterie besonders auf (Abb. 14.2 a).

Die *Vv. tibiales anteriores* sind meist kleinkalibrig und duplexsonographisch nicht immer sicher auszumachen. Sie verlaufen ventral der Membrana interossea und sind sonographisch am besten darzustellen, wenn man den Schallkopf lateral der Tibiakante im Querschnitt anlegt (Abb. 14.2 b und c). Im oberen Drittel der Wade treten sie durch die Membrana interossea nach dorsal, wo sie sich in variabler Höhe unterhalb bis oberhalb der Kniekehle mit dem

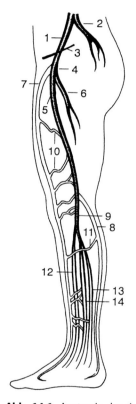

Abb. 14.1. Anatomie der tiefen Beinvenen. Schemazeichnung des tiefen und oberflächlichen Venensystems der unteren Extremität: *1* V. iliaca externa; *2* V. iliaca interna; *3* Lig. inguinale; *4* V. femoralis communis; *5* V. femoralis superficialis; *6* V. profunda femoris; *7* V. saphena magna; *8* V. saphena parva; *9* V. poplitea; *10* Perforansvenen; *11* V. communicans superficialis; *12* V. tibialis anterior; *13* V. tibialis posterior; *14* V. fibularis (mit freundlicher Genehmigung des Springer Verlags aus [84])

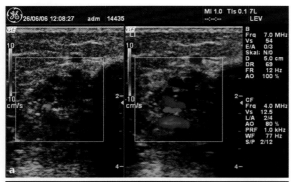

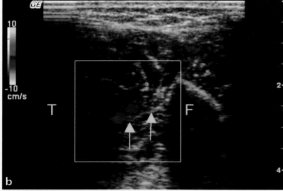

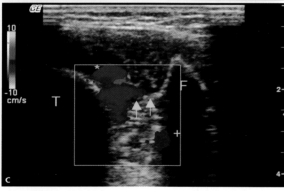

Abb. 14.2. a Querschnitt durch die Wadeninnenseite im distalen und mittleren Drittel im Stehen; Darstellung der A. tibialis posterior mit ihren Begleitvenen: links in Ruhe (rot die A. tibialis, daneben die beiden Venen), am Rand des Farb-Duplex-Fensters die V. saphena magna; rechts während muskulärer Systole, die Vv. tibiales posteriores sind blau überzeichnet. **b** Querschnitt durch die Vorderseite der Wade im Stehen; der Schallkopf ist lateral der Tibiakante angesetzt: Darstellung der Vv. tibiales anteriores in muskulärer Systole (blau) zwischen Tibia (T) und Fibula (F), ventral der Membrana interossea (Pfeile). **c** Querschnitt lateral der Tibiakante während der muskulären Systole: Darstellung der Vv. tibiales anteriores mit A. tibialis anterior (*), zusätzlich ist der distale Anteil der Vv. fibulares (+) jenseits der Membrana interossea (Pfeile) sichtbar

Truncus tibiofibularis vereinen und die V. poplitea bilden.

Die *Vv. fibulares* ziehen auf der Rückseite der Membrana interossea medial der Fibulakante nach proximal. In ihrem Verlauf nehmen sie Blut aus den Muskelvenen auf und sind oft erst proximal eindeutig zu identifizieren; dort bilden sie die Unterschenkelvenengruppe mit dem größten Kaliber [8]. Sonographisch werden sie von dorsal dargestellt.

Von den *Muskelvenen* der Wade haben die im Stehen oft großvolumigen Vv. gastrocnemiae und soleae eine größere klinische Bedeutung: sie sind häufig der Ausgangspunkt einer tiefen Beinvenenthrombose. Die Gastrocnemiusvenen münden isoliert oder gemeinsam mit der V. saphena parva in einem spitzen Winkel in die V. poplitea (s. Kapitel 8.5 und Abb. 8.14–8.17).

Der *Truncus tibiofibularis* geht nach Aufnahme der Vv. tibiales anteriores in die V. poplitea über. Die Kenntnis der Variationen in diesem Bereich ist für die Thrombosediagnostik wichtig. Nach Kubik [49] gibt es in der Kniekehle nur in 55% der Fälle einen einzigen tiefen Venenstamm, in 40% finden sich zwei Stämme, die in die meist einfach angelegte V. femoralis superficialis münden. In etwa 2% gehen gedoppelte Stämme in eine gedoppelte V. femoralis superficialis über, in 5% der Fälle finden sich 3 oder mehr tiefe Venenstämme in der Fossa poplitea. Zusätzlich können in der Fossa poplitea die V. Giacomini und die V. saphena parva verlaufen (s. Kapitel 8).

Am Oberschenkel ist die *V. femoralis superficialis* die proximale Verlängerung der V. poplitea. Sie zieht um den Femur nach medial und hier bis zur Leiste. Etwa 2–7 cm distal der Leiste nimmt sie die V. profunda femoris auf und wird dann zur V. femoralis communis (s. Abb. 7.20). Eine doppelt angelegte V. femoralis superficialis (Abb. 14.3) spielt bei der Thrombosediagnostik eine wichtige Rolle.

Die *V. profunda femoris* ist meist nur in ihrem proximalen Abschnitt sonographisch darstellbar. Sie mündet von dorsolateral in die V. femoralis superficialis (s. Abb. 7.20).

Die *V. femoralis communis* nimmt sowohl die V. saphena magna als auch einzelne direkt in die tiefe Beinvene mündende Äste des Venensterns auf und zieht unter dem Leistenband nach proximal, wo sie in die V. iliaca externa übergeht.

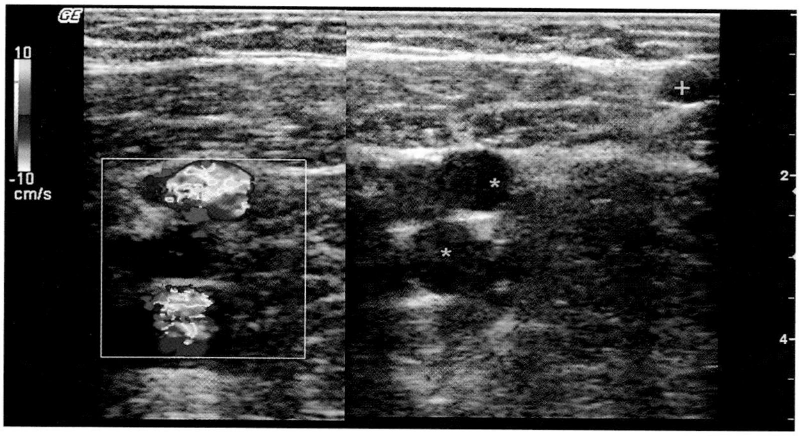

Abb. 14.3. Querschnitt durch den Oberschenkel mit Darstellung einer gedoppelten V. femoralis communis (*) während muskulärer Systole (links) und im B-Bild (rechts), ca. 5 cm weiter distal; ebenfalls im Bild sichtbar ist die V. saphena magna (+) (auf CD weitere Doppelungen der Vv. femoralis und poplitea mit Thromben in einem der beiden Lumen)

14.2 Diameter-Normwerte wichtiger Venen mit Korrelationen zu anthropometrischen Daten

Die bisher in der Literatur publizierten Diameter-Angaben der V. femoralis communis, V. femoralis (V. femoralis superficialis), V. poplitea und V. saphena magna weisen eine hohe Varianz auf. Da keine systematischen Untersuchungen über Diameter-Normwerte mit angemessen großen Fallzahlen vorliegen, wurde bei gesunden Probanden im Alter zwischen 20 und 65 Jahren (ohne Varikose und ohne große Abweichungen von Körpergröße und Body-Mass-Index) eine standardisierte Erhebung durchgeführt [53].

Jeweils 33 Männer und Frauen, die im üblichen Sinne gesund waren und keine relevante Varikose, insbesondere keine Stammvarikose, und kein postthrombotisches Syndrom aufwiesen, wurden untersucht (Seitenastvarikose war kein Ausschlusskriterium). Es wurde jeweils der Innendurchmesser der Vene im optimierten Längsschnitt als auch im Querschnitt bestimmt. Der Durchmesser wurde an mindestens drei, meist an fünf gut abgrenzbaren Stellen gemessen und dann als Mittelwert für jeden Probanden angegeben. Die Venen wurden von zwei Untersuchern jeweils auf der rechten Körperseite analysiert (orientierende Voruntersuchungen hatten ergeben, dass keine relevanten Durchmesserunterschiede zwischen rechts und links bestanden). Die Raumtemperatur wurde während der Untersuchungsserie bei 24 Grad konstant gehalten. Die Patienten wurden im Stehen und unter den Bedingungen des Valsalva-Manövers untersucht.

Tabelle 14.1. Durchmesser der Venen im Stehen

Beingefäße	Durchmesser in mm	
	Männer (n = 33)	Frauen (n = 33)
▌ V. iliaca externa	16,2 ± 1,5	14,9 ± 2,2
▌ V. femoralis communis	16,0 ± 1,2	14,5 ± 1,9
▌ V. femoralis superficialis	8,4 ± 1,4	7,3 ± 1,3
▌ V. poplitea	8,8 ± 1,0	7,3 ± 1,3
▌ V.-saphena-magna-Mündung	9,0 ± 1,9	7,8 ± 1,6
– Krosse	7,4 ± 1,3	6,4 ± 1,3
– proximal	5,3 ± 1,0	4,5 ± 0,7

(Unterschiede Männer zu Frauen statistisch signifikant)

Tabelle 14.2. Korrelationen der Durchmesser zu Body-mass-Index und Körpergewicht

	Männer	Frauen
Korrelation zum Body-mass-Index		
▌ V. femoralis communis	(+) (r = 0,41; p < 0,02)	++ (r = 0,55; p < 0,001)
▌ V. femoralis superficialis	0	(+) (r = 0,4; p < 0,02)
Korrelation zum Körpergewicht		
▌ V. femoralis communis	? (r = 0,32; p < 0,07)	++ (r = 0,61; p < 0,001)

Die Durchmesser der V. femoralis communis wurden unmittelbar proximal der Mündung der V. saphena magna, die der Vena femoralis superficialis in Oberschenkelmitte, die der V. poplitea in ihrem mittleren Bereich und die der V. saphena magna mündungsnah, in der Mitte der Krosse und unmittelbar distal der Krosse vermessen (Tabelle 14.1). Die Ergebnisse wurden als Mittelwert mit Standardabweichung angegeben und mit Alter, Körperlänge, Körpergewicht und Body-mass-Index korreliert (Tabelle 14.2).

Die Gefäßdiameter waren bei Männern ausnahmslos größer als bei Frauen, im Mittelwert handelt es sich um eine Differenz von 14%. Dieser Unterschied war statistisch signifikant. Enge Beziehungen zwischen Venendiameter und anthropometrischen Daten fanden sich besonders bei Frauen, bei denen eine hoch signifikante positive Korrelation zwischen dem Durchmesser der V. femoralis communis und dem Körpergewicht sowie dem Body-mass-Index bestand. Bei Männern wurde eine nur schwache Korrelation zwischen dem Durchmesser der V. femoralis communis und dem Body-mass-Index gefunden. Bei der V. femoralis superficialis und dem Body-Mass-Index fand sich lediglich bei Frauen eine schwache Korrelation (Tabelle 14.2).

Bei längeren Gefäßen muss die Messstelle ausreichend genau definiert werden, die Vermessung der Beinvenen sollte unter orthostatischer Füllung und kontrollierter Raumtemperatur erfolgen. Langjährig betriebener intensiver Ausdauersport führt zu einer Dilatation der proximalen Beinarterien und Venen.

Interessanterweise wurde bei der vorliegenden Erhebung keine Korrelation zwischen Körperlänge und Venendiameter gefunden, die eine mögliche Erklärung für den Geschlechterunterschied erbrächte. Dieses Ergebnis war insofern überraschend, als längere Gefäße einer größeren orthostatischen Druckbelastung ausgesetzt sind [53].

14.3 Tiefe Beinvenen- und Muskelvenenthrombose

14.3.1 Definition der tiefen Beinvenenthrombose

Im klinischen Alltag wird mit dem Begriff *tiefe Venenthrombose* die Gerinnselbildung im tiefen Venensystem der unteren Extremität zusammengefasst.

Vielerorts wird die *Ausdehnung* einer Thrombose etagenweise abgegrenzt. So wird eine distale Thrombose als 1-Etagenthrombose bezeichnet, wenn sich das proximale Thrombusende distal der V. poplitea befindet. Bei einer 2-Eta-

Tabelle 14.3. Etageneinteilung der tiefen Beinvenenthrombose

Bezeichnung	Lokalisation der Thrombose	Thrombusende
1-Etagenthrombose	beschränkt auf die Wade	distal der V. poplitea
2-Etagenthrombose	Wade und V. poplitea	in der V. poplitea
3-Etagenthrombose	Wade, V. poplitea und Oberschenkel	in der V. femoralis superficialis bzw. V. femoralis communis
4-Etagenthrombose	Wade, V. poplitea, Oberschenkel, kleines Becken	in der V. iliaca vor Einmündung in die V. cava inferior

genthrombose endet das proximale Thrombusende in der V. poplitea. Ist die V. femoralis bis zum Leistenband thrombosiert, wird von einer 3-Etagenthrombose gesprochen. Eine Thrombose über 4 Etagen entspricht einer Beckenvenenthrombose: hier befindet sich das Thrombusende vor Einmündung in die V. cava inferior (Tabelle 14.3).

Im Regelfall entwickeln sich Thrombosen aus dem Unterschenkel *aszendierend* nach proximal, seltener deszendieren sie aus den Beckenvenen nach distal oder bilden sich lokalisiert am Oberschenkel (s. Kapitel 14.3.4). Dieser Umstand charakterisiert die Thrombose als dynamischen Vorgang mit Propagation (Thrombusapposition) sowie Regression (Rekanalisation durch Lyse).

14.3.2 Apparative Diagnostik

Die für die Ausschlussdiagnostik und/oder Diagnosestellung einer tiefen Beinvenenthrombose früher gebräuchliche *CW-Dopplersonographie* hat aufgrund fehlender bildlicher Darstellung nur eingeschränkte Aussagekraft. So kann es beispielsweise bei gedoppelter oder auch dreifacher Anlage einer Vene dann zu Fehldiagnosen kommen, wenn bei thrombotischem Verschluss nur einer dieser Venen die offene Vene einen Normalbefund suggeriert, die thrombosierte Vene jedoch fehlender Bildinformation wegen nicht erkannt wird. Zudem sind die in den einschlägigen Lehrbüchern genannten Kriterien der CW-Dopplersonographie für die Diagnosestellung ausgesprochen untersucherabhängig, weshalb das Risiko von Fehlinterpretationen hoch ist. Während am betroffenen Bein die diagnostische Sicherheit im Bereich der proximalen Venen mit einer Sensitivität von (höchstens) 80–85% und einer Spezifität von etwa 85% noch relativ günstig ist, sind Sensitivität und Spezifität nach Erhebungen Wuppermanns im Unterschenkel inakzeptabel niedrig.

Aufgrund der höheren diagnostischen Genauigkeit und inzwischen auch allgemeinen Verfügbarkeit der *B-Bild-* und *Duplexsonographie* sollten nur noch diese Techniken zur Thrombosediagnostik eingesetzt werden. Insbesondere die venöse Kompressionssonographie und deren systematisierte Anwendung, die so genannte komplette Kompressionssonographie (CCUS = complete compression ultrasound), haben die Röntgenphlebographie, die seit ihrer Einführung jahrzehntelang den Goldstandard in der Thrombosediagnostik darstellte, weitestgehend als „golden back-up" in den Hintergrund gedrängt [76]. Dies hat zu einem Wechsel der Untersuchungsindikation vom phlebographischen Thrombose*nachweis* zum sonographischen Thrombose*ausschluss* geführt. Als weitere Pluspunkte der Kompressionssonographie sind deren fehlende Invasivität sowie der sich aus der Mobilität des Ultraschallgeräts im klinischen Alltag ergebende praktische Vorteil der Diagnosestellung vor Ort zu nennen.

Als verbleibende Indikationen für eine konventionelle *Phlebographie* zum Ausschluss einer Thrombose sind lediglich nicht aussagekräftige kompressionssonographische Befunde sowie gutachterliche Fragen zu nennen [83].

14.3.3 Sonographische Kriterien der Thrombose

Das wesentliche, wissenschaftlich validierte Ausschlusskriterium einer Thrombose ist die bei quer zum Venenverlauf aufgesetztem Schallkopf im B-Bild erreichte *vollständige Komprimierbarkeit der Vene* (Abb. 14.4 und 5.10), nicht jedoch die Wegdrückbarkeit des Farbsignals. Jede durch eine Aussparung des Venenlumens verhinderte komplette oder inkomplette Komprimierbarkeit eines Venensegments ist durch Variation der Schallkopfposition bzw. der Kompressionsrichtung zu reproduzieren [83].

Bei schlechter Qualität des B-Bilds kann die Hinzunahme der *Farbkodierung* in Verbindung mit distal des Schallkopfs durchgeführter manueller Kompression durch Flussakzeleration die diagnostische Aussage verbessern. Einmündun-

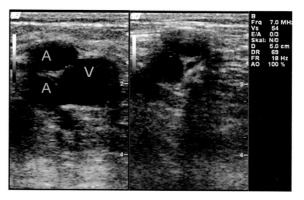

Abb. 14.4. Querschnitt durch die rechte Leiste mit sonographischer Darstellung einer unauffälligen V. femoralis (V) im Liegen ohne (links) und mit Kompression (rechts); Nebenbefund: leichte Wandverkalkung der Arterien (A). Im Liegen lässt sich die Vene leicht komprimieren, die Lumen der Arterien bleiben vom Druck unberührt. Im Stehen ist die Vene gefüllter, der erforderliche Druck zum Komprimieren der Venen höher, weshalb gelegentlich auch die Arterien verschlossen werden (auf **CD** Darstellung in FKDS)

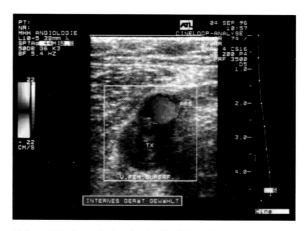

Abb. 14.5. Querschnitt durch die linke Leiste mit sonographischer Darstellung einer frischen Thrombose der V. femoralis. Auffällig ist der im Vergleich zur begleitenden Arterie (rot) vergrößerte Durchmesser der Vene, der im Liegen üblicherweise geringer ist (s. Abb. 5.3 a u. b)

gen der Vv. saphenae magna bzw. parva in das tiefe System sollten auch im Längsschnitt untersucht werden [85]. Hierdurch können ggf. aus der Stammvene in die tiefe Vene aszendierte Thrombusteile trotz scheinbarer Kompressibilität der tiefen Vene besser dargestellt werden (s. Kapitel 11). Aus der Echogenität eines Thrombus kann kein sicherer Rückschluss auf das Thrombosealter gezogen werden.

Wenngleich noch nicht ausreichend validiert, können doch *sonographische Nebenkriterien* die

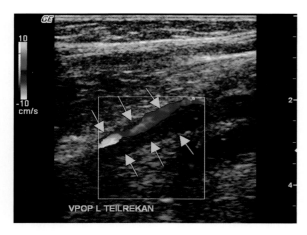

Abb. 14.6. Längsschnitt durch die Fossa poplitea während muskulärer Systole bei seit 6 Wochen bestehender Thrombose der V. poplitea (Pfeile); ein Teil der V. poplitea ist rekanalisiert

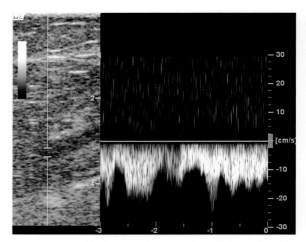

Abb. 14.8. Konstanter orthograder Fluss in der V. poplitea bei Verschluss der V. femoralis superficialis (auf **CD** zum Vergleich Fluss am gesunden Bein); der Fluss ist nicht atemmoduliert und wird durch Provokationsmanöver nicht beschleunigt

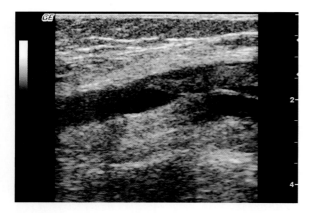

Abb. 14.7. Längsschnitt durch die Rückseite des distalen Oberschenkels, Darstellung der V. poplitea (rechter Bildrand), des Übergangs in die V. femoralis superficialis und des proximalen Endes eines Thrombus

ze hat keinen Einfluss auf die Prognose der Erkrankung

▌ bei Verschluss oder starker Abflussbehinderung *Aufhebung der Atmungsmodulation* und konstanter orthograder Fluss in einer distal gelegenen tiefen Vene unabhängig von deren Lage und den eingesetzten Provokationsmanövern (Abb. 14.8 und 6.7).

14.3.4 Standarduntersuchung, Schallkopfwahl und Körperposition

Nach den von der Deutschen Gesellschaft für Angiologie 2005 verabschiedeten *Empfehlungen zur Qualitätssicherung* in der vaskulären Ultraschalldiagnostik werden zum Ausschluss einer Thrombose bei den Beinvenen standardmäßig untersucht: die Vv. femorales communis, superficialis und poplitea, die Mündungsregion der Vv. saphenae magna und parva, ggf. die V. iliaca und die V. profunda femoris sowie die Unterschenkelvenen. Der Untersuchungsablauf sollte indikationsbezogen von proximal nach distal erfolgen.

Die Untersuchung der tiefen Beinvenen am *Oberschenkel* erfolgt beim mit erhöhtem Oberkörper liegenden Patienten mittels 4–7-MHz–Ultraschallsonde mit leicht nach außen rotiertem Bein. Von der Leiste ausgehend werden die zu untersuchenden Venensegmente wie oben genannt jeweils im Querschnitt kontinuierlich ge-

Diagnose sichern und sollten entsprechend dokumentiert werden:

▌ bei akuter Thrombose im Vergleich zur korrespondierenden Arterie bei der Untersuchung im Liegen die Zunahme des *Gefäßdiameters* (Abb. 14.5)

▌ bei älterer Thrombose echoreiche Binnenmuster im Venenlumen (Abb. 14.6) sowie ggf. farb-duplexsonographisch nachgewiesene Änderungen der Strömungsrichtung von *Kollateralgefäßen*

▌ bei *akuter* Thrombose Darstellung der *Thrombusspitze* im Längsschnitt zur Dokumentation des proximalen Thrombusendes (Abb. 14.7); ein Flottieren der Thrombusspit-

schallt, indem die Vene in ihrem Verlauf inter-
mittierend gegen den Femur komprimiert wird.
Im Bereich des Adduktorenkanals lässt sich das
Gefäß besser untersuchen, wenn es nicht direkt
mittels Schallkopf gegen den Hintergrund, sondern umgekehrt mit der freien Hand des Untersuchers von dorsal gegen den ventral aufgelegten Schallkopf gepresst wird. Je nach Fragestellung sollte auch die V. profunda femoris zumindest im Mündungsbereich (ggf. auch im Längsschnitt) untersucht werden, da hier insbesondere nach hüftchirurgischen Eingriffen Thrombosen entstehen können [21].

Zur Untersuchung der *V. poplitea* empfiehlt
sich die Bauchlage mit einer Rolle unter den
Füßen, ersatzweise die Seitenlage. Bei immobi-
len Patienten bleibt nur die Rückenlage mit an-
gewinkelten Beinen. Der Schallkopf wird in der
Kniekehle angesetzt und nach proximal sowie
distal bewegt. Ziel sollte es hierbei sein, eine
ausreichende Überschneidung mit der distalen
V. femoralis zu erreichen: dies ist mitunter im
Sitzen schwierig, aber grundsätzlich ebenfalls
möglich.

Die Untersuchung der *Unterschenkelvenen* erfolgt vorzugsweise im Sitzen mit locker hängen-
dem Bein. Am Unterschenkel werden vor allem
Thrombosen in der fibularen und posterioren
Gruppe gesehen, isolierte Thrombosen in der
anterioren Gruppe sind selten. Bei lokalisiertem
Schmerz bzw. Druckschmerz sollte an eine Per-
forans- oder Muskelvenenthrombose gedacht
werden (s. Kapitel 9 und 14.3.6).

Da aus heutiger Sicht bei einem Verdacht auf
eine ambulant erworbene Thrombose im Allgemeinen keine zwingende Indikation mehr für
strikte Bettruhe besteht, ist in der Praxis eine
Untersuchung im Stehen erlaubt. Die Venen sind
stärker gefüllt und besonders die Unterschenkelvenen dadurch leichter zu finden. Nachteilig
wirken sich Füllung und Muskelspannung auf
die Komprimierbarkeit aus, daher ist eine Kombination aus Stehen und Sitzen sinnvoll.

Gemäß einer Empfehlung des „Arbeitskreises
vaskulärer Ultraschall" der „Deutschen Gesellschaft für Ultraschall in der Medizin" ist bei
nachgewiesener Thrombose aufgrund einer Koinzidenz von 20% im *kontralateralen Bein* auch
das asymptomatische Bein zu untersuchen [83].
Problematisch ist die Empfehlung, bei der Untersuchung des Oberschenkels lediglich an zwei
Lokalisationen jeweils die V. femoralis (communis) und die V. poplitea zu komprimieren. Das
Ziel, durch diese Strategie die Untersuchungs-

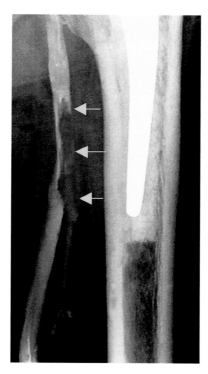

Abb. 14.9. Phlebographische Darstellung einer segmentalen
Thrombose der V. femoralis nach orthopädischem Eingriff

zeit zu verkürzen, wird mit dem hohen Risiko
erkauft, segmental begrenzte Thrombosen (Abb.
14.9) oder aus Perforansvenen in das tiefe System vorwachsende Thrombosen zu übersehen
und ist deshalb abzulehnen [3].

Aufgrund der inzwischen erreichbaren hohen
Spezifität des kompressionssonographischen
Thrombosenachweises in den *Unterschenkelve-
nen* von weit über 90% ist die Untersuchung des
Unterschenkels beim Ausschluss einer Throm-
bose in jedem Fall einzubeziehen [42].

14.3.5 Fehlermöglichkeiten

Bei einer *sehr frischen Thrombose* kann die Vene
bei starkem Anpressdruck des Schallkopfs und
dadurch bedingter Verdrängung des noch „weichen", nicht retrahierten thrombotischen Mate-
rials auch noch komprimierbar sein. Auf der
anderen Seite können nicht thrombosierte Venensegmente bei kräftiger Muskulatur und
ungünstigem Kompressionswinkel, z.B. im Bereich des Adduktorenkanals oder in der fibularen Gruppe, lediglich als nicht kompressibel erscheinen.

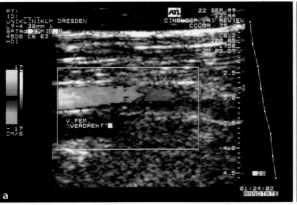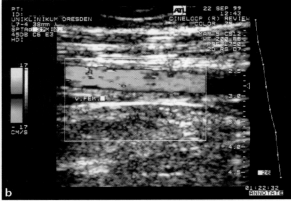

Abb. 14.10. Fallstrick bei longitudinaler Darstellung der V. femoralis: aufgrund des nicht linearen Venenverlaufs wird ein thrombotischer Verschluss suggeriert (**a**), erst nach Korrektur der Schallkopfposition wird ein ungestörtes Farbsignal deutlich (**b**)

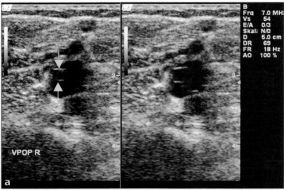

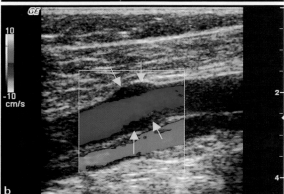

Abb. 14.11. a Querschnitt durch die Kniekehle mit Darstellung der V. poplitea, in deren Lumen echodichte Strukturen zur Darstellung kommen (Pfeile) (auf ⬤CD Längsschnitt und Filmsequenz); **b** Längsschnitt durch die Fossa poplitea während muskulärer Systole: der blau dargestellte Blutfluss spart einen Bereich der V. poplitea aus (Pfeile); im B-Bild (⬤CD) zeigt sich, dass hier die Klappensegel umflossen werden

Die *longitudinale Schallkopfposition* bei der Untersuchung der V. femoralis kann bei nicht geradlinigem Verlauf des Gefäßes einen thrombotischen Verschluss suggerieren; nur durch quer aufgelegten Schallkopf wird dieser Fehler sicher vermieden (Abb. 14.10).

Venenklappen können intravasale Gerinnsel vortäuschen. Ein veränderter Projektionswinkel bzw. der Wechsel der Darstellungsachse (Abb. 14.11 a) sowie das Ausschalten der Farbe (Abb. 14.11 b) als auch die Kompressionssonographie klären die Frage.

14.3.6 Muskelvenenthrombose

Aufgrund der dort häufigen Thromboselokalisation sollten Muskelvenen des Unterschenkels in das Untersuchungsprotokoll eines Thromboseausschlusses aufgenommen werden [42]. Die Muskelvenen sind wegen ihrer speziellen hämodynamischen Situation, die sich aus der Muskelarbeit ergibt, als *eigene Venengruppe* zu betrachten. Sie unterscheiden sich von anderen Venen durch ihren dichten Klappenbesatz und infolge zahlreicher Zuflüsse durch die schnelle Erweiterung des Gefäßstammes [77].

Bei den Muskelvenenthrombosen im Unterschenkel handelt es sich im Wesentlichen um Thrombosen des *Soleus-* und *Gastrocnemiusvenensystems*. Wie bei der tiefen Beinvenenthrombose erfolgt der Ausschluss einer Muskelvenenthrombose kompressionssonographisch (Abb. 14.12). Die Untersuchung bei der Evaluation der Muskelvenen unterscheidet sich nicht vom Vorgehen bei der Beschallung des tiefen Venensys-

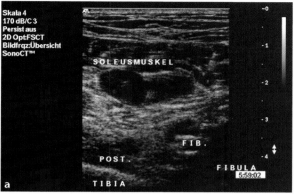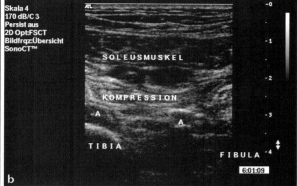

Abb. 14.12. Kompressionssonographische Darstellung einer Venenthrombose im Musculus soleus ohne (**a**) und mit (**b**) Kompression (CD mit freundlicher Genehmigung von Prof. Schellong, Dresden)

tems des Unterschenkels [77]. Wahrscheinlich wird die Diagnostik von Muskelvenenthrombosen im Vergleich zur reinen B-Bild-Technik durch Verwendung von Tissue Harmonic Imaging (THI) oder Ultraschall-CT-Technik (Cross Beam) erleichtert (s. Kapitel 1.3) [45].

14.4 Duplexsonographie bei Zustand nach tiefer Beinvenenthrombose

Nach einer tiefen Beinvenenthrombose kann das betroffene Venensegment *postthrombotische Veränderungen* aufzeigen: permanenter Verschluss, teilweise Rekanalisation mit wandständigem Restthrombus oder lediglich Wandunregelmäßigkeiten. Es ist auch möglich, keine sonographisch darstellbaren Veränderungen an der Venenwandmorphologie zu finden. Zusätzlich kann sich eine dauerhafte Klappeninsuffizienz im tiefen Venensystem einstellen.

Beim stehenden Menschen soll das Blut in jeder Vene ausschließlich von distal nach proximal transportiert werden. Der Begriff chronische Veneninsuffizienz bezeichnet jeden Grad der *Verminderung des venösen Abstroms* nach proximal bis hin zum Reflux nach distal. Reflux in einem Venensegment führt im abhängigen Stromgebiet zur Entwicklung einer venösen Hypertension mit der Konsequenz einer Stauungssymptomatik. Die Symptomatik wird weniger durch die Ursache der Abstrombehinderung als durch die lokale Manifestation der venösen Hypertension bestimmt. Pathophysiologisch lassen

sich drei Ursachengruppen der chronischen Veneninsuffizienz gegeneinander abgrenzen:
▮ *Obstruktion* des venösen Abstroms nach thrombotischem Verschluss proximaler Venensegmente
▮ *Reflux* im tiefen Venensystem aufgrund von Klappendestruktion nach tiefer Venenthrombose oder Druck- bzw. Volumenüberlastung bei primärer Varikose
▮ *Behinderung der peripheren Muskel-Venenpumpe* bei eingeschränkter Dorsalextension und/oder -flexion des Fußes.

Das Vorhandensein eines Reflux im tiefen Venensystem ist eng mit der chronischen venösen Hypertension verknüpft, der klinische Komplex wird als *postthrombotisches Syndrom* bezeichnet.

Die duplexsonographische Untersuchung bei chronisch venöser Insuffizienz dient der Darstellung *alter thrombotischer Veränderungen* nach tiefer Venenthrombose zur Differenzierung des postthrombotischen Syndroms von der primären Varikose. In der Praxis werden die am besten zugänglichen und technisch zuverlässig darstellbaren Markersegmente untersucht: Vv. femoralis und poplitea, ggf. die Vv. fibularis oder tibialis posterior.

Mit dem Valsalva-Manöver lassen sich nur zwerchfellnahe Venenklappen auf ihre Schlussfähigkeit überprüfen, die Funktion der Venenklappen peripherer Venensegmente lässt sich hingegen mit dem Valsalva-Manöver nicht beurteilen. Für distale Venenabschnitte sind *Provokationsmanöver* in Form proximaler oder distaler Kompression erforderlich. Dies ist entweder ma-

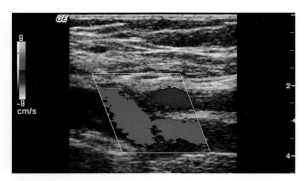

Abb. 14.13. Längsschnitt durch die Leiste mit Darstellung einer gedehnten V. profunda femoris (rot) bei Z. n. Thrombose der V. femoralis superficialis (rekanalisiert, blau). In beiden Venen nun orthograder Fluss (CD)

nuell, mit Hilfe von Manschetten oder durch eigene Muskelaktivierung möglich (s. Kapitel 6).

Das Vorhandensein eines *pathologischen Reflux* wird anhand einer Refluxdauer von mehr als 0,5 s definiert. In der V. poplitea besitzt die maximale Refluxgeschwindigkeit mit Spezifität von 95% und Sensitivität von 92% beim postthrombotischen Syndrom eine enge Korrelation zum klinischen Bild. Bei entsprechender Standardisierung des Kompressions-/Relaxationsmanövers ist es somit möglich, die Refluxgeschwindigkeit als quantitatives Maß zu verwenden [91]. In der Praxis beschränkt sich jedoch die Beurteilung eines Reflux eher auf ein deskriptives Verfahren. Einschränkend muss gesagt werden, dass die Intensität eines duplexsonographisch dargestellten Reflux bezogen auf die Symptomatik bzw. Prognose der venösen Insuffizienz bei einem individuellen Patienten nur eine geringe Aussagekraft besitzt (s. Abb. 15.4 b).

Selten sind duplexsonographisch auffällig gedehnte *Kollateralgefäße* darstellbar (Abb. 14.13). Wenn die duplexsonographische Untersuchung keine Reste einer Thrombose in Form echogener Wandunregelmäßigkeiten zeigt und gleichzeitig keine primäre Varikosis vorliegt, können durch eine Phlebographie neben duplexsonographisch unauffälligen rekanalisierten tiefen Venen als Zeichen des postthrombotischen Syndroms Kollateralen dargestellt werden. Diese Indikation stellt sich jedoch eher bei forensischen Fragestellungen.

14.5 Sekundäre Leitveneninsuffizienz

Dieser Terminus wurde von Hach für die bei *ausgeprägter primärer Varikose* vorliegenden gedehnten tiefen Beinvenen geprägt ([39], s. auch Kapitel 4.1.1). Zunächst wird die tiefe Beinvene durch das Rezirkulationsvolumen gedehnt. Es kommt bei zunehmendem Volumen zur Schlängelung der Vene bis hin zum fehlenden Klappenschluss. Zwar handelt es sich ursprünglich um einen phlebographisch erhobenen Befund, die Schlängelung der tiefen Beinvene bei sekundärer Leitveneninsuffizienz lässt sich jedoch besonders im Bereich der V. poplitea sonographisch gut darstellen, der Reflux selbst sogar besser als in der Phlebographie.

Wichtig ist die *Abgrenzung zum postthrombotischen Syndrom.* Elongation und Schlängelung der V. poplitea sprechen für eine sekundäre Leitveneninsuffizienz, ebenso eine Stamm- und Seitenastvarikose mit großem Rezirkulationsvolumen. Die sekundäre Leitveneninsuffizienz, insbesondere in der frühen Phase der fehlende Klappenschluss, ist nach Behandlung der Varikose in der Regel reversibel.

14.6 Dokumentation und Befundbeschreibung

Für die Dokumentation der Untersuchungsbefunde empfiehlt sich gemäß der vom „Arbeitskreis vaskulärer Ultraschall" der „Deutschen Gesellschaft für Ultraschall in der Medizin" 2004 verabschiedeten *Dokumentationsempfehlungen* zur Qualitätssicherung in der vaskulären Ultraschalldiagnostik wie folgt vorzugehen:

▌ Bei den *proximalen Beinvenen* (Vv. femoralis communis und superficialis sowie ggf. V. poplitea) erfolgt die Einzeldokumentation des Querschnitts des thrombosierten Abschnitts „nativ" und unter Sondenkompression.

▌ Bei den *Unterschenkelvenen* erfolgt die Einzeldokumentation des Querschnitts der jeweiligen Vene mit dem Punctum maximum der Thrombose ebenfalls „nativ" und unter Sondenkompression.

▌ Bei der *Befundbeschreibung* sind deskriptive oder ggf. anhand eines Gefäßschemas graphische Angaben zu Thrombusausdehnung und ggf. zur dessen Beweglichkeit und auch zur Druckschmerzhaftigkeit erforderlich.

▌ Die *Einzeldokumentation* der untersuchten Oberschenkel- und Unterschenkelvenen (auch bei Thromboseausschluss) sollte bei der Thrombosediagnostik den Querschnitt ohne und unter Sondenkompression zeigen (Beckenvenen im Längsschnitt). Sinnvollerweise werden dabei beide Bilder nebeneinander abgebildet.

Beim *postthrombotischen Syndrom* wird die Einzeldokumentation des Längsschnitts der V. femoralis superficialis in der Mitte des Oberschenkels sowie der V. poplitea mit gleichzeitiger Ermittlung des Geschwindigkeitsprofils unter spontanen Flussbedingungen und unter Kompressions-/Dekompressions- bzw. Valsalva-Manöver empfohlen.

15 Untersuchung der oberflächlichen Beinvenen bei Pathologie des tiefen Venensystems

Erkrankungen des tiefen Venensystems können sekundäre Pathologien im oberflächlichen Venensystem zur Folge haben. Ebenso ist es möglich, dass ein Patient mit vorliegender oberflächlicher Veneninsuffizienz eine tiefe Beinvenenthrombose entwickelt und dass dann zweierlei Pathologien bzw. die Folgen der tiefen Beinvenenthrombose und die nach wie vor bestehende Erkrankung der oberflächlichen Beinvenen im selben Bein vorliegen. Unabhängig von der Reihenfolge der Erkrankungen und deren Entstehungsmechanismus bedingt eine vorliegende Pathologie des tiefen eine besondere Aufmerksamkeit bei der Untersuchung des oberflächlichen Venensystems und eine sehr *strenge Indikationsstellung* zu *chirurgischen Maßnahmen*.

Funktionell gibt es zwei Möglichkeiten, wie das tiefe Venensystem Normabweichungen im oberflächlichen Venensystem verursachen kann:

- Das tiefe Venensystem ist nicht mehr in der Lage, dem Bein als Abfluss zu dienen.
- Das tiefe Venensystem ist refluxiv – in ihm fließt Blut sowohl ortho- als auch retrograd.

15.1 Oberflächliche Beinvenen bei Verschluss des tiefen Venensystems

Das tiefe Venensystem kann durch eine nicht rekanalisierte Thrombose komplett verschlossen sein. Weitere *Ursachen* sind in Verletzungen des tiefen Venensystems zu suchen. Möglichkeiten hierfür sind:

- direkte Punktion der Beinvenen unter nicht sterilen Kautelen zum Konsum von intravenösen Drogen bzw. dessen septische Folgen mit Abszessbildung
- Verletzung der Gefäße durch intensivmedizinische Maßnahmen bei Säuglingen oder Kleinkindern mit Sondierung der V. femoralis communis

- Verletzung der tiefen Beinvenen im Rahmen von Traumata

Der komplette Verschluss einer tiefen Beinvene durch Tumorinfiltration (z. B. Sarkom) ist möglich, aber in der Praxis extrem selten.

Die *komplette Klappeninsuffizienz* der tiefen Beinvenen kann beim stehenden Patienten einen dem Verschluss der tiefen Beinvenen ähnlichen Zustand verursachen – nämlich die fehlende Abtransportfunktion des tiefen Venensystems.

Bei der Untersuchung des oberflächlichen Venensystems fallen *kaliberstarke Stammvenen* auf, deren Fluss zu Anfang der Erkrankung orthograd ist (Abb. 15.1 a und b). Auffällig ist, dass ein sehr großes Blutvolumen in der muskulären Systole fließt, in der Diastole ist meist ein konstanter, nicht schneller orthograder Fluss zu beobachten. Im Laufe der Zeit wird sich durch die Volumenüberlastung ein fehlender Klappenschluss im oberflächlichen Entlastungsgefäß entwickeln, der einen diastolischen Reflux ebenso wie die Ausbildung von refluxiven Seitenästen zur Folge hat (Abb. 15.1 c und d).

Der Blutfluss verlässt das tiefe Venensystem über eine *Perforansvene*. In ihr fließt das Blut retrograd, von innen nach außen, also „refluxiv". Sie führt das Blut vom tiefen zum oberflächlichen Venensystem (Abb. 15.2) und dient der Drainage des distalen Segments der tiefen Beinvenen, das durch den Verschluss im proximalen tiefen Venensystem keinen Abfluss mehr hat.

Das Blut wird im oberflächlichen Venensystem nach proximal fließen, um oberhalb des Verschlusspunkts wieder in das tiefe Venensystem *einzutreten*. In der Regel geschieht dies über den saphenofemoralen Übergang bei Verschluss der V. femoralis superficialis.

Bei Verschluss der Vv. femoralis communis oder iliaca findet das Blut über Anastomosen des Venensterns Kontakt zum kontralateralen tiefen Venensystem. Über dem Schambein sind

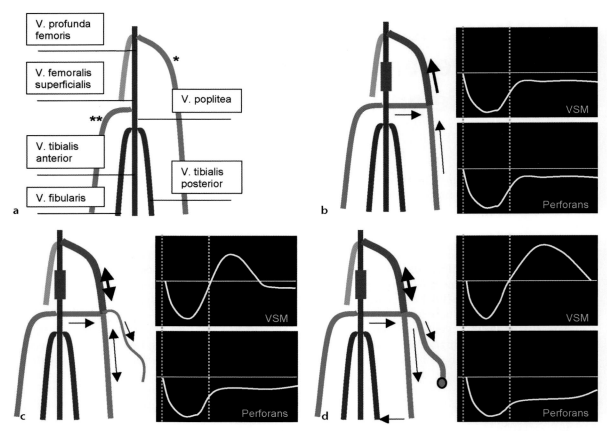

Abb. 15.1. a Schematische Darstellung der tiefen Beinvenen in dem bisher verwendeten Schema der oberflächlichen Beinvenen mit V. saphena magna (*) und V. saphena parva (**). **b** Fluss in der V. saphena magna (VSM) bei verschlossener V. femoralis superficialis (vertikales Passagehindernis bordeaux), schematische Darstellung in Abhängigkeit von der Zeit; orangegestrichelte Linie: Beginn der muskulären Systole (Zehen heben), gelbgestrichelte Linie: Beginn der muskulären Diastole (Zehe senken). Das Blut fließt aus dem distalen Bereich über die Boyd-Perforansvene (grün) in die V. saphena magna – zunächst orthograd – und dehnt diese (violett). **c** Beginn eines Pendelvolumens bei fehlendem Klappenschluss in der überdehnten V. saphena magna. Es entsteht

außerdem ein Abfluss für das retrograd fließende Segment der V. saphena magna, entweder in Form einer insuffizienten distalen V. saphena magna oder einem insuffizienten Seitenast. **d** Refluxive Seitenäste, Flussmenge in der V. saphena magna irreführend, da es sich anscheinend um eine refluxive Vene handelt; das große, orthograd fließende Blutvolumen muss auffallen. Inzwischen haben sich etliche refluxive Seitenäste ausgebildet und/oder die distale V. saphena magna ist eindeutig refluxiv. Das Refluxvolumen füllt in der muskulären Diastole das tiefe Venensystem am Knöchel, dadurch wird in der Perforansvene ebenfalls diastolisch ein von innen nach außen gerichteter Fluss zu registrieren sein

kaliberstarke Venen zu sehen, die den Venenstern des anderen Beines füllen und das Blut aus dem erkrankten Bein über den kontralateralen sapheno-femoralen Übergang in die kontralaterale V. femoralis communis drainieren. Dieser Befund wird in Anlehnung an die arterielle Verbindung beider Seiten auch *venöser Spontan-Palma* genannt (Abb. 15.3).

15.2 Oberflächliche Beinvenen bei refluxivem tiefen Venensystem

Häufiger als ein permanenter Verschluss der tiefen Beinvenen ist ein refluxives tiefes Venensystem nach *Klappenzerstörung* durch Thrombosen zu beobachten. Das während der muskulären Systole nach proximal gepumpte Blut wird zum Teil das Bein verlassen, zum Teil wieder in das tiefe Venensystem zurückfließen. Im tiefen Venensystem tritt ein Pendelfluss auf.

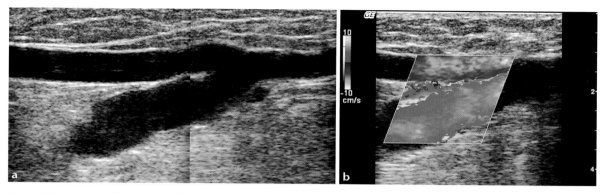

Abb. 15.2. Z. n. Verschluss der V. femoralis communis am rechten Bein nach Abszess (Selbstinjektion von Heroin); gedehnte Dodd-Perforansvene, die das Blut der V. saphena magna zuführt. Diese ist nach proximal gedehnt und führt das meiste Blut orthograd, nach distal ist sie jedoch refluxiv und gibt mehrere refluxive Seitenäste ab. **a** Längsschnitt durch die Oberschenkelinnenseite. Gedehnte Dodd-Perforansvene, die auf die V. saphena magna trifft. Rechts im Bild refluxive distale, links gedehnte, orthograd fließende V. saphena magna. **b** Selbes Bein in FKDS während der muskulären Systole – auswärts gerichteter Fluss in der Dodd-Perforansvene, orthograder Fluss in der V. saphena magna ⬤CD

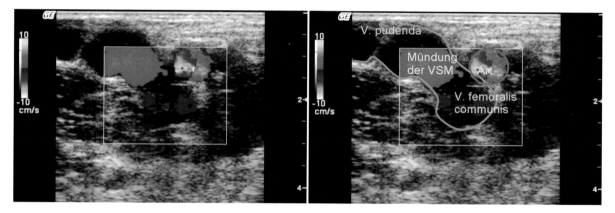

Abb. 15.3. Fluss am Venenstern bei venösem Spontan-Palma: Z. n. Mehretagenthrombose mit Verschluss der V. iliaca links bis in die V. femoralis communis hinein. Die V. femoralis superficialis ist teilweise rekanalisiert; das Blut verlässt das linke Bein über den saphenofemoralen Übergang, um über die V. pudenda zur rechten Seite zu fließen und dort über die Mündung der V. saphena magna (VSM) die tiefe Beinvene zu erreichen ⬤CD

Dieser erhöht dort den *Druck* während der muskulären Diastole, so dass der Abfluss aus den oberflächlichen in die tiefen Beinvenen während der Diastole gestört sein wird (s. Kapitel 3.1.2). Die Folge ist eine permanente Dehnung von Perforans- und oberflächlichen Venen, deren Klappensegel sich nicht mehr treffen und die somit sekundär insuffizient werden (Abb. 15.4 a).

Treten viele sekundäre Varizen auf, wird der Druck im tiefen und oberflächlichen Venensystem nicht mehr durch die Muskelpumpe entlastet. Es kommt zur *chronisch venösen Insuffizienz* (s. auch Kapitel 14.4). Den Einfluss der einzelnen Perforansvenen auf das Refluxvolumen im tiefen Venensystem (und damit auch die Aussicht auf klinischen Erfolg bei Unterbrechung der Perforansvenen) kann man durch digitale Kompression der Perforansvenen während der Untersuchung im PW-Modus semiquantitativ feststellen (Abb. 15.4 b).

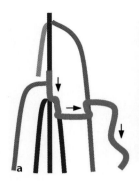
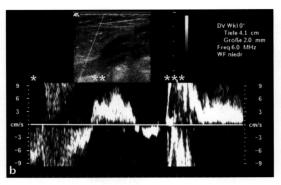

Abb. 15.4. a Z.n. Thrombose der V. tibialis posterior, Reflux aus der V. poplitea über die V. tibialis posterior und die Boyd-Perforansvene in die V. saphena magna, die wiederum Seitenäste refluxiv füllt; **b** Längsschnitt durch die V. poplitea mit PW-Duplex unter digitaler Kompression auf den Austrittspunkt des Reflux (Kompression der Boyd-Perforansvene). * = Zehe heben, ** = Zehe senken, *** = Druck auf Boyd gelockert (CD)

15.3 Duplexsonographie als Instrument der Therapiewahl

Der Diagnostiker hat die Frage zu beantworten, ob bei vorliegender Pathologie des tiefen eine Therapie des oberflächlichen Venensystems die hämodynamische Lage des Beins verbessern wird. Die Sonographie ist der Phlebographie bei dieser Fragestellung überlegen [62]. Es gibt eine unumstößliche *Spielregel* zu beachten: dient die oberflächliche Vene dem tiefen System als Abfluss, darf sie nicht unterbrochen oder entfernt werden.

Sonographische Kriterien, um festzustellen, ob eine oberflächliche Vene dem tiefen Venensystem als Abfluss dient, sind:

▌ gedehnte Vene mit großem orthograden systolischen Blutvolumen (unabhängig vom diastolischen Reflux)
▌ distal gelegene Perforansvene, die dieses Gefäß aus dem tiefen Venensystem füllt (s. Abb. 15.2b)

Zusätzliche Kriterien:

▌ Verschlechterung des Ergebnisses von Volumenmessmethoden (Muskelpumpe, Wiederauffüllzeit) bei digitalem Verschluss der vorher sonographisch markierten Vene
▌ blaurote Verfärbung des Beins und Schmerzen im Stehen bei digitaler Kompression derselben Vene

Im Gegensatz dazu sind oberflächliche Gefäße, die das Bein zusätzlich retrograd füllen und den *diastolischen Druck am Knöchelbereich* dadurch *erhöhen* (s. Kapitel 15.2), idealerweise so schonend und nebenwirkungsarm wie möglich zu therapieren. Perforansvenen sind dann zu unterbrechen, wenn sie nicht dem Abfluss aus dem Bein dienen, sondern das Refluxvolumen im tiefen Venensystem noch erhöhen (Abb. 15.4b).

Verringert sich das Refluxvolumen im tiefen Venensystem im *PW-Modus* bei Kompression der Perforansvene, ist eine Unterbrechung zu erwägen (Abb. 15.4).

Ausschließlich *reflexive Seitenäste* sind stets zu therapieren, um das Blutvolumen im Bein zu verringern. Stammvenen, die nicht dem Blutabfluss dienen und lediglich refluxiv sind, ebenso.

16 Differenzialdiagnostische Abklärung von Beinödemen aus phlebologisch-lymphologischer Sicht

Häufig werden dem Phlebologen und Angiologen Patienten mit Ödem unklarer Ursache mit der Bitte um Ausschluss oder Bestätigung einer Veneninsuffizienz vorgestellt. Über die duplexsonographische primär hämodynamische Beurteilung hinaus bietet der hochauflösende Ultraschall weitere Möglichkeiten, verschiedene Ödemarten voneinander zu unterscheiden.

16.1 Definitionen

Die Abfolge der *Lymphgefäße* von den prälymphatischen Kanälen bis zum Ductus thoracicus ist in Abbildung 16.1 schematisch dargestellt.

Das klassische *Lymphödem* wird durch eine Lymphabflussstörung verursacht. Diese kann primär (ohne erkennbare Ursache bzw. durch angeborene Fehlanlage der Lymphgefäße) oder sekundär [durch Kompression der Lymphbahnen, meist tumorbedingt oder Zerstörung der Lymphbahnen nach Infekt (z. B. Erysipel), operativem Eingriff oder Bestrahlung des Abstromgebiets] sein. Lokalisation und Art des Abstromhindernisses lassen sich mittels Lymphszintigraphie feststellen. Das Lymphödem wird in drei klinische Stadien eingeteilt: Stadium I: spontan reversibles Ödem, Stadium II: irreversibel, Stadium III: Elefantiasis.

Das *Phlebödem* ist Teil der chronisch venösen Insuffizienz. Diese bedingt eine starke Füllung der venösen Kapillaren mit erhöhtem intravasalem Druck, der eine Vermehrung der extravasalen Flüssigkeit nach sich zieht (Starling-Mechanismus). Ebenso treten dabei Blutbestandteile (Hämosiderin) aus, die die typische Hautfärbung bedingen.

Unabhängig von beiden vorbeschriebenen Krankheiten treten die *Lipohyperplasie* und das *Lipödem* auf. Es handelt sich um eine homogene Verbreiterung des Unterhautfettgewebes, die supramalleolär beginnt und sich nach proximal bis in die Oberschenkel erstreckt. In der ersten Phase (Lipohyperplasie) ist diese Erkrankung schmerzlos, später ist das Gewebe druckschmerzhaft. Es handelt sich um eine gelegentlich familiär gehäuft auftretende Fettverteilungsstörung, nicht um eine Form der Adipositas; die Zellzahl im subkutanen Fettgewebe ist erhöht (Hyperplasie).

Viele systemische Erkrankungen können sekundäre *Extremitätenödeme* verursachen (Tabelle 16.1).

Die *Sonoelastographie* kann zur Messung der Kompressibilität des Unterhautfettgewebes unter dem Druck des Schallkopfs eingesetzt werden. Die Entfernung von der Hautoberfläche zur Muskelfaszie wird ohne und mit Kompression gemessen. Beim gesunden Menschen lässt sich das Unterhautfettgewebe um circa 40% komprimieren.

Das *Stemmer-Zeichen* bezieht sich auf die Abhebbarkeit der Haut am Rücken der 2. Zehe beim Fassen mit zwei Fingern oder einer Pinzette (grundsätzlich sind alle Zehen gleich betroffen). Ein positives Stemmer-Zeichen spricht stark spezifisch für das Vorliegen eines Lymphödems.

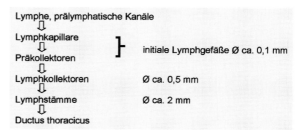

Abb. 16.1. Schematische Darstellung der Abfolge der Lymphgefäße (mit freundlicher Genehmigung des Ecomed Verlags aus [53])

Tabelle 16.1. Systemische Ursachen für ein Extremitätenödem

Ursache	Krankheitsbild
▎ Renal	Glomerulonephritiden, nephrotisches Syndrom
▎ Kardial	Herzinsuffizienz
▎ Hepatisch	Leberzirrhose
▎ Schilddrüsenerkrankung	Über- sowie Unterfunktion
▎ Iatrogen	Medikamentennebenwirkung (Antihypertensiva, nichtsteroidale Antiphlogistika, Steroide, Hormone, Ciclosporin, Immuntherapeutika)
▎ Ernährungsbedingt	Eiweißmangel
▎ Infektbedingt	Borreliose, Filariasis
▎ Hormonelle Ursachen und Schwangerschaft	hormonell bedingtes Ödem, zyklisches Ödem, Ödem als Zeichen der Eklampsie

16.2 Sonographisches Bild bei Lymphödem

Ein Extremitätenlymphödem zeigt sonographisch in dem ganz peripheren Stauungsbereich eine dreidimensional vernetzte *Lymphflüssigkeitsansammlung* im subkutanen Gewebe (Abb. 16.2a und b sowie 1.16). Diese dreidimensional vernetzte („ungeordnete") Flüssigkeitsansammlung in der Subkutis ist allerdings kein spezifischer Befund für ein Lymphödem. Dieser Befund findet sich grundsätzlich bei jedem ausgeprägten Extremitätenödem.

Die *Klinik* bietet ergänzende differenzialdiagnostische Hilfen: bei Vorfuß-Bombierung, Stemmer-Zeichen, distal betontem Extremitätenödem ist oben beschriebene Sonomorphologie bezeichnend für ein Lymphödem, insbesondere bei Einseitigkeit (Tabelle 16.2).

Untypische Läsionen oder Zeichen der Hauteinschnürung sollten an ein Lymphödem durch *Selbstschädigung* (Secretan-Syndrom) denken lassen; sonographisch zeigt sich ein weitgehend gleichartiger Befund (Abb. 16.2c). Oft fehlt dabei in den frühen Stadien die für das Lymphödem typische Verbreiterung der Kutis.

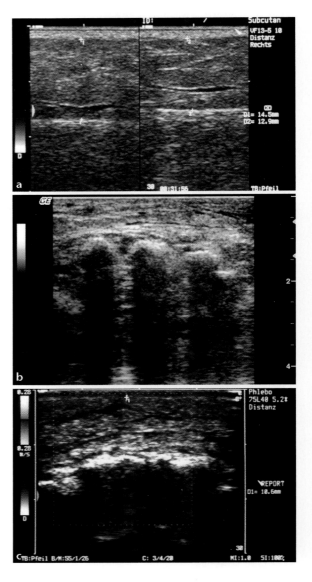

Abb. 16.2. a Sonoelastographie bei Lymphödem im klinischen Stadium II: verringerte Kompressibilität auf 11% (von 14,5 ohne Kompression auf 12,9 mm mit Kompression); sklerosierte Präkollektoren und Kollektoren, verbreiterte Kutis (vgl. **c**). **b** Fußrückenödem im Ultraschall: es zeigen sich echolose Spalten in der Subkutis; **c** Lymphödem des Unterschenkels bei Patient mit Secretan-Syndrom (Selbstläsion), Kutis unauffällig

Tabelle 16.2. Differenzialdiagnose: primäres Bein-Lymphödem (Frühsymptome) – Lipödem – Phlebödem

Symptome	Lymphödem	Lipödem	Phlebödem
▮ Manifestation	primär einseitig oder mit quantitativen Seitendifferenzen	primär beidseitig symmetrisch; beinahe ausschließlich bei Frauen	Koinzidenz mit Zeichen der Phlebopathie, ein- oder beidseitig, unterschiedlich ausgeprägt
▮ Lokalisation	Fußrücken und Knöchel, ggf. auch Oberschenkel	Unter-, Oberschenkel, Hüfte (Fuß typisch ausgespart)	knöchelbetontes Ödem, orthostaseabhängig
▮ Form der Schwellung	praller Fußrücken (Bombierung); später säulenartige Deformation des Unterschenkels	supramalleolärer Fettkragen	retromalleolarer Beginn, aszendierend je nach Ausprägung meist mit Aussparung des Fußrückens
▮ Farbe, Tönung	Körperfarbe	Körperfarbe; oft Erythrocyanosis crurum	Hämosiderineinlagerung, Melanoderm, bräunliche Verfärbung
▮ Konsistenz oder Schwellung	frühzeitig hart, schwer eindellbar, Haut der Zehen starr (Stemmer-Zeichen)	hart; Haut der Zehen elastisch	hart, eindellbar, später hölzerne Konsistenz
▮ Hauttemperatur	eher kühl	körperwarm bis kühl	eher warm
▮ Empfindung	schmerzlos	in späten Stadien stark druckschmerzhaft	schmerzhaft, Juckreiz („Berstungsschmerz")
▮ Belastungsschmerz	oft abendliches Schweregefühl	abendliches Schweregefühl	abendliches Schweregefühl
▮ Komplikationen	Erysipele, Papillomatosen, Periostosen, Ligamentosen, Tendomyosen	Intertrigo in Hautfalten, „Zellulitis"	Ulcus cruris, Kratzwunden
▮ Hochauflösende Sonographie	Subkutis in Ödembereich vermehrt echogen, verbreitert, mit echolosen Spalten (u. Kanälen) – korreliert mit Ödemausprägung	Subkutis supramalleolär deutlich verbreitert, korreliert zum klinischen Befund; vermehrte bis deutlich vermehrte Echogenität; betonte echoreiche Septen	Subkutis: kein spezifischer Befund; Befund der Phlebopathie mit Leit-, Stammveneninsuffizienz, Thrombose, PTS (Duplex)

16.2.1 Primäres Lymphödem

Die durch eine Lymphabflussstörung bedingte Form des Unterschenkelödems zeigt bei der hochauflösenden sonographischen Untersuchung eine betonte *Längsausrichtung* der echolosen Spaltbildungen in der Subkutis supramalleolär (s. Abb. 16.2 a) und weniger eine betont dreidimensionale, netzartige Ausrichtung wie beim kardialen Ödem (s. Abb. 1.16).

Beim primären Lymphödem – speziell der jungen Frau (Typ des peripheren lymphatischen Abstromhindernisses, Typ der distalen Obliteration) – findet sich diesbezüglich ein noch typischerer Befund: *wenige echolose Spaltbildungen* am distalen Unterschenkel medial und eventuell am Fußrücken („präkapilläre Spalten"), die natürlich auch eine dreidimensionale Ausdehnung haben, aber ganz betont längs ausgerichtet sind.

16.2.2 Sekundäres Lymphödem

Beim sekundären oder chronischen Lymphödem vom Typ des proximalen lymphatischen Abstromhindernisses (Typ der proximalen Obliteration) finden sich sonographisch echolose, längs ausgerichtete „Kanäle" in der Subkutis mit einer auffällig echoreichen (sklerosierten) Wand (*Lymphangiosklerose*) (Abb. 16.3 a). Bei diesen „Kanälen mit sklerosierter Wand" handelt es sich mit hoher Sicherheit um kein sonographisches Artefakt, da dieser Befund nur bei diesem Krankheitsbild anzutreffen ist. Nach dem Diameter dieser Kanäle (bis 2 mm) dürfte es sich um – gestaute – Präkollektoren (bis Kollektoren) handeln.

Kutis und Subkutis sind gleichmäßig vermehrt echogen (Abb. 16.3 b) und entsprechend der klinischen Ausprägung verbreitert. Beim

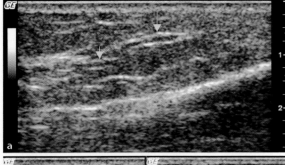

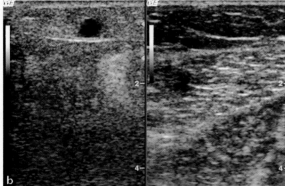

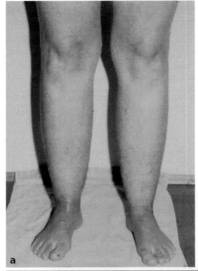

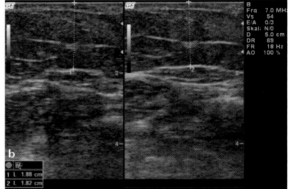

Abb. 16.3. a Längsschnitt medial am Unterschenkel bei Lymphödem: sklerosierte Kollektoren und Präkollektoren mit verdickter Wand (Pfeile); **b** linke Bildhälfte: Querschnitt medial am Unterschenkel bei einer Patientin mit chronisch venöser Insuffizienz des rechten Beines und Phlebödem: sowohl die Subkutis, als auch das Muskelgewebe sind strukturverändert und stellen sich homogen grau mit weißen Punkten dar. Ein refluxiver Seitenast ist sichtbar; in der rechten Bildhälfte (ebenfalls Querschnitt) ist das gesunde linke Bein dargestellt, mit klarer Differenzierung der Faszien im Unterhautfettgewebe und der Muskelstruktur

Abb. 16.4. a Lipödem mit typischer symmetrischer Verteilung und schlankem Fuß; **b** Sonoelastographie bei fortgeschrittenem Lipödem (schmerzhaft): das Gewebe ist homogen (Schneegestöber), die Septen sind echoreich dargestellt; die Subkutis ist kaum komprimierbar (links ohne Kompression 18,8 mm, rechts mit Kompression 18,2 mm ≙ 3% Kompressibilität)

Lymphödem ab klinischem Stadium II findet sich zusätzlich eine verminderte Kompressibilität der Subkutis bei der *Sonoelastographie*.

16.3 Lipohyperplasie und Lipödem

Einen sehr bezeichnenden sonomorphologischen Befund zeigen die reine Lipohyperplasie und das reine Lipödem – durchaus im Sinne der differenzialdiagnostischen Abgrenzung zum Lymphödem: eine entsprechend der klinischen Ausprägung verbreiterte Subkutis mit deutlich vermehrter, ganz *gleichmäßiger Echogenität* („Schneegestöber"), betonter Darstellung subkutaner Septen und völligem Fehlen echoloser

Spalten. Als besonders spezifisch erscheint dieser Befund im medialen Fesselbereich, da hier die Subkutis auch bei adipösen Personen üblicherweise nicht breiter als 10 bis 12 mm ist (Tabelle 16.3). Die Kutis ist beim Lipödem nicht verbreitert. Zusammen mit dessen typischer äußerer Erscheinung (Abb. 16.4 a) erlaubt das entsprechende sonographische Bild eine sichere Diagnosestellung.

Bei der Lipohyperplasie (frühe Form der Erkrankung) besteht als zusätzlicher Befund eine gute (um 40%), beim schmerzhaften Lipödem fast keine Kompressibilität (um 10%) der Subkutis in der *Sonoelastographie* (Abb. 16.4 b).

Tabelle 16.3. Korrelation Dicke der Subkutis/Lipödemausprägung

Dicke der Subkutis (etwa handbreit über dem Malleolus medialis gemessen) [cm]	Lipödemstadium
1,2–1,5	geringgradig
1,5–2,0	mäßiggradig
>2,0	deutlich
>3,0	ausgeprägt

Bei Koinzidenz beider oben beschriebenen Erkrankungen entstehen so genannte Lipolymph- bzw. Lympholipödeme. Hier finden sich bezeichnende *Mischbilder* unter Einbeziehung der oben beschriebenen Befunde.

Selbstverständlich ermöglicht die hochauflösende Duplexsonographie eine ausgezeichnete *Verlaufskontrolle* und *Therapiebeurteilung* bei all diesen Krankheitsbildern und bietet optimale Möglichkeiten der differenzialdiagnostischen Abgrenzung durch Einbeziehung der dopplersonographischen Strömungsanalyse bei einzigartig vorteilhafter Kosten-Nutzen-Risiko-Konstellation.

17 Nebenbefunde entlang der oberflächlichen Beinvenen

Der Vorteil der Sono- gegenüber der Phlebographie liegt unter anderem in der Möglichkeit, in derselben Untersuchung auch die umliegenden Weichteile zu beurteilen. Im Bein handelt es sich dabei um subkutanes Fettgewebe, Faszien, Muskelgewebe, Arterien, Nerven, Lymphknoten und Konturen der Knochen. In diesem Kapitel sollen Besonderheiten und Erkrankungen dieser Gewebe, die während der Untersuchung der Venen auffallen können, beschrieben werden, ohne die jeweilige Pathologie erschöpfend zu beschreiben. Es soll lediglich die *Aufmerksamkeit* auf diese Befunde gelenkt werden, damit ggf. eine weitere Diagnostik eingeleitet und die Differenzialdiagnostik des schmerzenden Beines erleichtert wird.

Auf die Pathologie der *Arterien* wird nur insofern eingegangen, als das Erscheinungsbild einzelner Krankheitsbilder an sich Signalcharakter hat bzw. sich aus einem Befund die Indikation zu einer sofort einzuleitenden weiterführenden Diagnostik ergeben sollte. Für die Duplexsonographie der Arterien selbst wird auf entsprechende Standardwerke verwiesen.

17.1 Befunde im Bereich von Leiste und Oberschenkel

Rund um die Mündung der V. saphena magna in die tiefe Beinvene sind häufig *Lymphknoten* zu finden. Zu beachten sind deren Größe (normal bis ca. 0,5 cm), Form (vorwiegend oval oder leicht dreieckig) und Randkontur (normal glatt berandet). Die Echogenität stellt ein wichtiges differenzialdiagnostisches Kriterium dar:
- normal: mäßig echogen mit dünnem echoarmen Saum
- chronisch entzündlich: homogen, mäßig echogen (Abb. 17.1 a u. b)

- akut entzündlich: groß, homogen echoarm (Abb. 17.1 c u. d)
- maligne: groß, inhomogen und mit echoarmen Arealen (Abb. 17.1 e)

Nach Operation im Leistenbereich kann eine *Lymphansammlung* mit oder ohne kutane Fistel auftreten. Im B-Bild stellt sie sich als echolose Struktur dar, die sich fransig zwischen die vorhandenen Strukturen legt oder eine Lymphzyste ausbildet; im FKDS ist sie nicht durchflossen (Abb. 17.2 a).

Lymphzysten sind runde, glatt berandete Strukturen mit dorsaler Schallverstärkung, die posttraumatisch oder iatrogen in der Subkutis auftreten können (Abb. 17.2 b).

Bei der Durchführung des Valsalva-Manövers kann während der Untersuchung der Leiste ggf. eine von proximal reproduzierbar in das Bild dringende Raumforderung den Blick auf den Venenstern nehmen. Es handelt sich um eine *direkte Leistenhernie* (Abb. 17.3).

Verkalkungen in der Arterienwand fallen als weiße, meist unregelmäßige Veränderungen der Arterienwand mit hartem Schallschatten auf. Sie weisen auf eine *Arteriosklerose* hin (Abb. 17.4 a).

Der Durchmesser der Arterien kann generell (dilatative Arteriopathie) oder punktuell im Rahmen eines *arteriellen Aneurysmas* vergrößert sein; das Lumen zeigt sich dabei turbulent durchflossen (Abb. 17.4 b) oder teilweise thrombosiert (Abb. 17.7).

Bei Z. n. Punktion der A. femoralis können akut oder im Verlauf Raumforderungen in der Leiste durch Austritt des Bluts aus dem Punktionskanal auftreten. Insofern sich ein Fistelkanal zur Arterie ausbildet, werden sie *Aneurysma spurium* genannt. Sie können durch Kompression (30 Minuten bis Stunden) mit dem Schallkopf unter Sicht verschlossen werden (Abb. 17.4 c).

Verschlossene arterielle Gefäße fallen auf, weil sie als Struktur echoarm sichtbar, aber

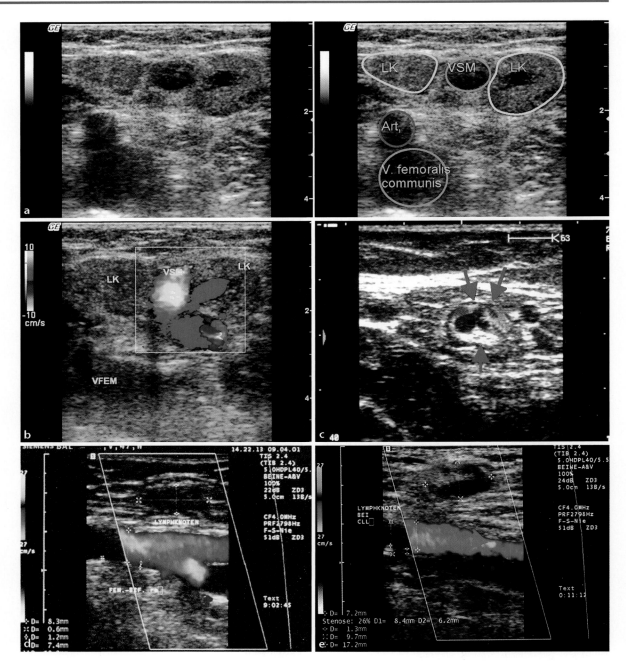

Abb. 17.1. Lymphknoten. **a** Querschnitt durch die rechte Leiste: Lymphknoten (LK) bei ausgeprägtem Lymphödem; **b** Querschnitt 0,5 cm weiter distal während muskulärer Diastole im FKDS: der Lymphknoten wird von der refluxiven Vene tangential berührt oder sogar mit durchflossen (B-Bild ohne FKDS in dieser Position und Filmsequenz mit FKDS auf ⟨CD⟩); **c** Querschnitt durch die rechte Leiste bei einer Patientin mit noch nicht therapiertem Ulcus cruris: der Lymphknoten (rote Pfeile) liegt zwischen der V. saphena magna (VSM) und der V. saphena accessoria lateralis, beide Venen sind refluxiv. Die Kontur des Lymphknotens ist glatt, dies hilft bei der Abgrenzung zu einer malignen Besiedelung; hier am ehesten gemischt chronisch und akut entzündlicher Knoten; **d** Längsschnitt durch die Leiste mit akut entzündlichem Lymphknoten; **e** Lymphknoten bei bösartiger Erkrankung (9,7×17,0 mm): Längsschnitt durch die Leiste eines Mannes mit chronisch lymphatischer Leukämie. Lymphknoten mit großen echoarmen Anteilen (Begrenzung des Lymphknotens s. Abmessungen), unklare Kontur insbesondere im proximalen Bereich (links im Bild)

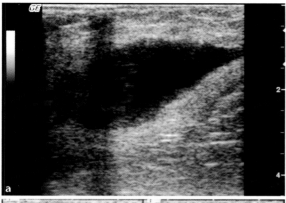

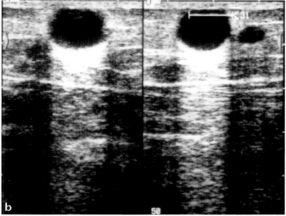

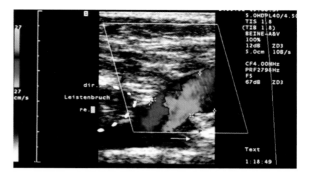

Abb. 17.3. Leistenhernie, Darstellung des Längsschnitts durch die Leiste: beim Valsalva-Manöver schiebt sich reproduzierbar eine glatt begrenzte, ellipsoide Raumforderung von proximal in das Bild (weiße Punkte)

Abb. 17.2. a Lymphzyste der Leiste nach Krossektomie, Schallschatten links im Bild durch Steril-Strip, homogen echo-leeres Areal, nicht glatt berandet (CD); **b** B-Bild am Oberschenkel auf Höhe der Dodd-Perforansvene bei Z. n. Operation mit Ligatur eines Seitenastes der V. saphena magna vor 8 Wochen. Die Patientin weist Druckschmerz und eine tastbare, prallelastische Verhärtung im Bereich der Narbe auf. Im Ultraschallbild (links längs, rechts quer) stellt sich eine Lymphzyste als echoleere Raumforderung mit dorsaler Schallverstärkung dar, Durchmesser 11×13×10 mm. Im Querschnitt zeigt sich zudem noch ein Seitenast der V. saphena magna; die Punktion der Raumforderung ergab klare Lymphe

nicht durchflossen sind (Abb. 17.4 d). Bei Z. n. *Bypass*anlage kann der Blutfluss im Bypass genau so dargestellt werden wie im nativen Gefäß (Abb. 17.4 e). Eine Fließgeschwindigkeit von unter 40 cm/s machen eine Vorstellung des Patienten beim Gefäßchirurgen dringend erforderlich.

Typische sonographische Befunde findet man bei der *Thrombangiitis obliterans* (v. Winiwarter-Buerger) mit den Wandveränderungen der Angiitis und korkenzieherartigen Kollateralen (Abb. 17.4 f).

17.2 Befunde im Bereich der Fossa poplitea

Die *Bakerzyste* ist ein echoloses Gebilde, das vom Kniegelenkspalt ausgeht. Es handelt sich um eine mit Gelenkflüssigkeit gefüllte Raumforderung, die in der Regel in der Kniekehle, aber auch lateral oder medial auftreten kann. Eine Verbindung zum Kniegelenkspalt lässt sich häufig erahnen – die Zyste läuft zipfelförmig zu ihm hin (Abb. 17.6 a u. b). Diese Form muss nicht immer anzutreffen sein, eine Bakerzyste kann auch komplett rund (Abb. 17.6 c), eingeblutet oder gekammert sein; in den letzten beiden Fällen ist ihr Binnenecho nicht homogen (Abb. 17.6 c u. d). Eine Bakerzyste kann asymptomatisch sein, umgebende Strukturen (besonders Venen) komprimieren und ggf. Druckschmerz verursachen (Abb. 17.6 f). Bei Ruptur derselben entstehen starke Schmerzen mit Schwellung der Wade und Rötung der Haut. In der Regel werden die Patienten mit Verdacht auf Thrombose überwiesen. Im B-Bild kann eine rupturierte Zyste übersehen werden, da lediglich zwischen den Gewebeschichten schwarze Schichten darstellbar sind, die Flüssigkeit hat sich verteilt, das Gewebe ist wie bei einer Periphlebitis insgesamt entzündlich verändert (Abb. 17.6 d und s. Abb. 11.2). Daher ist es wichtig, den Patienten auf den Zufallsbefund Bakerzyste hinzuweisen, damit er im Fall eines akuten Schmerzereignisses in Knie oder Wade den untersuchenden Arzt darauf aufmerksam machen kann. Bei Arthrosepatienten kann die

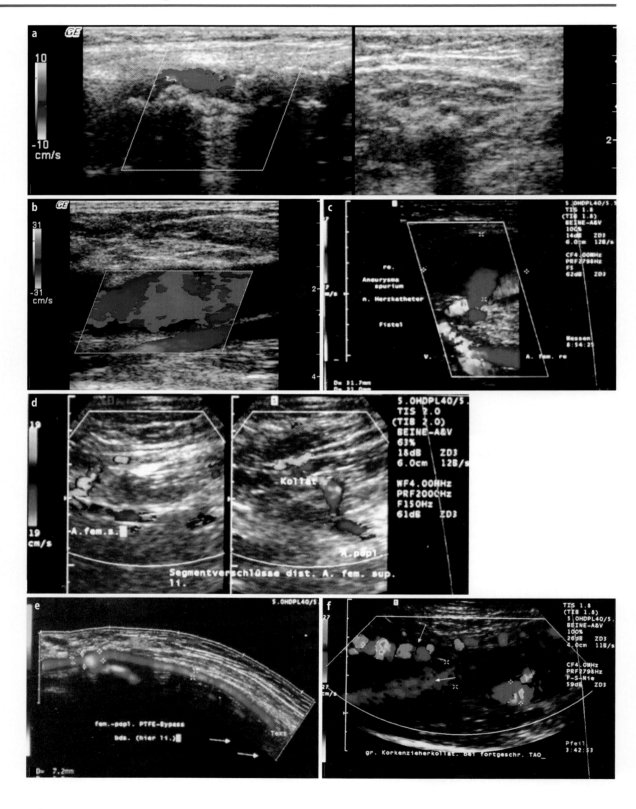

Bakerzyste immer wieder kleine Rupturen zeigen und einbluten, entzündliche Reaktionen hervorrufen mit Vernarbung, so dass sich im Lauf der Zeit eine harte Raumforderung entwickelt, deren Binnenechos inhomogen, ohne glatte Ränder sind. Die Differenzialdiagnose zu einem bösartigen Tumor wird durch die Duplexsonographie gestellt: ein Tumor wird durchblutet, eine vernarbte und bindegewebig umbaute Bakerzyste nicht (Abb. 17.6 c). Weitere Gelenkflüssigkeitsansammlungen können am Fibulaköpfchen, direkt am Knochen anliegend oder subkutan und über einen Flüssigkeitssteg mit dem Gelenk verbunden auftreten.

Selten ist ein *Aneurysma der V. poplitea* zu beobachten, das in der Regel asymptomatisch verläuft, wenn es nicht zu einem thrombotischen Verschluss kommt (Abb. 17.5).

Poplitealarterienaneurysma: Aneurysmata der A. poplitea fallen bei der Darstellung der V. poplitea und der Mündung der V. saphena parva ins Auge (Abb. 17.7). Sie treten gehäuft beidseitig auf. Eine Operationsindikation besteht ab einem Gesamtdurchmesser von 2,5 cm. Aneurysmata der A. poplitea können arterielle Embolien in die Wade und den Fuß verursachen (Abb. 17.7 e).

Bei der zystischen Gefäßwanddegeneration stellt sich die Wand der A. poplitea unregelmäßig dar bei einer insgesamt spindelförmigen Auftreibung mit echoarmem bis echolosem Lumen.

Für die Untersuchung der Nerven in der Fossa poplitea s. Kapitel 17.6.

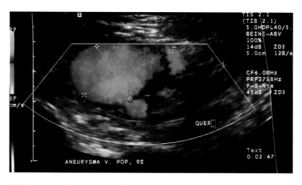

Abb. 17.5. Aneurysma der V. poplitea: Querschnitt durch die Kniekehle mit großem venösem Aneurysma ⟨CD⟩

17.3 Befunde im Bereich von Wade und Fuß

Muskelgewebe hat normalerweise eine hypoechogene, im Längsschnitt gleichmäßig streifige Binnenstruktur. Bei neurologischen und myogenen Erkrankungen stellt sich oft eine *Muskelatrophie* ein. Muskelfasern werden durch Fett und Bindegewebe ersetzt. Im Ultraschall zeigen sich deutliche Strukturinhomogenität und Echoverdichtung, die besonders im Seitenvergleich auffällig sind (Abb. 17.8 a u. b). Bei Vorliegen einer Atrophie an beiden Waden muss der Vergleich zur Muskulatur des Oberschenkels herangezogen werden.

Entlang der Schienbeinkante und lateral davon entstehen gelegentlich im Stehen oberflächlich hervorgewölbte Areale, die wie ein venöses „Blow-out" aussehen können. Im Ultraschall findet man keine Vene, aber eine unterbrochene Muskelfaszie mit heraustretendem Muskelgewe-

◄

Abb. 17.4. a Verkalkung an der A. femoralis: links Längsschnitt durch die Leiste mit Darstellung einer komplett verkalkten A. femoralis communis (Schallschatten), die sehr unregelmäßig berandet ist; rechts Querschnitt durch die Oberschenkelinnenseite – die A. femoralis superficialis ist verkalkt und wirft einen Schallschatten; **b** Aneurysma der A. femoralis communis im Längsschnitt, Durchmesser 17 mm, der Fluss ist turbulent (weitere Maße sowie Bilder der dilatativen Arteriopathie zum Vergleich auf ⟨CD⟩); **c** Aneurysma spurium nach Punktion der A. femoralis communis: das Blut fließt aus der Punktionsstelle der Arterie und füllt pulsierend das Aneu-

rysma spurium (echoleer dargestellt) in der Leiste (während und nach Kompression auf ⟨CD⟩); **d** Verschluss der A. femoralis superficialis mit Kollateralen nahe zur Faszienloge der V. saphena magna (⟨CD⟩); **e** Panoramaaufnahme eines femoropoplitealen PFTE-Bypass mit kleinem Aneurysma an der proximalen Anschlussstelle; **f** Thrombangiitis obliterans: Darstellung der V. femoralis superficialis am distalen Oberschenkel (waagerechter Pfeil) mit korkenzieherartiger Kollaterale (senkrechter Pfeil) (Bilder bei Mediasklerose zur Differenzialdiagnose s. ⟨CD⟩)

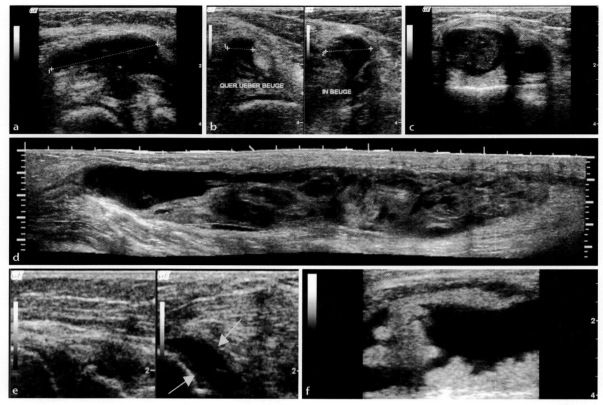

Abb. 17.6. Bakerzyste. **a** Längsschnitt durch die rechte Kniekehle. Bakerzyste mit Längsausdehnung von 3,6 cm. Zum Kniegelenkspalt hin zeigt die Zyste eine zipfelige Ausziehung (gekammerte Zyste auf ⓒⒹ); **b** Querschnitt durch dasselbe Knie. Die linke Bildhälfte zeigt die Zyste in ihrem proximalen, etwas schmaleren Anteil (entspricht linker Bildhälfte in **a**), die rechte Bildhälfte den Querschnitt durch die Beuge mit der angedeuteten Verbindung zum Spalt hin (auf ⓒⒹ Bakerzyste mit komplett runden Konturen sowie Bakerzyste zwischen Arterie und Knochen); **c** Längsschnitt durch mediale Kniekehle des rechten Beines bei einem Patienten mit einer schmerzhaften, langsam gewachsenen Raumforderung. Es zeigt sich eine teils solide, teils mit Flüssigkeit gefüllte Raumforderung, die nicht komprimierbar und nicht durchflossen ist. Für Zysten typische Randschattenphänomene. Die weitere

Diagnostik (Sonographie mit High-end-Gerät in der Onkologischen Ambulanz) ergab den Ausschluss einer malignen Genese. Die RF besteht nun seit 4 Jahren in unterschiedlicher Größe und profitiert deutlich von konsequent angewandter Wärme ⓒⒹ; **d** rupturierte Zyste: deren Diagnose ist klinisch meist schwer zu stellen, die Schwellung im Unterschenkel kann sonographisch jedoch leicht zugeordnet werden. Flüssigkeitsstraße im Unterschenkel drei Tage nach dem klinischen Ereignis. Panoramasonographie mit Ausdehnung der freien Flüssigkeit über 23 cm (mit freundlicher Genehmigung von H. P. Weskott); **e** Kniegelenkerguss bei Z. n. Sturz, freie Flüssigkeit am Knochenrand (Pfeile); **f** Längsschnitt des Oberschenkels von ventral, proximal des Kniegelenks: chronisch bestehende Retropatellarbursitis mit Ausdehnung bis zum mittleren Oberschenkel, Binnenechos (ⓒⒹ)

be. Es handelt sich um eine *Muskelhernie*, die in der Regel keiner Behandlung bedarf (Abb. 17.9).

Bei Unter- oder Überfunktion der Schilddrüse (*Hypo-* oder *Hyperthyreose*) treten Ödeme der Waden auf (Myxödem s. Kapitel 16), die gelegentlich nur zwischen den Muskeln und zentral zur Faszie liegen (Abb. 7.10).

Muskelvenen können bei dichter Erythrozytenpackung (Erythrozytensludge) Raumforde

rungen in der Wade vortäuschen, Kompressionstest oder Provokationsmanöver bringen Klarheit (Abb. 17.11).

Eine *Sehnenscheidenentzündung* am Fuß kann sonographisch durch Flüssigkeitseinlagerung in der Sehnenscheide diagnostiziert werden. Typischerweise findet sich kein Blutfluss in der Duplexsonographie (Abb. 17.12 a). Bei einer Tendopathie der Achillessehne zeigt sich diese im Seitenvergleich deutlich verdickt (Abb. 17.12 b).

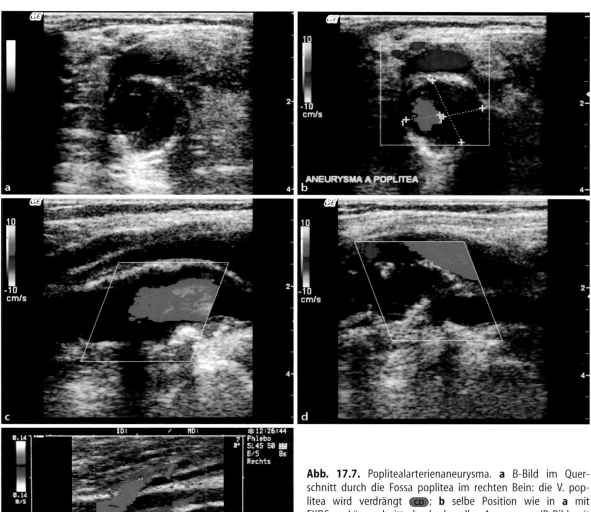

Abb. 17.7. Poplitealarterienaneurysma. **a** B-Bild im Querschnitt durch die Fossa poplitea im rechten Bein: die V. poplitea wird verdrängt ⬤CD; **b** selbe Position wie in **a** mit FKDS; **c** Längsschnitt durch dasselbe Aneurysma (B-Bild mit Abmessungen auf ⬤CD); **d** Längsschnitt durch die linke Kniekehle desselben Patienten. Das Lumen im Aneurysma ist geschlängelt und zeigt deutliche Konturunregelmäßigkeiten (Fluss durch das Aneurysma auf ⬤CD); **e** embolischer Verschluss des Truncus tibiofibularis, arterielle Embolie in die A. tibialis posterior, das Blut fließt proximal davon in Höhe der Bifurkation in die A. fibularis

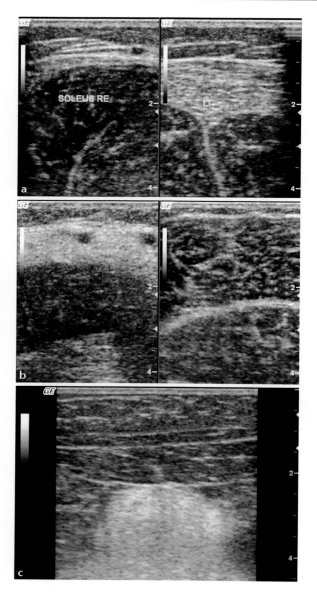

Abb. 17.8. a Muskelatrophie im Seitenvergleich: Querschnitt im B-Bild durch die Wade, links rechte Wade, rechts linke Wade: deutlich echogeneres Schallbild des M. soleus im linken als im rechten Bein; **b** Muskelatrophie im Seitenvergleich: Patientin mit Poliomyelitis im rechten Bein; links: komplett bindegewebig umgebauter rechter M. soleus; rechts: gesundes, linkes Bein. **c** Myopathie am Oberschenkel (angeborene Erkrankung), Querschnitt durch die Oberschenkelinnenseite, betont echogener Muskelstrang CD

17.4 Lokalisationsunabhängige Befunde

Ein epifasziales *Hämatom* ist in der Regel von außen sichtbar. Im Gewebe zeigt sich im Fall einer Imbibition des Gewebes dasselbe Bild wie bei einer Phlebitis, eine homogene echogene Schicht (Abb. 17.13 a). Bei einem Hämatom mit flüssigen Anteilen wird der homogen graue Bereich von hypoechogenen Schichten oder Arealen durchzogen sein. Ein flüssiges Hämatom bzw. eine subkutane Blutansammlung stellen sich komplett echolos dar (Abb. 17.13 b).

Posttraumatisch können ggf. Verbindungen zwischen Arterien und Venen auftreten, so genannte *AV-Fisteln*. Die Vene ist aufgedehnt, in ihr liegt ein pulsatiler Fluss vor (s. Abb. 6.3).

Im Unterhautfettgewebe oder an den Gefäßen können *Raumforderungen* unterschiedlichster Genese angefunden werden. Die Sonographie kann nur orientieren, die endgültige Klärung erfolgt stets histologisch (Abb. 17.14).

Die sonographische Darstellung von Narbengewebe wird in Kapitel 13 beschrieben.

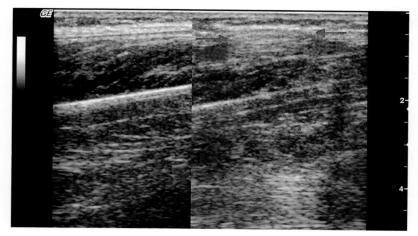

Abb. 17.9. Muskelhernie. **a** Stehender Patient, Längsschnitt im mittleren Drittel der Wade, lateral der Tibiakante; links: Faszien und Muskulatur sind eindeutig voneinander abgrenzbar; rechts: Schallkopf 1 cm weiter lateral: die Faszie ist unterbrochen, es zeigt sich die Muskelhernie als ein spindelförmiges Gewebe CD

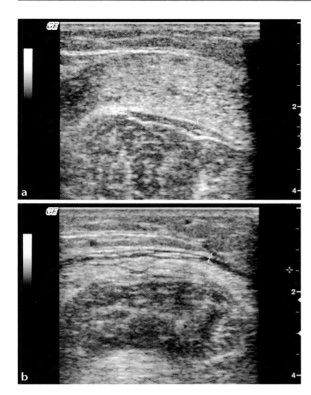

Abb. 17.10. Ödem zwischen den Muskeln bei Hyperthyreose: **a** Querschnitt durch die Wade mit hypoechogener Schicht zwischen dem M. soleus und den Mm. gastrocnemii. Der Befund ist ebenfalls bei Hypothyreose vorzufinden; **b** Querschnitt durch dieselbe Wade, weiter proximal: hypoechogene Schicht zwischen der Muskelfaszie und den Mm. gastrocnemii
(CD)

17.5 Duplexsonographie der Beinvenen bei Rechtsherzinsuffizienz

Das *venöse Fließverhalten* hängt wesentlich von der rechtsatrialen Hämodynamik ab und widerspiegelt deren Druckschwankungen. Aber auch respirationsbedingte intrathorakale Druckschwankungen, intraabdominelle Druckerhöhungen mit Zwerchfellhochstand sowie die Lagerung des Patienten haben Einfluss auf die dopplersonographisch gewonnenen Spektralkurven in Venen. Bei tiefer Inspiration nimmt der intraabdominelle Druck zu, wodurch der venöse Rückfluss des Bluts abnimmt.

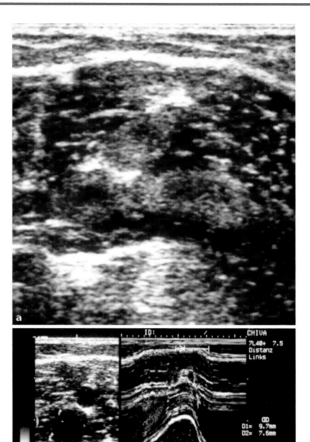

Abb. 17.11. Muskelvenen der Wade mit Erythrozytensludge. **a** Querschnitt durch die Wade mit homogenen Arealen im Muskelgewebe, deren Differenzialdiagnose durchaus ein Lipom oder ein fibröser Tumor sein könnte; **b** Kompression der fraglichen Raumforderung im M-Mode: es handelt sich um Muskelvenen, die komplett mit Erythrozytensludge gefüllt und nach Kompression echoleer sind

In der Venendiagnostik können insbesondere respiratorisch ausgelöste Schwankungen der Flussgeschwindigkeiten beim liegenden Patienten leicht erkannt werden: bei Inspiration nimmt die Flussgeschwindigkeit ab, bei Exspiration nimmt sie zu. Die atemabhängigen Flussänderungen können auch diagnostisch, z. B. zur Evaluation des Klappenapparats, genutzt werden (s. Kapitel 6.3).

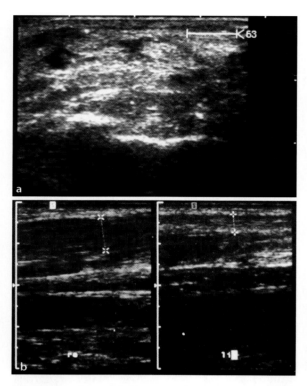

Abb. 17.12. Sehnenscheidenentzündung am Fuß. **a** Querschnitt über dem Fußrücken mit 2 Sehnen, die von hypoechogenen Bereichen in ihrer Scheide umgeben sind. **b** Längsschnitt im distalen Bereich der Wade im Seitenvergleich: rechts Z.n. Operation bei Achillessehnenruptur (Durchmesser 8,1 mm), links Normalbefund (Durchmesser 4,3 mm)

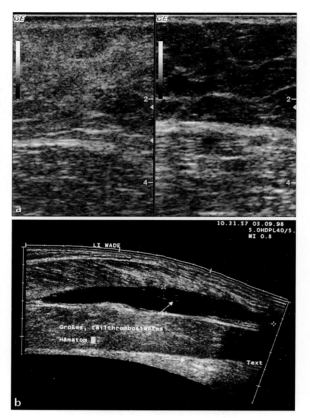

Abb. 17.13. a Subkutanes imbibierendes Hämatom nach Sturz auf den rechten Oberschenkel; links: Querschnitt mit Hämatom als graues, homogenes Areal; rechts: Querschnitt durch den linken Oberschenkel auf derselben Höhe (CD). **b** Panoramasonographie durch die Wade mit Hämatom zwischen den Muskelschichten bei Z.n. Muskelfaserrissen; teilweise Koagelbildung (Pfeil)

Der physiologische Blutfluss in den großen, *herznahen Venen* weist dopplersonographisch ein triphasisches, W- bzw. M-förmiges Flussmuster auf: es reflektiert die venösen Druckschwankungen während atrialer Systole sowie ventrikulärer Systole und Diastole. Bei der Vorhofkontraktion bewegt sich der Blutstrom etwas zurück in die V. cava inferior und die kurz unterhalb des Diaphragmas einmündenden Lebervenen. Diese kurze retrograde Flusskomponente wird – in Anlehnung an die Terminologie der Druckkurve aus dem rechten Vorhof – als a-Welle bezeichnet. Ventrikelsystole und -diastole werden X- und Y-Welle genannt, die Inzisur zwischen X- und Y-Welle V-Welle (Abb. 17.15).

In den *peripheren Venen* sind die kardialen Druckschwankungen auf Vorhofebene durch Dämpfung dopplersonographisch meist nicht mehr erkennbar. Bei jungen Patienten kann noch ein gering kardial modulierter Fluss erkennbar sein. Am leichtesten erkennt man dies

an der pulssynchronen Zu- und Abnahme der Flussgeschwindigkeiten. Bei *pulmonaler Hypertonie oder Rechtsherzbelastung* (z.T. Trikuspidalklappeninsuffizienz) kommt es zu einem hohen atrialen Rückstrom, welcher sich in der Dopplerkurve als eine überhöhte a-Welle erkennen lässt. Ein deutlich ausgeprägter kardial modulierter Venenfluss deutet damit auf eine zugrunde liegende kardiale und/oder pulmonale Erkrankung (Abb. 17.16). Mit zur Peripherie hin kleiner werdendem Venenkaliber nimmt die Pulsatilität des Flusses ab.

Ein Schweregefühl in den Beinen oder manifeste *Ödeme* können bilateral oder unilateral auftreten und in ihrer Ausprägung sehr verschieden entwickelt sein. Differenzialdiagnostisch muss bei einer ungleichgewichtigen

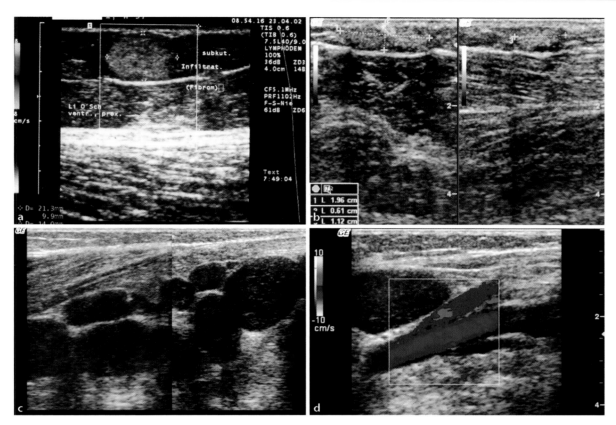

Abb. 17.14. Raumforderungen entlang des Beines. **a** Fibrolipom im Unterhautfettgewebe des Oberschenkels, glatt konturiert mit homogenem echogenen Binnenmuster; **b** Atherom im Unterhautfettgewebe der Wade mit leicht unregelmäßigen Rändern und Neigung zur Verkalkung (histologisch gesichert); **c** Längsschnitt oberhalb der Fossa poplitea mit polyzystischer Raumforderung, die sich in die Oberschenkelmuskulatur fortsetzt. Histologie entnommen an der Wade: Neurofibrom (Entnahmestelle im MRT markiert s. ⟨CD⟩); **d** Längsschnitt durch die Fossa poplitea bei derselben Patientin wie **c**: die Raumforderungen stehen in engem Kontakt zur V. poplitea, die offensichtlich komprimiert wird, da im Stehen ein kontinuierlicher Fluss vorliegt (s. PW-Mode auf ⟨CD⟩)

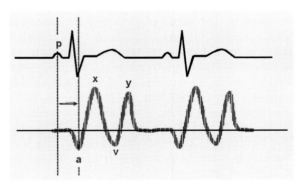

Abb. 17.15. Schema der Beziehung zwischen EKG (oben) und Spektraldopplerkurve (unten) bei Rechtsherzbelastung. Der blaue Pfeil markiert den Zeitversatz zwischen p-Welle im EKG und a-Welle in der Dopplerkurve. Die EKG-Registrierung erleichtert die Interpretation der Amplituden der Geschwindigkeitskurve

Ödementwicklung zwischen beiden Beinen auch immer an eine einseitige tiefe Beinvenenthrombose gedacht werden. Da Venenerkrankungen und kardiale, aber auch pulmonale Erkrankungen sehr häufig sind, ist die Wahrscheinlichkeit hoch, dass kardiopulmonale und Venenerkrankungen vor allem bei älteren Patienten gleichzeitig bestehen und zu Beschwerden in den körperabhängigen Partien führen.

Die Dopplersonographie kann in der *Differenzialdiagnose* von ein- oder doppelseitigen Schwellungen der Beine deshalb entscheidende Hinweise geben. Ein einseitig stärker ausgebildetes Beinödem liegt oft an einer gleichsinnig höhergradigen Klappeninsuffizienz; der hohe Pendelfluss scheint die Extremität vor einer Stase mit nachfolgender Thrombose eher zu

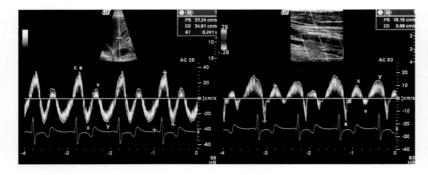

Abb. 17.16. Spektralkurven aus der rechten Lebervene (links 3,5-MHz-Curved-array-Schallkopf) und der V. femoralis superficialis (rechts 10-MHz-Linearschallkopf) bei einem Patienten mit Beinödemen bei dilatativer Kardiomyopathie; das simultan aufgezeichnete EKG erleichtert die Zuordnung der Geschwindigkeitsgipfel

schützen. Abbildung 17.17 zeigt Beispiele für kardial modulierte Flüsse im tiefen Beinvenensystem.

Mit hochfrequenten Schallköpfen lässt sich das begleitende *Weichteilödem* in seiner Ausprägung vor allem auch nach proximal hin leicht nachweisen (s. Kapitel 16 und Abb. 1.16 und 1.17). Auch geringgradige, oft prätibial gelegene Ödeme werden mit hochfrequenten Schallköpfen leicht beurteilbar. Wichtige Differenzialdiagnosen sind entzündliche Ödeme bei z. B. Phlebitis oder Erysipel; beide gehen auch mit einer entzündlichen Schwellung der lokoregionalen Lymphknoten einher.

17.6 Sonographie und Diagnostik des N. ischiadicus und seiner Äste in der Fossa poplitea

17.6.1 Sonographische Darstellung des N. ischiadicus und seiner Äste

Bei der Untersuchung der Venen in der Fossa poplitea mit dem Ultraschall fällt der N. ischiadicus durch seine *wabenförmige Binnenstruktur* auf, ebenso wie seine beiden Äste, der N. tibialis und der N. peronaeus communis [74]. Im Ultraschall sind sie leicht vom umgebenden Gewebe zu unterscheiden, sie werden jedoch selten bei der primär phlebologischen Sonographie erkannt.

Im Querschnitt durch die *Fossa poplitea* ist der N. tibialis bzw. der N. ischiadicus, je nach Höhe des Abgangs der N. peronaeus, zwischen den Vv. poplitea und saphena parva aufzufinden. Er stellt sich als runde, hyperechogene Struktur dar, die sich vom umgebenden Gewebe leicht abgrenzen lässt. Er enthält kleine runde

hypoechogene Areale, die die einzelnen Nervenfaszikel darstellen (Abb. 17.18). Das Perineurium verursacht weiße hyperechogene Signale. Im Längsschnitt liegt der Nerv in der Fossa poplitea über der V. poplitea und zeigt einen fibrillären Aspekt mit parallelen linearen inneren Echos (Abb. 17.19). Der Nerv hat bei unterschiedlichen Menschen unterschiedliche Echodichten, offensichtlich ohne klinische Signifikanz.

Wenn die *V. saphena parva* gedehnt ist, kann der Nerv durch die Vene zusammengedrückt sein, so dass er im Querschnitt aussieht wie ein Rhombus oder ein Halbmond (Abb. 17.20). Mündet die V. saphena parva in der Kniekehle in die V. poplitea, verläuft sie in der Regel am lateralen Rand des Nervs. Gibt die V. saphena parva nur eine kleine Verbindung zur V. poplitea ab, um nach proximal weiter und im Oberschenkel zur V. saphena magna zu ziehen oder in die tiefen Venen zu drainieren, kann sie auch medial zum Nerv verlaufen.

Ändert man den Winkel des Schallkopfs zum Bein, wird die Echogenität aller Strukturen sich verringern; der Nerv verliert seine Binnenechos jedoch in geringerem Maß als die umliegenden Muskeln und Sehnen, so dass er durch dieses Manöver besser zur Darstellung kommt. Eine weitere Methode zu dessen Identifikation im umgebenden Gewebe ist Folgende: man führt mit dem Schallkopf im Querschnitt schnelle Bewegungen nach oben und nach unten durch. Das umgebende Gewebe sieht unscharf aus, der Nerv aber bleibt sonographisch unverändert (s. Abb. 17.18 ⓒⒹ).

Mittels dieser Manöver ist es unkompliziert, den Punkt zu finden, an dem der N. ischiadicus sich in *N. tibialis* und *N. peronaeus communis* aufteilt. Der N. ischiadicus stellt anatomisch die kraniale Verlängerung des N. tibialis dar, der N. peronaeus communis hat einen kleineren

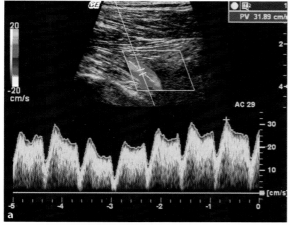

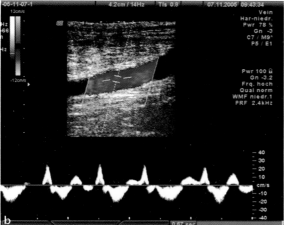

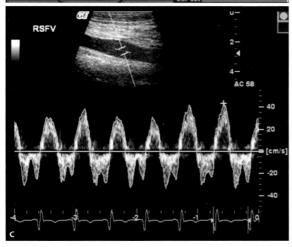

Abb. 17.17. Beispiele von Flussprofilen bei Rechtsherzbelastung und seitendifferent ausgeprägten Beinödemen, die wegen des Verdachts auf eine tiefe Beinvenenthrombose untersucht wurden. **a** M-förmiges Flussprofil ohne atriale Rückflusskomponente; **b** deutlich kardial modulierter Fluss in der V. poplitea mit kurzem atrialen Rückfluss; **c** bei invertiertem Dopplerspektrum zeigt sich ein ausgeprägtes W-förmiges Flussspektrum mit hoher atrialer Rückflusskomponente

Durchmesser, zieht nach lateral und ist nur kurz sichtbar (Abb. 17.21). Der N. tibialis ist auch kurz unterhalb der Fossa poplitea schwer zu identifizieren, da er sich sehr verkleinert, nachdem er Muskeläste abgegeben hat. Nach proximal kann man den Nerv gut unter den Muskelschichten bis in das proximale Drittel des Oberschenkels verfolgen (Abb. 17.22).

17.6.2 Klinische Implikationen der Sonographie des N. ischiadicus

Das Ultraschallbild des N. ischiadicus und sein Verlauf ist bereits beschrieben worden in Bezug auf die Untersuchung *posttraumatischer* Oberschenkelläsionen, die den Nerv direkt oder indirekt betreffen [50], aber auch bei *Anästhesiologen*, denen der Ultraschall bei der Nervenleitanästhesie geholfen hat [34]. *Neurologen* greifen auf die Sonographie zurück für die Identifikation von sensiblen oder motorischen Neuropathien [41], Zysten oder Tumoren [29, 33] und Radiologen nutzen sie für die anatomische Darstellung des Nervs [33, 35, 54].

Obwohl er konstant und leicht sichtbar in der Fossa poplitea liegt und auch seine Verletzung eine gefürchtete chirurgische Komplikation der Operation der insuffizienten V. saphena parva darstellt, sind die Nervstrukturen nie von *Phlebologen* beobachtet und beschrieben worden. Dennoch sollte deren unmittelbare Nähe zu den von Phlebologen so häufig intensiv untersuchten Strukturen in der täglichen Praxis Anlass für diesen sein, durchaus ein Interesse an der Beobachtung der Nerven zu entwickeln, insbesondere in der präoperativen Untersuchung [71].

Die Nähe zwischen saphenopoplitealem Übergang und terminalen Anteil der V. saphena parva zum N. tibialis, insbesondere, wenn die Vene gedehnt ist, ist klassisch operierenden Chirurgen bekannt. Diese enge Beziehung sollte aber auch Anwendern neuerer Techniken, wie VNUS-Closure- oder Endo-LASER-Verfahren bewusst sein. Bei ausgedehnten *endoluminalen Verschlussverfahren* kann ungewollt die Venenwand mit Laserprozeduren durchstoßen werden oder aber der Hitzeeffekt durch die Venenwand auch auf die Nerven übergehen [24].

Auch Anwender der *Verödungsbehandlung* der Stammvenen und der saphenofemoralen Übergänge müssen sich dieser anatomischen Nähe bewusst sein. Bei einem versehentlichen

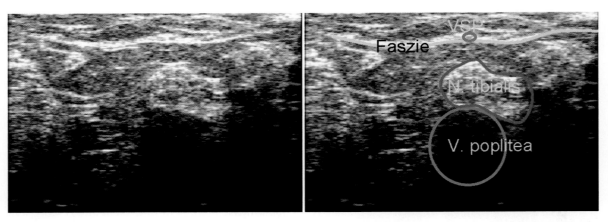

Abb. 17.18. Querschnitt durch die Fossa poplitea. Der N. tibialis ist als rundliche, hyperechogene Struktur mit wabenförmigem Binnenecho im Vergleich zum umgebenden Muskel zwischen den Vv. saphena parva (VSP) und poplitea zu finden. Er enthält kleine runde hypoechogene Areale, die die einzelnen Nervenfaszikel darstellen; das Perineurium ist hyperechogen im B-Bild. Auf DVD-Film mit Identifikationsmanövern ⓒⓓ

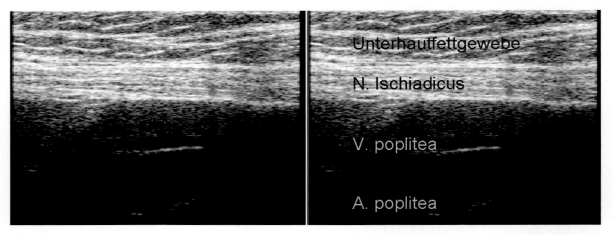

Abb. 17.19. Im Längsschnitt liegt der N. ischiadicus über der V. poplitea. Er weist eine fibrilläre Binnenstruktur mit parallelen hypo- und hyperechogenen Fasern auf

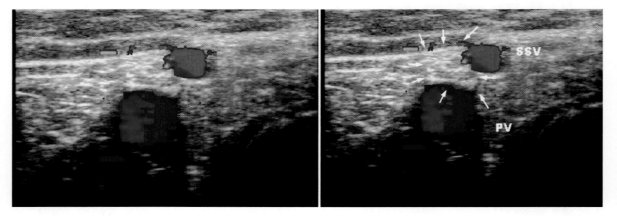

Abb. 17.20. Querschnitt durch die Fossa poplitea mit refluxgedehnter V. saphena parva (rot für den Reflux), die den N. ischiadicus verformt, so dass er aussieht wie ein Rhombus – gelegentlich auch wie ein Halbmond (Pfeile)

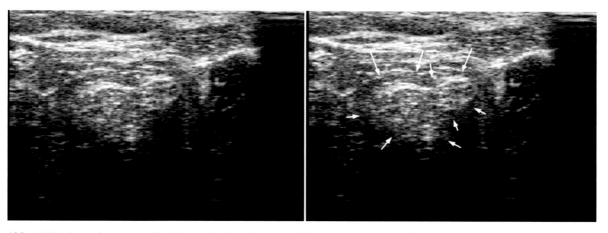

Abb. 17.21. Querschnitt durch die linke Kniekehle, distal des Gelenkspalts. Aufteilung des N. ischiadicus in N. tibialis (links medial) und N. peronaeus communis, den kleineren, weiter rechts gelegenen Nerv

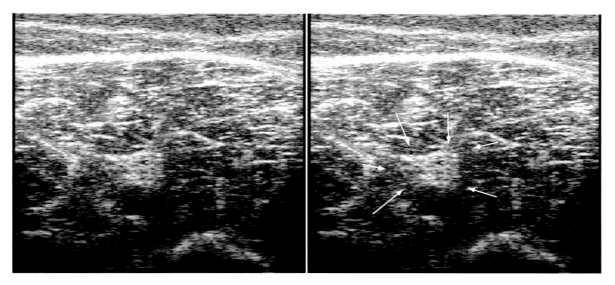

Abb. 17.22. Verlauf des N. ischiadicus nach proximal: er zieht in die Tiefe unter die Muskelschichten des dorsalen Oberschenkels, ist jedoch nach wie vor sichtbar

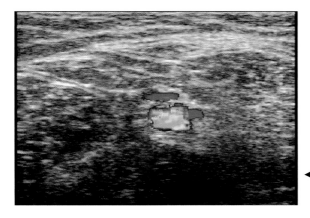

Durchstechen der V. saphena parva kann eine sehr nahe Injektion am N. tibialis stattfinden, die diesen verletzen könnte. Auch die „normale" entzündliche Reaktion nach der Verödung kann einen so nahe liegenden Nerv beeinträchtigen und dem Patienten vom Autor bereits beobachtete vorübergehende Unannehmlichkeiten verursachen.

◀ **Abb. 17.23.** Varizen des N. ischiadicus: eine inkompetente Vene ist im Korpus des N. ischiadicus sichtbar, sie kann bis zur Fossa poplitea im Nervenverlauf verfolgt werden

Schließlich kann die direkte Beobachtung des N. ischiadicus und seiner Äste durch Phlebologen sinnvoll sein, um *Nervenpathologien* zu entdecken und zu beschreiben, die häufig für ähnliche Symptome verantwortlich sind wie die Venenpathologie, beispielsweise Varikose des N. ischiadicus (Abb. 17.23) [74], traumatische, zystische, neoplastische und kompressive Nervenschäden.

Anhang

Die *Richtlinien zur Diagnostik* unterliegen häufigen Änderungen. Sie werden regelmäßig aktualisiert und sind zu finden auf den Seiten der wissenschaftlichen Gesellschaften:

- *www.dgphlebologie.de*
  Deutsche Gesellschaft für Phlebologie

- *www.gefaesschirurgie.de*
  Deutsche Gesellschaft für Gefäßchirurgie

- *www.dgangiol.de*
  Deutsche Gesellschaft für Angiologie

- *www.degum.de*
  Deutsche Gesellschaft für Ultraschall in der Medizin

- *www.awmf-leitlinien.de*
  Arbeitsgemeinschaft der wissenschaftlichen medizinischen Fachgesellschaften

Ausbildungsrichtlinien zum Erlernen des Gefäßultraschalls finden sich auf der Seite der deutschen Gesellschaft für Ultraschall in der Medizin: *www.degum.de*

Die *Zulassung zur Abrechnung* des Gefäßultraschalls bedarf sowohl des Qualifikationsnachweises (s. o.) als auch der Bedarfsermittlung vor Ort. Auskunft erteilt die zuständige Kassenärztliche Vereinigung.

Die *Abrechnung des Ultraschalls* der Beinvenen gesetzlich versicherter Patienten ist in Kapitel 33 dargestellt. Die derzeit gültige Version umfasst drei relevante Ziffern:

- 33072 abzurechnen bei Anwendung von Duplexverfahren zur Untersuchung von Gefäßen an Extremitäten
- 33075 als Zuschlag bei gleichzeitiger Verwendung von Farbkodierung
- 33076 für die Untersuchung der Beinvenen im B-Bild an mindestens acht unterschiedlichen Orten

Die Abrechnung des Ultraschalls privat versicherter Patienten erfolgt über die Ziffern:

- 410 Ultraschall eines Organsystems (z. B. Venen)
- 420 Ultraschall für je drei weitere Organsysteme
- 401 Zuschlag bei Anwendung der Duplexsonographie
- 404 Zuschlag bei Einsatz der Frequenzspektrumanalyse (im PW-Mode)

Die analoge Abrechnung des Mappings des gesamten Beinvenensystems (Dauer mindestens 20 Minuten) mit der Ziffer 424 (Herzechographie) ist umstritten, wird von einigen Kommentaren zur GOÄ (Gebührenordnung für Ärzte) jedoch empfohlen. Diese darf nicht gleichzeitig mit den Zuschlägen 401 und 404 abgerechnet werden.

Literaturverzeichnis

1. Antignani PL, Cornu-Thénard A, Allegra C, Carpentier PH, Partsch H, Uhl JF (2004) Results of a questionnaire regarding improvement of 'C' in the CEAP classification. Eur J Vasc Endovasc Surg 28(2):177–181
2. Askar O (1963) The short saphenous vein. J Cardiovasc Surg (4):126–137
3. Badgett DK, Comerota MC, Khan MN, Eid IG, Kerr RP, Comerota AJ (2000) Duplex venous imaging: Role for a comprehensive lower extremity examination. Ann Vasc Surg 14:73–76
4. Bailly M (1992) Cartographie CHIVA. Encyclopédie Medico-Chirurgicales, Paris, 43–161-B, 1–4
5. Bergan JJ (1999) Common anatomic patterns of varicose veins. In: Goldmann MP, Weiss RA, Bergan JJ (Eds) Varicose Veins and Telangiectasias. Quality Medical Publishing Inc, St Louis, pp 70–86
6. Brenner E (2005) Das Lymphödem im Ultraschall, Literaturreview. Phlebologie 34:143
7. Breu FX, Guggenbichler S, Marshall M (2004) Konsensuskonferenz zur Schaumsklerotherapie. Phlebologie 33:97
8. Breu FX, Marshall M (2000) Neue Ergebnisse der duplexsonographischen Diagnostik des Lip- und Lymphödems. Phlebologie 29:124
9. Caggiati A (1999) Fascial relationships of the long saphenous vein. Circulation 100:2547–2549
10. Caggiati A (1999) The saphenous venous compartments. Surg Radiol Anat 21:29–34
11. Caggiati A (2000) Fascial relations and structure of the tributaries of the saphenous veins. Surg Radiol Anat 22:1–4
12. Caggiati A (2001) Fascial relationships of the short saphenous vein. J Vasc Surg 34:241–246
13. Caggiati A, Bergan JJ (2002) The saphenous vein: Derivation of its name and its relevant anatomy. J Vasc Surg 35(1):172–175
14. Caggiati A, Bergan JJ, Gloviczki P, Jantet G, Wendell-Smith CP, Partsch H (2002) Nomenclature of the veins of the lower limbs: An international interdisciplinary consensus statement. J Vasc Surg 36:416–422
15. Caggiati A, Macchiarelli G, Familiari G (1998) Topographical structural variations of the human long saphenous vein and its age-related remodelling as revealed by correlated light and scanning electron microscopy. Phlebology 13:156–162
16. Caggiati A, Mendoza E (2004) Segmental hypoplasia of the great saphenous vein and varicose disease. Eur J Vasc Endovasc Surg 28 (3):257–261
17. Caggiati A, Ricci S (1999) The long saphenous vein compartment. Phlebology 12:107–111
18. Caggiati A, Ricci S (2000) The caliber of the human long saphenous vein and its congenital variations. Ann Anat 182:1–7
19. Cappelli M, Molino Lova R, Ermini S, Turchi A, Bono G, Franceschi C (1996) Comparaison entre Cure C.H.I.V.A. et stripping dans le traitement des veines variqueuses des membres inférieurs: suivi de 3 ans. J Mal Vasc 21(1):40–46
20. Cavezzi A, Labropoulos N, Partsch H, Ricci S, Caggiati A, Myers K, Nicolaides A, Smith CP (2006) Duplex ultrasound investigation of the veins in chronic venous disease of the lower limbs-UIP Consensus Document. Part II. Anatomy. Eur J Vasc Endovasc Surg 31 (3):288–299
21. Chylarecki C, Hierholzer G, Rudofsky G (1995) Physikalische Thromboseprophylaxe mit motorisierten Sprunggelenkbewegungen. Unfallchirurgie 21:137–147
22. Cockett FB, Jones DE (1953) The ankle blowout syndrome. Lancet 1:17
23. Coleridge-Smith P, Labropoulos N, Partsch H, Myers K, Nicolaides A, Cavezzi A (2006) Duplex ultrasound investigation of the veins in chronic venous disease of the lower limbs-UIP consensus document, Part I. Basic Principles. Eur J Vasc Endovasc Surg 31(1):1–10
24. Creton D, Milleret R, Uhl JF (2004) Comment choisir la meilleure technique d'obliteration endovasculaire: Closure, Laser ou la sclerose à la mousse cur cathéter. Phlébologie 57:31–35
25. Dodd H, Cockett FB (1976) The pathology and surgery of the veins of the lower limb. Churchill Livingstone, Edinburgh London New York
26. Eklöf B, Rutherford RB, Bergan JJ, Carpentier PH, Gloviczki P, Kistner RL, Meissner MH, Moneta GL, Myers K, Padberg FT, Perrin M, Ruckley CV, Coleridge-Smith P, Wakefield TW (2004) Revision of CEAP classification for

chronic venous disorders (CVD). J Vasc Surg 40:1248–1252

27. Ferner H (1987) Die untere Extremität. In: Ferner H (Hrsg) Eduard Pernkopf: Atlas der topographischen und angewandten Anatomie des Menschen. Urban & Schwarzenberg, München, S 334–401

28. Fischer R, Chandler JG, De Maeseneer MG, Frings N, Lefebre-Vilarbedo M, Earnshaw JJ, Bergan JJ, Duff C, Linde N (2002) The unresolved problem of recurrent saphenofemoral reflux. J Am Coll Surg 195(1):80–94

29. Fornage BD (1993) Sonography of peripheral nerves of the extremities. Radiol Med (Torino) 85 (5 Suppl 1):162–167

30. Franceschi C (1988) Théorie et pratique de la cure conservatrice et hémodynamique de l'insuffisance veineuse en ambulatoire. Précy-sous-Thil (Armançon)

30a. Franceschi C (1997) Mésures et interprétation des flux veineux lors des manœvres des stimulation. Compressions manuelles et manœvre de Paraná. Indice dynamique de reflux IDR et indice de Psatakis. J Mal Vasc 22(2):1–5

31. Franceschi C, Bahnini A (2005) Treatment of lower extremity venous insufficiency due to pelvic leak points in women. Ann Vasc Surg 19:1–6

32. Gisel A (2003) Anatomie des Venensystems. In Rabe E (Hrsg) Grundlagen der Phlebologie. Viavital, Köln, S 25–50

33. Graif M, Seton A, Nerubai J, Horoszowski H, Itzchak Y (1991) Sciatic nerve: sonographic evaluation and anatomic-pathologic considerations. Radiology 181(2):405–408

34. Gray AT, Collins AB, Schafhalter-Zoppoth I (2003) Sciatic nerve block in a child: a sonographic approach. Anesth Analg 97(5):1300–1302

35. Grechenig W, Clement HG, Peicha G, Klein A, Weiglein A (2000) Ultrasound anatomy of the sciatic nerve of the thigh. Biomed Tech (Berlin) 45(11):298–303

36. Günther B, Heberer G (1987) Chirurgische Anatomie der Venen. In: Heberer G, van Dongen RJAM (Hrsg) Gefäßchirurgie. Springer, Berlin Heidelberg, S 29–30

37. Guyton AC (1985) Tratado de Fisiología médica. Interamericana, Mexico

38. Habscheid W (2000) Sonographie bei akuter Beinvenenthrombose: der Unterschenkel gehört dazu! Ultraschall in Med 21:45–46

39. Hach W, Hach-Wunderle V (1994) Die Rezirkulationskreise der primären Varikose – Pathophysiologische Grundlagen zur chirurgischen Therapie. Springer, Berlin Heidelberg

40. Hamel-Desnos C (2003) Evaluation of the efficacy of polidocanol in the form of foam compared with liquid form in sclerotherapy of the greater saphenous vein. Dermatol Surg 29:1170

41. Heinemeyer O, Reimers CD (1999) Ultrasound of radial, ulnar, median, and sciatic nerves in healthy subjects and patients with hereditary motor and sensory neuropathies. Ultrasound Med Biol 25(3):481–485

42. Hollerweger A, Macheiner P, Rettenbacher T, Gritzmann N (2000) Sonographische Diagnose von Muskelvenenthrombosen des Unterschenkels und deren Bedeutung als Emboliequelle. Ultraschall in Med 21:66–72

43. Huck K (2005) Kursbuch Doppler- und Duplexsonographie. Thieme, Stuttgart New York

44. Juan J, Escribano JM, Maeso J (2002) Hämodynamik des Varizenrezidivs nach Strippingoperationen. Abstractband Jahreskongress 2002 der DGG: 35 (nachzulesen unter www.chiva.info)

45. Jungius KP, Lenhart M, Jung EM (2004) Digitale Ultraschalldiagnostik der Unterschenkelvenenthrombose mit Harmonic Imaging und Cross Beam Technik. Ultraschall in Med 25 (Abstractband):WS-20-07

46. Kaps M, Reutern GM von, Stolz E, Büdingen HJ von (2004) Ultraschall in der Neurologie. Thieme, Stuttgart New York

47. Kosinski C (1926) Observations on the superficial venous system of the lower extremities. J Anat 60:131–138

48. Kubik S (1985) Anatomie des Oberschenkels aus vaskulärer Sicht. In: Brunner U (Hrsg) Aktuelle Probleme der Angiologie: 43. Der Oberschenkel – Diagnostische und therapeutische Aspekte der Arteriologie, Phlebologie und Lymphologie. Hans Huber, Bern Stuttgart Wien, S 15–68

49. Kubik S (1986) Anatomie der Beinvenen. In: Wuppermann T (Hrsg) Varizen, Ulcus cruris und Thrombose. Springer, Berlin Heidelberg, S 1–54

50. Lazzari G (1993) Ultrasonographic evaluation of the sciatic nerve and thigh trauma. Radiol Med (Torino) 86(5):573–578

51. Maeseneer MG de, Vandenbroeck CP, Hendriks JM, Lauwers PR, van Schil PE (2005) Accuracy of duplex evaluation one year after varicose vein surgery to predict recurrence at the saphenofemoral junction after five years. EJVES 29(3):308–312

52. Marshall M (1996) Differentialdiagnostische Abklärung des Lymph-, Lip- und Phlebödems mittels hochauflösender (Duplex-)Sonographie. Ultraschall Klin Prax 10:130

53. Marshall M, Breu FX (2005) Handbuch der Angiologie 13. Erg-Lfg. Ecomed, Landsberg

54. Martinoli C, Serafini G, Bianchi S, Bertolotto M, Gandolfo N, Derchi LE (1996) Ultrasonography of peripheral nerves. J Peripher Nerv Syst 1(3):169–178

55. Mendoza E (2001) Zur topographischen Anatomie der Vena saphena magna – Eine duplexso-

nographische Studie im Hinblick auf chirurgisch relevante Aspekte. Phlebologie 30:140–144

56. Mendoza E (2002) CHIVA – Ein Handbuch. Arrien, Wunstorf

57. Mendoza E (2002) Einteilung der Rezirkulationen im Bein: anatomische und physiologische Grundlagen der CHIVA-Methode. Phlebologie 31:28–35

58. Mendoza E (2006) Die Stadieneinteilung der primären Stammveneninsuffizienz nach Hach mittels Duplexsonographie. Phlebologie (in press)

59. Mendoza E, Berger HA (2001) Provokationsmanöver für die duplexsonographische Diagnostik der Varikosis. Gefäßchirurgie 6(1):43–46

59a Mendoza E, Caggiati A (2003) Anatomie im Dienste der Ultraschalldiagnostik und der Therapie der Varikose. Gefäßchirurgie (8):295–303

60. Mendoza E (2004) Anatomische Verhältnisse der Vena saphena magna. Korrespondenz Gefäßchirurgie 2. Gefäßchirurgie 9(2):134–135

61. Müller-Bühl U, Diehm C (1991) Anatomie der Beinvenen. In: Müller-Bühl U, Diehm C (Hrsg) Angiologie – Praxis der Gefäßerkrankungen. W. Kohlhammer Stuttgart Berlin Köln, S 193–196

62. Nicolaides AN (2000) Investigation of Chronic Venous Insufficiency – A Consensus Statement. Circulation 102:126–163

63. Oswald M (2005) Unser blaues Wunder – Sexualhormone und Krampfadern

64. Partsch B (2004) Die Schaumverödung – eine Renaissance der Sklerotherapie. Phlebologie 33:30

65. Platzer W (2005) Taschenatlas der Anatomie – Bewegungsapparat. Thieme, Stuttgart New York

66. Popa N (1997) Varix, das irreführende Symptom. W. Maudrich, Wien

67. Rabe E (1994) Chronische Venenkrankheiten: In: Rabe E (Hrsg) Grundlagen der Phlebologie. Kagerer-Kommunikation, Bonn, S 69–86

68. Rabe E, Pannier-Fischer F, Gerlach H, Breu FX, Guggenbichler S, Zabel M (2003) Leitlinien der Sklerosierungsbehandlung der Varikose. Phlebologie 32:101

69. Recek C (1996) Auswirkung der Krossektomie auf die venöse Zirkulationsstörung bei primärer Varikose. Phlebologie (Stuttgart) 25(1):11–18

70. Reimers CD (2004) Sonographie der Muskeln, Sehnen und Nerven. Untersuchungstechnik und Befundinterpretation. Deutscher Ärzte-Verlag, Köln

71. Ricci S (2005) Ultrasound observation of the sciatic nerve and its branches at the popliteal fossa: always visible, never seen. EJVES 30(6): 659–663

72. Ricci S, Caggiati A (1999) Does a double long saphenous vein exist? Phlebology 14:59–64

73. Ricci S, Caggiati A (1999) Echoanatomical patterns of the long saphenous vein in patients with primary varices and in healthy subjects. Phlebology 14:54–58

74. Ricci S, Georgiev M, Jawien A, Zamboni P (2005) Sciatic nerve varices. EJVES 29(1):83–87

75. Rouvière H (1974) Anatomie humaine, 11. Aufl., Band 2. Masson, Paris

76. Schellong SM, Schwarz T, Halbritter K, Beyer J, Siegert G, Oettler W, Schmidt B, Schoeder HE (2003) Complete compression ultrasonography of the leg veins as a single test for the diagnosis of deep vein thrombosis. Thromb Haemostas 89:228–234

77. Schwarz T, Schmidt B, Schellong SM (2001) Die Muskelvenenthrombose. Dtsch Med Wschr 126: 367–369

78. Sebastiani F (1935) Sullo sviluppo prenatale della fascia superficiale di alcune regioni dell'ipoderma umano. Scritti biologici 10:3–45

79. Sietzen P, Kaiser R, Rendl KH (1997) Vergleich von Valsalva-Manöver und distaler Dekompression zur Refluxprüfung der V. saphena magna. Eine sonographische und phlebographische Untersuchung. Gefäßchirurgie (Berlin Heidelberg) 2(4):204–207

80. Silbernagel S, Despopoulos A (1988) Taschenatlas der Physiologie, 3. Aufl. Thieme, Stuttgart New York

81. entfällt

82. Staubesand J (1975) Angiologische Aspekte zur Anatomie der Kniekehle. In: Brunner U (Hrsg) Aktuelle Probleme der Angiologie: 28. Die Kniekehle – Diagnostische und therapeutische Aspekte der Arteriologie, Phlebologie und Lymphologie. Hans Huber, Bern Stuttgart Wien, S 11–36

83. Stiegler H, Habscheid W, Ludwig M (2002) Leitlinien zur Diagnostik der tiefen Becken-/ Beinvenenthrombose. Ultraschall in Med 23: 274–278

84. Strauss AL (1995) Farbduplexsonographie der Arterien und Venen. Springer, Berlin Heidelberg

85. Strauss AL, Ludwig M, Stein H, Horz R, Kopp H, Arning C, Spengel F, Weber W (1999) Empfehlungen zur Qualitätssicherung in der Ultraschalldiagnostik der Gefäße. Vasa 28:135–139

86. Tillaux P (1897) Traité d'tnatomie topographique avec applications a la chirurgie, Neuvième Ed. Asselin et Houzeau Editeurs, Paris, S 1011–1073

87. Trendelenburg F (1891) Ueber die Unterbindung der Vena saphena magna bei Unterschenkelvaricen. Beiträge zur Klinischen Chirurgie (Tübingen) 7(1):195–210

88. Weskott HP (2006) Physikalische Grundlagen der Sonographie. In: Gross M (Hrsg) Sonographie, Schritt für Schritt zur Diagnose. Urban und Fischer, Stuttgart

89. Wildenhues B (2005) Endovenöse kathetergestützte Schaumsklerosierung. Phlebologie 34:165

90. Wollmann JC (2002) Schaum – zwischen Vergangenheit und Zukunft. Vasomed 16:34
91. Wuppermann T (2002) Die chronisch venöse Insuffizienz. Internist 43:16–26
92. Zamboni P (Hrsg) (1996) La chirurgie conservativa del sistema venoso superficiale. Gruppo Editoriale Faenza Editrice, Faenza
93. Zamboni P, Marcellino MG, Cappelli M, Feo CV, Bresadola V, Vasquez G, Liboni A (1998) Saphenous vein sparing surgery: principles, techniques and results. J Cardiovasc Surg 39(2):151–162

Weiterführende Literatur

Gross M (2006) Sonographie, Schritt für Schritt zur Diagnose. Urban und Fischer, Stuttgart

Hach W (2005) Venenchirurgie. Schattauer

Huck K (2005) Kursbuch Doppler- und Duplexsonographie. Georg Thime, Stuttgart New York

Kopp H (2001) Checklisten der aktuellen Medizin, Checkliste Doppler- und Duplexsonographie. Thieme, Stuttgart

Kubale R (2002) Farbkodierte Duplexsonographie. Interdisziplinärer vaskulärer Ultraschall. Thieme, Stuttgart

Marshall M, Breu FX (2005) Handbuch der Angiologie, 13-Erg.-Lfg. Ecomed, Landsberg

Mendoza E (2002) CHIVA – Ein Handbuch. Arrien, Wunstorf

Strauss AL (1995) Farbduplexsonographie der Arterien und Venen. Springer, Berlin Heidelberg

Sachverzeichnis